JN194406

栄養科学イラストレイテッド

分子栄養学

改訂第2版

編/加藤久典，藤原葉子

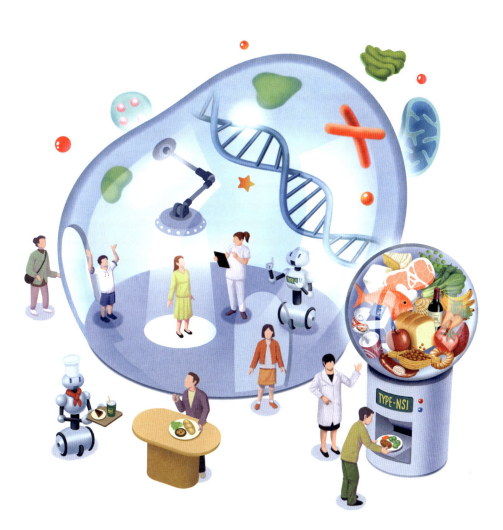

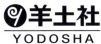
羊土社
YODOSHA

【注意事項】本書の情報について

　本書に記載されている内容は，発行時点における最新の情報に基づき，正確を期するよう，執筆者，監修・編者ならびに出版社はそれぞれ最善の努力を払っております．しかし科学・医学・医療の進歩により，定義や概念，技術の操作方法や診療の方針が変更となり，本書をご使用になる時点においては記載された内容が正確かつ完全ではなくなる場合がございます．
　また，本書に記載されている企業名や商品名，URL等の情報が予告なく変更される場合もございますのでご了承ください．

改訂第2版の序

『分子栄養学』の初版が発刊されて10年が経過した．その間にも，分子生物学分野の研究進歩は目覚ましく，初版の内容ではカバーしきれない部分が増えてきたことから，このたび第2版の改訂を行う運びとなった．本書がこれまで栄養化学，農芸化学，生命科学系の学生たちに広く活用され，改訂に至ったことにまず感謝申し上げたい．

今回の改訂では全体的な内容の見直しを行った．初学者から理解できるようにという初版のコンセプトを踏襲し，前半の基礎の部分は残しつつも，他の科目と重複する部分は整理した．次世代シークエンサーによって飛躍的に進んだヒトゲノムやエピジェネティクスについての章を加えた他，時間栄養学についても新たに章立てし，疾患と遺伝子についても内容をアップデートした．分子栄養学の基礎技術については新たな内容に書き換えてまとめたので，初学者が論文を読んだり，研究をはじめたりする際にも役立つことと思う．これからの栄養学については，遺伝子や腸内細菌叢が影響する個人差への対応や，今後求められる栄養の姿，プレシジョン栄養学（精密栄養）についても概説した．

また今回の改訂版では，新たに「臨床のトピック」を章ごとに設け，臨床との関連についてまとめた．学んだ内容が臨床現場でどのように役立つのかイメージいただけるかと思う．そしてレイアウトも大きく変わり，何よりオールカラー版となったことは嬉しい限りである．

本書『分子栄養学』は，生命科学，分子生物学を基盤とし，ヒトが摂取する食因子がヒトの生命現象にどのような影響を与えるのかを，分子レベルで学ぶものとして執筆編集を行ってきた．しかし，オミクスバイオロジーといわれる網羅的解析やそれら情報を処理することが可能となった現在，栄養学も今後，これらのビッグデータを用いてAIで予測するデータサイエンスの要素が必要になってくるかもしれない．本書が，現代そしてこれからの栄養学を広く理解するための一助となれば幸いである．

最後に，ご多忙のなか本改訂版にご執筆をいただいた先生方，発行に際しご尽力いただいた羊土社編集部の田頭みなみさん，杉田真以子さんに深く感謝申し上げる．

2024年10月

編者を代表して
お茶の水女子大学名誉教授
藤原葉子

初版の序

生命を分子や遺伝子のレベルでとらえる分子生物学の発展は目覚ましく，ヒトのゲノム解読が終了してなお，われわれの生命現象を解明するために残された多くの課題について，日々研究が進められている．われわれの生命を維持するためには，栄養素を絶えずとり続けることが必要であるが，生体反応の制御や生物個体の疾病の発症などにおいても，摂取した栄養素や非栄養素が重要な役割を果たしていることは明らかである．分子栄養学は，このような食物から摂取する栄養素や食品成分が，分子レベルでどのようにはたらくかを分子生物学的見地から解明する新しい分野であり，健康を維持するためにどのように食べればよいのかという問題や，そのための新しい食品素材の開発，個人の体質に合った栄養指導などを目指し，今後の発展が期待されているものである．

2002年に管理栄養士の新カリキュラムによる養成が始まったときから，テーラーメード型の栄養指導を念頭においた分子栄養学に対する教育の必要性が指摘され，2009年に作成された管理栄養士養成課程におけるモデルコアカリキュラムにも，その内容が示されている．しかし実際には，分子栄養学をどのように教育すればよいのかという教員の声を多く聞く．それは，生化学の授業のなかだけでは，内容の難易度も含め，十分に時間をとって教えることが難しいためであり，筆者も1冊で分子栄養学を基礎から一通り学ぶことができる教科書の必要性を感じていた．

本書執筆の話をいただいた際，数名の先生方に相談したところ，東京大学の加藤久典教授が他大学の管理栄養士養成課程で行っていた授業が大変良かったという評判を伺った．さっそく加藤先生にご相談したところ，快くご賛同いただけたことで発刊に至った．本書は，加藤先生の授業をもとに新しく構成し，執筆したものである．管理栄養士養成課程の学生はもとより，農芸化学，生命科学，看護，薬学系の学生にも，基本的な遺伝子のメカニズムから疾病と遺伝子，栄養素との関係まで，幅広く学んでもらえる本となったと思う．

最後に，ご多忙のなか，分担執筆してくださった先生方と，私たちを根気よく後押ししてくれた羊土社編集部の野々村万有さん，山下志乃舞さんに深く感謝申し上げる．

2014年5月

編者を代表して
お茶の水女子大学大学院人間文化創成科学研究科
藤原葉子

栄養科学イラストレイテッド

分子栄養学

改訂第2版

◆ 改訂第2版の序 .... 藤原葉子

◆ 初版の序 .... 藤原葉子

第1章　遺伝と分子生物学・分子栄養学の基礎　　　加藤久典　14

1 遺伝と遺伝子の基礎 ———————— 15

2 分子生物学とその歴史 ———————— 16
- A　DNAの増幅 16
- B　核酸の検出・定量 16

- C　塩基配列の解析 17
- D　近年・これからの技術の進歩 17

3 栄養学の変遷と分子栄養学 ———————— 18

第2章　細胞と生体分子　　　大石祐一　20

1 細胞の構造と機能 ———————— 21
- A　細胞膜 21
- B　小胞体 22
- C　ゴルジ体 22
- D　エンドソーム 24
- E　リソソーム 24
- F　ペルオキシソーム 24
- G　ミトコンドリア 24
- H　核 24

2 細胞と体 ———————— 24
- A　表皮角化細胞と皮膚線維芽細胞 25
- B　筋細胞 25
- C　骨細胞 25
- D　脂肪細胞 25

- E　小腸の細胞 26
- F　血液細胞 26
- G　細胞の分化と脱分化 26

3 細胞を構成する生体成分 ———————— 27
- A　タンパク質 27
- B　核酸 30
- C　脂質 32

4 代謝と酵素 ———————— 34
- A　酵素とATPの役割 34
- B　糖代謝 35
- C　脂質代謝 36
- D　アミノ酸代謝 36

臨床のトピック　味細胞と腸管細胞は同じ？ 38

contents

第3章 DNAの複製と細胞分裂　　三浦　豊　40

1 染色体の構造 ──── 41
　A 染色体の構成要素 ─── 41
　B ヒトの染色体 ─── 42
　C 染色体の基本構造 ─── 42

2 DNA複製のしくみ ──── 43
　A DNA二本鎖をほどく ─── 43
　B ヌクレオチドの付加 ─── 45
　C DNAポリメラーゼの校正機能 ─── 46
　D プライマーの合成と除去 ─── 47

3 細胞分裂 ──── 47
　A 細胞周期 ─── 47
　B 体細胞分裂と染色体 ─── 49
　C 減数分裂と遺伝のしくみ ─── 51

臨床のトピック 核酸を食べる? ─── 54

第4章 遺伝子の発現（タンパク質合成）　　井上　順　57

1 遺伝子発現 ──── 58

2 RNAの構造 ──── 58

3 RNAの種類 ──── 59

4 RNAの合成（転写） ──── 60
　A RNAポリメラーゼによるRNAの合成 ─── 60
　B 転写の開始と終結
　　（RNAポリメラーゼIIの場合） ─── 60

5 RNAプロセシング ──── 62
　A 5′キャップ付加 ─── 62
　B ポリアデニル化 ─── 63
　C スプライシング ─── 63

6 タンパク質の合成（翻訳） ──── 64
　A 遺伝暗号（コドン） ─── 64
　B tRNA ─── 64
　C リボソーム ─── 65
　D 翻訳の開始と終結 ─── 65

7 翻訳後（折りたたみ） ──── 67

**8 真核生物と原核生物の遺伝子発現の
　違い** ──── 67

臨床のトピック mRNAスプライシングとヒトの疾患 ─── 68

第5章 遺伝子発現制御と細胞機能　　井上　順　70

**1 同じ遺伝子情報から異なった細胞が
　つくられるしくみ** ──── 71

2 転写調節と転写因子 ──── 71

3 アクチベーターの構造 ──── 72
　A DNA結合ドメイン ─── 72
　B 転写活性化ドメイン ─── 73

4 コアクチベーターとコリプレッサー ──── 73

5 栄養状態に応じた遺伝子発現制御 ──── 74
　A 空腹時に働く転写因子 ─── 74
　B 摂食時に働く転写因子 ─── 74

6 クロマチンの構造と遺伝子発現制御 ──── 74
　A エピジェネティック修飾 ─── 75

7 翻訳調節 ——————— 76

8 タンパク質の翻訳後修飾 ——— 77
  A プロテアーゼによる切断 ———— 77
  B S-S 結合 ————————— 78
  C リン酸化 ————————— 78
  D 糖鎖付加 ————————— 78
  E その他の修飾 ——————— 78

9 タンパク質分解 ——————— 78
  A タンパク質の半減期 ————— 78
  B タンパク質分解酵素 ————— 79

臨床の トピック 医薬品と転写制御 ——— 80

第 6 章　内分泌因子と栄養素による情報伝達　加藤久典　82

1 細胞間および細胞内の情報伝達 —— 83

2 細胞間情報伝達分子と受容体 ——— 83
  A イオンチャネル型受容体 ———— 83
  B 核内受容体 ———————— 84

  C Gタンパク質共役型受容体 (GPCR) ——— 87
  D チロシンキナーゼ型受容体 ——— 92
  E サイトカイン受容体 ————— 94

臨床の トピック 2 型糖尿病解明への道 ——— 96

第 7 章　さまざまな生命現象と遺伝子　花井美保　98

1 分化・発達 ————————— 99
  A 遺伝子のオン・オフ ————— 99
  B 栄養素による調節 ————— 100

2 老化 —————————— 102
  A エラー蓄積説 ——————— 102
  B プログラム説 ——————— 104

3 アポトーシス ———————— 105
  A アポトーシスとネクローシス —— 105
  B アポトーシスの分子機構 ——— 107
  C アポトーシスの意義 ———— 108

4 免疫系 ————————— 108
  A 生体防御の種類 —————— 108
  B 抗体と遺伝子再編成 ———— 109

臨床の トピック 超高齢社会における
老化予防と寿命遺伝子 ———— 111

第 8 章　ヒトの遺伝子　福島亜紀子　113

1 ヒトゲノム ————————— 114
  A ヒトゲノムの構成 ————— 114
  B タンパク質をコードする遺伝子 — 116
  C 偽遺伝子 ————————— 116

  D 遺伝子ファミリー ————— 117
  E 遺伝子同士の重複 ————— 118
  F トランスポゾン —————— 119

2 遺伝子バリアント ———— 120
　A 一塩基バリアント ………… 120
　B 欠失・挿入 ………………… 121
　C コピー数バリアント ……… 121
　D 染色体構造バリアント …… 122

3 非コード RNA ———— 122
　A 短鎖非コード RNA (short ncRNA) …… 122
　B 長鎖非コード RNA (lncRNA) …… 123

4 性と遺伝子，インプリンティング —— 123
　A X 染色体とその不活性化 …… 123
　B 偽常染色体領域 …………… 124
　C Y 染色体 …………………… 124
　D ゲノムインプリンティング … 125

臨床の トピック 民族による遺伝子バリアント ……… 127

第9章　疾患と遺伝子
岸本良美　129

1 疾患と発症要因 ———— 130

2 単一遺伝子疾患 ———— 130
　A 常染色体顕性遺伝病 ……… 131
　B 常染色体潜性遺伝病 ……… 131
　C X 連鎖（伴性）遺伝病 …… 131
　D 先天性代謝異常症 ………… 132

3 多因子疾患 ———— 133
　A がん ………………………… 134
　B 肥満 ………………………… 136
　C 糖尿病 ……………………… 139
　D 脂質異常症 ………………… 140
　E 高血圧 ……………………… 143

4 疾患遺伝子および疾患感受性遺伝子の探索方法 ———— 144
　A 単一遺伝子疾患の解析 …… 144
　B 多因子疾患の解析法 ……… 145

5 エピジェネティクスと疾患 ———— 146
　A がんとエピジェネティクス … 146
　B DOHaD 説 ………………… 147

臨床の トピック ゲノム編集技術を用いた次世代遺伝子治療 ………… 148

第10章　食品成分と遺伝子
竹中麻子　150

1 絶食/摂食に応答した遺伝子発現の変化 ———— 151
　A 摂食に応答した遺伝子発現 … 151
　B 絶食に応答した遺伝子発現 … 152

2 食品成分による遺伝子発現の制御 152
　A エネルギー産生栄養素 (三大栄養素) による遺伝子発現制御 …… 152
　B ビタミン，ミネラルによる遺伝子発現制御 158
　C 非栄養素による遺伝子発現制御 … 159

臨床の トピック 大豆イソフラボンのエストロゲン様作用 … 161

第11章 時間栄養学

田原　優　163

1 食事と体内時計 ———— 164
- A 時計遺伝子が刻む体内時計のしくみ …… 164
- B 体内時計の時刻を調節するしくみ …… 165
- C 朝食と体内時計の関係 …… 165
- D 朝型・夜型クロノタイプと食習慣 …… 166

2 時間栄養学の応用 ———— 167
- A 摂食のタイミングと体重調節 …… 167
- B 摂食のタイミングと血糖調節 …… 168
- C タンパク質摂取タイミングと筋合成 …… 168

臨床の
トピック
AI 食事管理アプリによる
時間栄養学研究 …… 170

第12章 分子栄養学研究の基礎技術

173

1 遺伝子を分離する ———— 福島亜紀子 173
- A DNA の抽出 …… 173
- B RNA の抽出 …… 173
- C 電気泳動法 …… 174

2 目的の遺伝子を手に入れる
———— 福島亜紀子 175
- A 遺伝子組換えに用いる酵素 …… 175
- B 宿主とベクター …… 176
- C クローニングの実際 …… 177

3 PCR 法で遺伝子を増やす
———— 福島亜紀子 179
- A PCR 法 …… 179
- B 定量 PCR 法 …… 182
- C RT-PCR 法 …… 182

4 遺伝子を検出する ———— 福島亜紀子 183
- A ハイブリダイゼーション …… 184
- B ハイブリダイゼーションに用いる標識 …… 185

5 遺伝子配列を決定する ——— 福島亜紀子 187
- A 従来の塩基配列決定法 …… 187
- B 次世代シークエンサーによる
  塩基配列決定法 …… 188

6 遺伝子導入 ———— 189
- A 動物細胞における遺伝子導入技術
  ———— 澤田留美 189
- B トランスジェニック（遺伝子導入）動物
  ———— 澤田留美 191
- C レポーターアッセイ ——— 福島亜紀子 191
- D 植物への遺伝子導入技術 ——— 豊島由香 193

7 遺伝子ノックアウト ———— 豊島由香 194
- A ノックアウトマウスの作製 …… 194
- B コンディショナル（条件付き）
  ノックアウトマウス …… 195
- C RNA による遺伝子ノックダウン …… 196

8 遺伝子治療 ———— 澤田留美 197
- A 遺伝子治療用ベクター …… 198
- B 遺伝子治療の対象疾患 …… 199

9 ゲノム編集 ———— 豊島由香 199
- A ゲノム編集の原理 …… 199
- B CRISPR/Cas9 によるゲノム編集 …… 201

10 細胞工学的技術 ———— 清水　誠 202
- A iPS 細胞 …… 202
- B オルガノイド …… 202

臨床の
トピック
がん治療の救世主となるか
～ CAR-T 細胞療法～ ———— 澤田留美 204

第13章 分子栄養学の今後の展望　207

1 ヒトゲノム計画と栄養学
　　　　　　　　　　　　　　藤原葉子 208
- A　ヒトゲノム計画　208
- B　ヒトの多様性を生み出すもの　209

2 ニュートリゲノミクス　　　清水　誠 209
- A　栄養素や食品成分の作用メカニズムの解明　210
- B　バイオマーカーの同定　210
- C　オミクス解析技術の進展　211

3 腸内細菌叢と生体への影響
　　　　　　　　　　　　　　清水　誠 212
- A　腸内細菌叢と代謝産物　212
- B　腸内細菌叢と健康　213
- C　腸内細菌叢の解析手法　213

4 個人の体質にあわせた栄養指導
　　　　　　　　　　　　　　平岡真実 214
- A　遺伝子バリアントとは　214
- B　遺伝子検査　214
- C　集団と個人　214
- D　遺伝子バリアントに対応した栄養指導：日本での活用例　215

5 プレシジョン栄養学（今後の展望）
　　　　　　　　　　　　　　藤原葉子 217
- A　栄養学の課題　217
- B　プレシジョン栄養学　218

◆ 索引　220
◆ 略語一覧　226

■ **正誤表・更新情報**
本書発行後に変更，更新，追加された情報や，訂正箇所のある場合は，下記のページ中ほどの「正誤表・更新情報」からご確認いただけます．

https://www.yodosha.co.jp/yodobook/book/9784758113755/

■ **本書関連情報のメール通知サービス**
メール通知サービスにご登録いただいた方には，本書に関する下記情報をメールにてお知らせいたしますので，ご登録ください．
- 本書発行後の更新情報や修正情報（正誤表情報）
- 本書の改訂情報
- 本書に関連した書籍やコンテンツ，セミナー等に関する情報

※ご登録には羊土社会員のログイン/新規登録が必要です

ご登録はこちらから

執筆者一覧

※所属は執筆時のもの

■ 編 集 ・ 執 筆

加藤　久典
かとう　ひさのり
女子栄養大学栄養学部実践栄養学科 教授

藤原　葉子
ふじわら　ようこ
東京海洋大学 監事／お茶の水女子大学 名誉教授

■ 執 筆 (掲載順)

大石　祐一
おおいし　ゆういち
東京農業大学応用生物科学部食品安全健康学科 教授

三浦　豊
みうら　ゆたか
東京農工大学大学院農学研究院 教授

井上　順
いのうえ　じゅん
東京農業大学応用生物科学部農芸化学科 教授

花井　美保
はない　みほ
神奈川工科大学健康医療科学部管理栄養学科 教授

福島　亜紀子
ふくしま　あきこ
女子栄養大学栄養学部保健栄養学科 教授

岸本　良美
きしもと　よしみ
摂南大学農学部食品栄養学科 准教授

竹中　麻子
たけなか　あさこ
明治大学農学部農芸化学科 教授

田原　優
たはら　ゆう
広島大学大学院医系科学研究科 准教授

澤田　留美
さわだ　るみ
国立医薬品食品衛生研究所再生・細胞医療製品部 室長

豊島　由香
とよしま　ゆか
宇都宮大学学術院農学部生物資源科学科 准教授

清水　誠
しみず　まこと
お茶の水女子大学基幹研究院 准教授

平岡　真実
ひらおか　まみ
千葉県立保健医療大学健康科学部栄養学科 教授

栄養科学イラストレイテッド

分子栄養学

改訂第2版

第1章	遺伝と分子生物学・分子栄養学の基礎 ………	14
第2章	細胞と生体分子 ……………………………	20
第3章	DNAの複製と細胞分裂 ……………………	40
第4章	遺伝子の発現（タンパク質合成）……………	57
第5章	遺伝子発現制御と細胞機能 ………………	70
第6章	内分泌因子と栄養素による情報伝達 ………	82
第7章	さまざまな生命現象と遺伝子 ………………	98
第8章	ヒトの遺伝子 …………………………………	113
第9章	疾患と遺伝子 …………………………………	129
第10章	食品成分と遺伝子 …………………………	150
第11章	時間栄養学 ……………………………………	163
第12章	分子栄養学研究の基礎技術 ………………	173
第13章	分子栄養学の今後の展望 …………………	207

第1章 遺伝と分子生物学・分子栄養学の基礎

　20世紀の後半から発展してきた分子生物学（molecular biology）が，1980年頃には生命科学全体に広く浸透し，栄養学分野においての分子生物学的研究や知識である分子栄養学は，栄養学の研究を根底から支える分野となっている．すなわち，遺伝子やタンパク質などの機能を詳細に明らかにし，生体高分子が生命を担う情報としてどのように働くかを知ることは，栄養にかかわる生命現象を理解するうえで不可欠となっている．栄養素や非栄養素の機能，疾患，生殖，成長，老化などにかかわる分子メカニズムを，分子の言葉で説明できる時代になったと言える．分子生物学の中心には遺伝子の働きの理解があるので，本章ではまず遺伝子に関する基礎を概説し，分子生物学と分子栄養学のこれまでの流れについて紹介する．これにより現代の分子栄養学が，人類の健康にどのように貢献してきたか，さらに将来どのように発展していくかを考える手がかりとしてほしい．

概略図　遺伝子の発現と栄養・食品とのかかわり

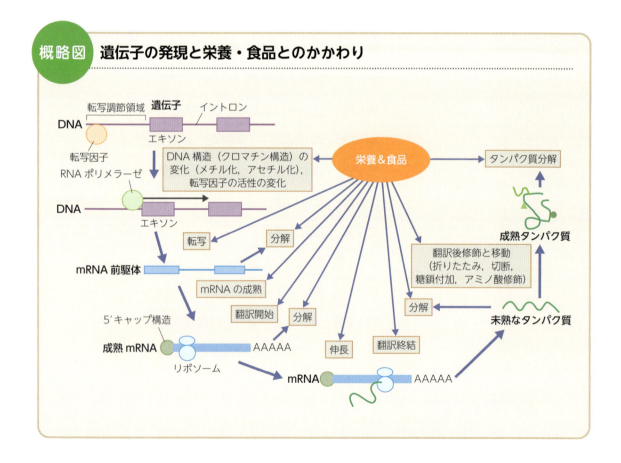

1 遺伝と遺伝子の基礎

親から子へと伝えられる形質の情報を担うのが遺伝子であり，遺伝子の本体は**DNA**（デオキシリボ核酸）である（第2章，第3章）．遺伝子は，生命活動に必要なタンパク質を合成するための情報であり，ヒトでは全部で2万種余りの遺伝子がある．この遺伝子の全体を**ゲノム**とよぶ．ゲノムを構成するDNAは，約30億塩基対からなり，ヒトの体のすべての細胞は基本的に同じDNAをもつ．ゲノムは23個の染色体に分かれて存在し，哺乳類の細胞は父親由来のゲノムと母親由来のゲノムの両方をもつので，46個の染色体上に各遺伝子が2個ずつ存在する（アレル，第9章）が，一部例外もある（第8章）．

それぞれの遺伝子から，それらの情報のコピーといえるmRNAがつくられ（**転写**），次にその情報をもとに**翻訳**によりタンパク質がつくられる（概略図，第4章）．この過程を遺伝子の**発現**というが，つくられたタンパク質は，細胞の構造をつくったり，酵素として化学反応を司ったり，信号分子として体全体の代謝を調整したりなど，それぞれの機能を担う（第2章）．このようなDNA→RNA→タンパク質と遺伝情報が流れることは，真核生物や原核生物に共通であり，これを生物学の「セントラルドグマ（中心教義）」とよぶ．ただし，ウイルスのなかには，RNAからなるゲノムを持っていてRNAの情報をもとにDNAを合成（逆転写）するものがある．

概略図に従って，遺伝子の発現の過程をより細かく見ていく．それぞれの遺伝子がいつ，どの細胞で，どのくらい発現するかは，厳密に制御されている．概略図左上にある1つの遺伝子で見ていくと，この遺伝子の転写を制御する転写因子の活性が変わったりこの遺伝子の付近の構造が変わったり（第5章）することで，この遺伝子の転写が促進したりあるいは低下したりする．転写によってまずmRNAの前駆体ができ，これから成熟mRNAが生成される（第4章）．mRNAは適切な速度で翻訳され，タンパク質の鎖が伸長していき，未熟なタンパク質ができる．翻訳と同時に，あるいは翻訳後にタンパク質はさまざまな修飾を受けて，成熟したタンパク質となる（第5章）．タンパク質の修飾の変化は，酵素活性などの変化にもつながる（第6章）．タンパク質は合成のレベルで量が調整されるのみならず，適切に分解を受けることによっても制御される（第5章）．また，mRNAやmRNAの前駆体，未熟なタンパク質も適切に分解されることで量が調節される場合も多い．

生殖細胞が生成する際（減数分裂）において，ゲノムの1セット（23個の染色体）が生殖細胞に分配され，受精においてそれらが組合わされることにより，母親と父親由来の遺伝子が伝えられる（第3章）．

なお，広い意味ではタンパク質をコードしない遺伝子もある〔rRNA遺伝子，tRNA遺伝子，そのほかの非コードRNA（non-coding RNA）の遺伝子など，第8章〕．

第1章 遺伝と分子生物学・分子栄養学の基礎

分子栄養学　改訂第2版　15

2 分子生物学とその歴史

　分子生物学は，核酸やタンパク質などの生体高分子の機能や変化をもとに生命現象を理解しようとする分野である．古くは1950年代に**DNAの二重らせん構造**が明らかとなったことが，この分野の発展のきっかけの1つとなったと言える．分子生物学におけるこれまでの重要な出来事を**表**にまとめた．特に技術的な側面に着目すると，分子栄養学にも大きな影響を及ぼした進歩には以下があげられる．

A. DNAの増幅

　まず，DNAの構造の特質から，DNAは状況が整えば自己複製が可能であることを利用することで，**遺伝子クローニング技術**の開発につながった（第12章）．すなわち，大腸菌などを用いる方法や，酵素を用いる方法により，特定のDNA（もしくはRNA）の鎖を自在に増やすことが可能となったのである．当初はDNAの増幅は，ベクターと宿主（それぞれプラスミドと大腸菌など）を用いて行われたが，ポリメラーゼ連鎖反応（**PCR**）の発見以降，多くの場合がPCR反応によって簡便に行われるようになった．

B. 核酸の検出・定量

　また，DNA一本鎖とDNA一本鎖同士やDNA一本鎖とRNAなどの間で，相補的な配列をもっている場合，温度などの条件によりそれらが解離したり結合したりすることを利用することで，DNAやmRNAの定量が可能となったことは，分子栄養学にも大きな発展をもたらした．すなわ

表　分子生物学における重要な出来事

年	事項	人物・組織
1865	メンデルの法則の発表	Mendel
1869	DNAの単離	Miescher
1953	DNAの二重らせん構造の提案	Watson，Crick
1966	遺伝コード（コドン）の解読	Nirenberg，Ochoa，Khorana
1973頃	DNAクローニング技術の開発	Boyer，Cohen，Berg
1975	ブロッティング法による核酸検出技術の開発	Southern
1977頃	DNA塩基配列の迅速な解読法の開発	Sanger，Barrel，Maxam，Gilbert
1981	トランスジェニックマウスの作出	Palmiter，Brinster
1985	PCRの発明	Mullis
1989	ノックアウトマウスの作出	Capecchi，Evans，Smithies
1996	ゲノム編集ツールの開発がはじまる	
2000頃	ニュートリゲノミクスの登場	
2003	ヒトゲノム計画の完了宣言	国際コンソーシアム
2005	次世代シークエンサーの登場	
2006	iPS細胞の作出	山中
2012	CRISPR-Cas9によるゲノム編集	Charpentier，Doudna
2022	ヒトゲノム完全解読完了	

ち，標識した核酸を用いて，相補的な鎖の会合を利用する**ハイブリダイゼーション**（第12章）は，目的とする遺伝子やmRNAの分析をはじめとするさまざまな手法に活用されてきた．その最も代表的な例に，表の1975年頃の**ブロッティング**による核酸検出技術（サザンブロッティング法，ノザンブロッティング法）の開発がある．その後，核酸の検出や定量に関しても，多くの場合はPCRを利用する簡便な技術（real-time PCR法など）に置き換えられて今日に至っている．

C. 塩基配列の解析

一方，核酸，特にDNAの塩基配列解読技術の進展は，分子生物学全般において，最も重要な意味があると考えられる．個々の遺伝子の塩基配列の情報と，その情報をもとに各遺伝子がコードするタンパク質のアミノ酸配列も次々と明らかとなった．特に，ヒトゲノム計画でヒトのゲノム全体の配列が明らかとされ，続いてほかの生物のゲノムも解読されてきたことにより，生命を構成する高分子すべてについて把握することが可能となった．また，遺伝子の塩基配列の個人差（遺伝子バリアント[※1]）についての理解（第8章）や，疾患にかかわる遺伝子変異（第9章）などの情報の蓄積により，医学・薬学・栄養学などにおいて，健康と疾患の関係を分子レベルで説明することが可能となった．最近ではDNA配列解析が格段に高速化され（**次世代シークエンサー**），この分野の研究や応用は革新されつつある．

D. 近年・これからの技術の進歩

各種動物がもつ遺伝子がすべて明らかになり，その情報をもとにDNAマイクロアレイ技術が開発された．最近では，この技術や高速のシークエンサーにより，数万の遺伝子のmRNA量を同時に測定したり（トランスクリプトミクス），数百万カ所の遺伝子バリアントを解析するなども可能となっている．さらに，塩基の配列のみならず，DNAやヒストン分子に結合する分子の変化（**エピジェネティックな変化**）も，発生，疾患など多様な生命活動に重要であることも明らかとされていること（第5章），前述の**non-coding RNA**の役割が次々と解明されていること（第8章）など，分子生物学の裾野がますます広がっている．

さらに，細胞培養技術の進歩，動物培養細胞への遺伝子導入，**トランスジェニック動物**や**遺伝子ノックアウト動物の作製**，**ゲノム編集技術**，クローン動物の作製という生殖工学など，細胞や個体を対象としたさまざまなバイオテクノロジー技術も，動物分野における分子生物学の中心的な柱の1つである（第12章）．

また，核酸以外の分子，例えばタンパク質や糖，脂質などに関する解析技術の進歩も生命現象の理解を格段に進めるに至っている．高性能の質量分析装置によるタンパク質の網羅的解析（**プロテオミクス**），タンパク質の立体構造の解析，タンパク質の修飾状態の詳細な解析，代謝物の網羅的解析（**メタボロミクス**）などが可能となっている（第13章）．第6章では，細胞への刺激が遺伝子発現の変化などを引き起こすまでの情報伝達機構について述べているが，その解明にはタンパク質などの解析技術の進歩が貢献してきたのは言うまでもない．

[※1] 従来，遺伝子突然変異のなかで集団における頻度が1％以上で疾患を引き起こさないものを「遺伝子多型」とよんでいたが，Human Genome Variation Society（HGVS）では多型もバリアントの1つとし，多型という表現は使わないようになってきている．

3 栄養学の変遷と分子栄養学

　分子のレベルからの栄養学のアプローチとして，栄養化学，栄養生化学，栄養生理学などが発展してきた．これらにより人類は，栄養素の発見やその代謝の解明，栄養素の適切な摂取量などの情報を得てきた．当初から栄養学は，エネルギーや栄養素の欠乏についての理解を深めることに貢献してきたが，過剰の問題が顕在化している近年には，**肥満**や**生活習慣病**の予防や軽減における重要性が高まっている．

　1960年代には，酵素活性を測定することがさかんに行われるようになり，代謝はどのように調節されるのか，あるいは栄養状態は酵素活性にどう影響するのかといった理解が進みはじめた．また，生理学的な解析やラジオイムノアッセイ法による**タンパク質の定量**などが行われるようになり，神経やホルモンを介した**代謝の制御**についても情報が蓄積していった．こうしたなかで，分子生物学的技術，特に前述のように遺伝子発現を解析する技術が開発され，栄養学者たちも遺伝子レベルでの解析を取り入れるようになった（1980年代）．この時期が分子栄養学のはじまりと言ってよいであろう．特に**mRNA量の測定**は，タンパク質の測定よりも微量のサンプルでも行えることや，簡便であることなどから，非常に多く行われるようになった．こうして，栄養素やその他の食品成分と遺伝子機能との関係が次々と明らかにされてきた（第10章）．

　さて，ここで概略図をもう一度見ておきたい．食品成分は，遺伝子発現のどのステップに影響を及ぼして生体機能を調節するのであろうか．図にあるように，すべてのステップと考えていい．最も例が多いのは，**転写のステップを調節する**場合である．本書でも第6章，第10章などで，食品因子が何らかの遺伝子の転写を制御するさまざまな例が紹介されている．しかし，これ以外のステップを制御するものについても膨大な例が知られている．すなわち，各食品因子の作用として，特定の**mRNAの成熟を制御する**，**mRNAの分解を制御する**，**翻訳を制御する**，**タンパク質の成熟を制御する**等々が明らかにされている．さらに，**タンパク質の分解**（タンパク質全体，あるいは特定の標的タンパク質）**を調節する**栄養条件や食品因子の例も数多く知られている．

　このように分子生物学と分子栄養学は一体となって発展してきたが，2000年前後に行われたゲノム情報の解明は，分子栄養学にも新たな展開を引き起こした．ゲノム情報やその周辺情報を栄養学においても十分に活用することは有効であるということで，**ニュートリゲノミクス**という語が作られ，多くの研究者がニュートリゲノミクス技術を導入するに至っている（第13章）．mRNA，タンパク質，代謝物などを網羅的に解析することで，食品成分が生体に及ぼす影響を幅広く理解することが可能となってきている．また，各個人の遺伝子の違いによって，代謝の特徴や疾患のリスクが異なることを考慮したいわゆるテーラーメード栄養の考え方も，遺伝子情報の解明に伴って広がりを見せている．

　さらには，2015年以降テーラーメード栄養の考え方をより発展させた概念として，**プレシジョン栄養**に期待が集まっている（第13章）．プレシジョンとは，精密，正確，詳細という意味であり，プレシジョン栄養を簡単に説明すると，「その人のそのときの状態」にピッタリの栄養ということができるだろう．そのためには，ウェアラブルデバイスなどのさまざまな測定技術を組合わせることで，その人の特徴や状態を的確に判断し，次にビッグデータを統合して最適かつ実行が容易な食事を提案するプロセスが必要となろう．また，近年ますます注目が高まっている**腸内細**

栄養科学イラストレイテッド

菌も，プレシジョン栄養を考慮するうえでの重要な因子である（**第13章**）．体内時計が食事とどう関連するか，食事摂取のタイミングによる健康への効果はどう違うかなどを対象とする**時間栄養学**も進歩が著しい（**第11章**）．

　一方，分化や発達，老化，細胞死，免疫など生命の根本を担うさまざまな現象における遺伝子の働きも詳細に明らかになってきたが，それらにおける栄養や食のかかわりについての理解も進んでいる（**第7章**）．このように分子栄養学の裾野も分子生物学と同様に大きく広がっており，本書の内容は，「栄養」を考えるうえで不可欠なものとなっていることがわかる．

第2章 細胞と生体分子

Point

1. 細胞の構造と細胞小器官の役割を理解する
2. 細胞を構成する生体成分を理解する
3. 酵素がかかわる細胞内代謝を理解する

概略図　細胞の構造

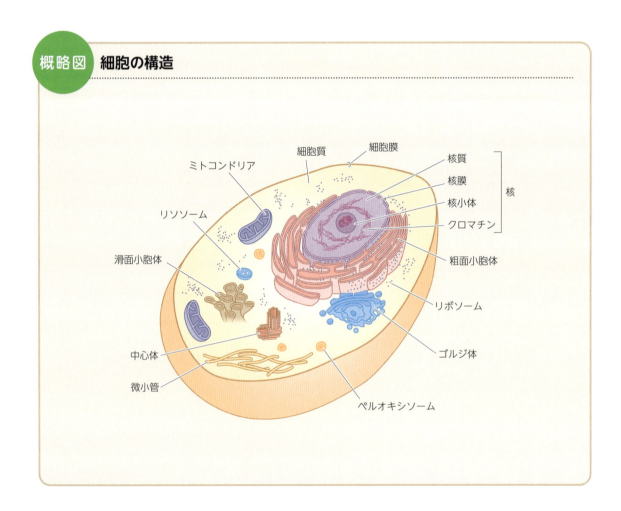

ヒトは成人で約37兆個もの細胞からなる多細胞生物である．1個の細胞には，細胞小器官とよばれる細胞を増殖，維持していくための器官が存在する．細胞は，タンパク質を合成したり，さまざまな酵素を用いて，脂質の合成，分解，さらには蓄積を行うほか，糖を分解してATPという高エネルギー化合物を生成する．これらは，遺伝子を構築するDNAあるいはRNAに保存された情報により行われる．また，200種類以上ある組織での細胞は専門化しており，個体のヒトとしての生物体をつくり，維持するための特性を有している．

1 細胞の構造と機能

生物は，細胞からなる．細胞は，自身を忠実に複製して増殖し，子孫をつくる．細胞には，核のない原核細胞と核のある**真核細胞**がある．

ヒトなどの動物細胞は，**脂質二重層**からなる細胞膜に囲まれており，その内部に**細胞質**（cytoplasm）がある．細胞質の中にはさまざまな**細胞小器官**（organella）である，**小胞体**（endoplasmic reticulum），**ミトコンドリア**（mitochondria），**ゴルジ体**（Golgi apparatus），**ペルオキシソーム**（peroxisome），**リソソーム**（lysosome），**核**（nucleus）などがある（概略図）．

A. 細胞膜（図1）

1）細胞膜の構造

細胞は，リン脂質，コレステロールなどから構成されている脂質二重層を基盤とした細胞膜によって囲まれ，外界と分けられている．脂質，水，二酸化炭素などは細胞膜を通過することができるが（図2），イオン，タンパク質などはこの膜を通過することができない．よって，細胞膜には，外界と内界のさまざまな物質やシグナルを受け渡す**膜貫通型タンパク質**が存在する（図1B）．このタンパク質は，細胞膜脂質との結合に寄与する疎水性の**膜貫通ドメイン**と，親水性の**細胞外ドメイン**および**細胞内ドメイン**からなり立っている．細胞外ドメインには糖鎖が結合していることがある．例えば，インスリンは膜貫通型のインスリン受容体によって，そのシグナルを細胞内に伝達する（p94）．

一方，**表在性膜タンパク質**も存在する．このタンパク質は疎水性，親水性をあわせもつ両親媒性を有している．

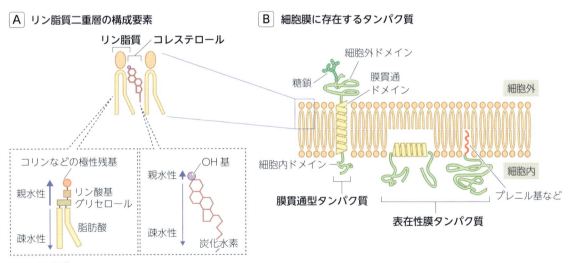

図1 細胞膜

A）リン脂質の構造：リン脂質は，グリセロールの3カ所のOH基の2カ所に脂肪酸が結合し，1カ所にリン酸基が結合している．リン酸基にはコリン（—CH$_2$CH$_2$N$^+$(CH$_3$)$_3$）やエタノールアミン（—CH$_2$CH$_2$NH$_2$），セリン，グリセロールなどの極性を有する分子が結合している．コレステロールの構造：コレステロールには，炭素と水素のみから成る炭化水素の部分と—OHが存在する．前者は疎水性であり，後者は親水性である

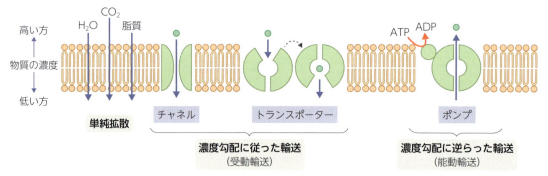

図2 細胞膜を介した物質の輸送
チャネルは分子がつくる隙間を物質が通過するしくみを有している．トランスポーターは特定の物質の結合により構造が変化して物質を細胞内へと送り込む膜タンパク質である．ポンプはATPの分解に伴い生じるエネルギーを使って細胞内外の濃度勾配に逆らって物質輸送を行う

2）細胞膜の機能
①膜輸送（図2）

気体，脂溶性物質などは単純拡散により自由に膜を通過できる．しかし，電解質やさまざまな化合物は，膜輸送体とよばれるタンパク質によって細胞内外に移動する．膜輸送体のなかには，**イオンチャネル**[※1]とよばれるもの，グルコースを細胞内に取り込むGLUT4[※2]などの**トランスポーター**，ナトリウムポンプ[※3]などといったATP（アデノシン三リン酸）のエネルギーを要する**ポンプ**がある．

②エンドサイトーシスとエキソサイトーシス

タンパク質を膜を介して細胞内外に移動させる方法として，細胞内への移動には**エンドサイトーシス**（endocytosis），細胞外への移動には**エキソサイトーシス**（exocytosis）がある．これらには，小胞輸送がかかわっている．エンドサイトーシスで高分子化合物が取り込まれる場合，化合物は細胞膜からくびれ込み，切り取られて細胞質へ移動し，エンドソーム（後述）を形成後，リソソームで分解される（図3）．マクロファージが細菌などの巨大物質を取り込む場合には（食作用），ファゴソームを形成し，リソソームと融合後，分解する（自食作用については本章3-A-4②参照）．エキソサイトーシスでは，小胞体，ゴルジ体を介してタンパク質などを含む小胞が細胞膜と融合後，分泌される（図4）．また，分泌小胞として細胞内に蓄えられ，必要に応じて分泌される場合もある．

B. 小胞体

小胞体は膜状の細胞小器官であり，核の外膜とつながっている．機能によって2種類に分けられ，そのうち，細胞質側の表面に多数の**リボソーム**（ribosome）が結合しているものを**粗面小胞体**（rough endoplasmic reticulum）という（概略図）．これはタンパク質の合成および修飾にかかわっている．リボソームで合成されたポリペプチドは，小胞体膜に結合し，その部分がくびれ込み，切り取られて小胞となり，ゴルジ体に運ばれる（図4）．一方，もう1つの小胞体である**滑面小胞体**（smooth endoplasmic reticulum）はリン脂質の生合成やカルシウムイオンの貯蔵部位として機能する．

C. ゴルジ体（図4）

ゴルジ体は方向性のある細胞小器官であり，円盤状の**ゴルジ囊**（Golgi cisterna）が4～6層積み重なっている．核付近に存在し，小胞で輸送されてきたポリペプチドは，シスゴルジ網と融合し，メディアルゴルジ層板，さらにトランスゴルジ網へと運ばれる間に糖鎖付加，リン酸化，硫酸化やタンパク質の一部切断などの修飾が行われる．これを**翻訳後修飾**という．翻訳後

※1　**イオンチャネル**：細胞膜を貫通する複合体．無機イオンは，電気化学的な勾配に従ってここを通って拡散する．
※2　**GLUT4**：グルコースを輸送する膜貫通型タンパク質（詳細はp95参照）．
※3　**ナトリウムポンプ**：細胞膜に存在する酵素でもあり，カリウムイオンを細胞内に取り込むと同時にナトリウムイオンを排出する．この際，ATPを利用する．

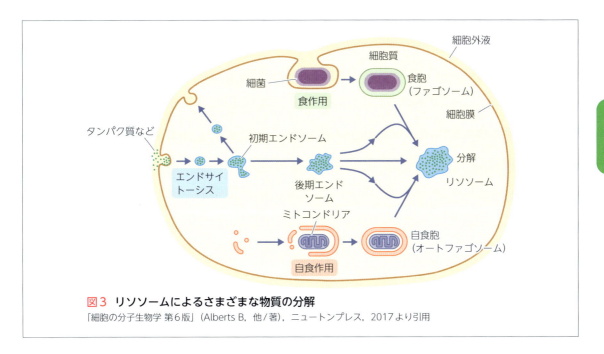

図3　リソソームによるさまざまな物質の分解
「細胞の分子生物学 第6版」（Alberts B, 他/著），ニュートンプレス，2017より引用

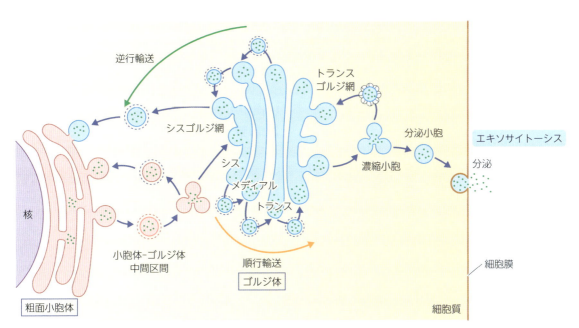

図4　ゴルジ体の構造とエキソサイトーシス
「プロッパー細胞生物学」（Plopper G/著，中山和久/監訳），化学同人，2013を参考に作成
エキソサイトーシスされるタンパク質には，可溶性タンパク質，受容体に結合している可溶性タンパク質，膜結合型タンパク質などがあり，他のさまざまなタンパク質がかかわって搬出される（図中はかなり簡略化して示している）

修飾は小胞体でも行われる．また，ゴルジ体はタンパク質のふりわけを行う．例えば，分解すべきタンパク質とそうでないタンパク質は，**マンノース6-リン酸**（M6P）という糖による修飾の有無により見分けられ，分解すべきタンパク質はリソソーム小胞に送られる．M6Pを有さないタンパク質は分泌小胞により細胞膜へ

と輸送され，細胞膜に結合するタンパク質や分泌タンパク質となる．

D. エンドソーム（図3）

初期エンドソームと**後期エンドソーム**に分けられる．初期エンドソームは，エンドサイトーシスによって細胞膜から分離した小胞が融合する細胞小器官である．初期エンドソームから一部は，小胞となって再び細胞膜に戻る．また，エンドサイトーシスによって細胞内に取り込まれたタンパク質は後期エンドソームへと輸送される．後期エンドソームは，水素イオンを能動輸送してpHを下げ十分に成熟し，リソソームと融合したりして，内容物を分解する．エンドソーム内には小胞体から加水分解酵素が供給されている．

E. リソソーム（図3）

リソソームは**加水分解酵素**を有し，エンドサイトーシスによって細胞が取り入れた分子や，マンノース6-リン酸によって修飾を受けたタンパク質，不要になった細胞小器官を分解，小分子化する．リソソーム内のpHは細胞質のpH（中性）と異なり，リソソーム内に存在する加水分解酵素の至適pHである酸性（約4.7）に保たれている．

F. ペルオキシソーム

ペルオキシソームはさまざまな酸化反応系の酵素を有する．有毒な化合物を酸化して不活性化することも行う．また，極長鎖脂肪酸のβ酸化も行われ，中鎖脂肪酸になるとミトコンドリアで分解される．ペルオキシソームはさまざまな環境で増加するといわれているが，ここにはペルオキシソーム増殖剤活性化受容体（PPAR）がかかわっている．

G. ミトコンドリア（図5）

ミトコンドリアは，独自のDNAを有し，分裂で増える．外膜と内膜の二層構造から成り，内膜は**クリステ**といわれるひだ状構造を有し，マトリックスとよばれる区画を囲んでいる．マトリックスは食物由来の分子を小さな高エネルギー化合物へと変換する場である．**電子伝達系**の一連のタンパク質が存在するクリステは高エネルギー化合物がATPへと変換される場である．

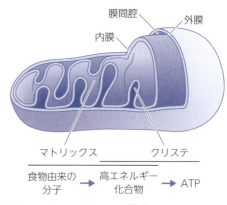

図5　ミトコンドリアの構造

また，脂肪酸の分解であるβ酸化も行われる．

H. 核（概略図）

核は細胞にある最も大きな細胞小器官で，細胞周期間期においては，クロマチン（本章3-B-3）参照），核小体，核膜，核質を含む．

1）核小体

核小体は0～数個，核の中に存在する．ここではタンパク質の合成に必要なリボソームの構成成分である**リボソームRNA**（rRNA）を合成している．

2）核膜

二層の膜でできており，**核膜孔**という多数の穴が開いている．外膜は小胞体と連続している．この穴を通してタンパク質やRNAが行き来している．

3）核質

核膜で囲まれたもののうち，クロマチンと核小体以外を核質という．RNAポリメラーゼ複合体や転写されたRNAのスプライシングにかかわるスプライソームなどが存在する．

2　細胞と体

ヒトの体には約37兆個の細胞があるといわれている．ヒトのような多細胞生物においては，細胞は単独で生きていくために必要な特性を失い，専門化して，ヒトとしての生物体をつくり，維持するための特性を有している．その細胞の種類は200種類を超える．こ

こでは，さまざまな組織を構成する細胞について触れる．

A. 表皮角化細胞と皮膚線維芽細胞

皮膚は，表皮と真皮からなる．表皮には**表皮角化細胞**や**色素細胞**などが存在する．表皮角化細胞は，表皮と真皮の境界に存在する基底膜上にある細胞が細胞分裂し，表皮上部へと移動して分化したもので，やがてアポトーシスを起こし，約1カ月で垢となって体表から落ちる．表皮角化細胞は，分化後，セラミドを合成・分泌する．セラミドは，細胞間脂質となり，体内水分蒸散を防ぐとともに，外界から体を防御している．

皮膚線維芽細胞は，真皮に存在するコラーゲン，ヒアルロン酸，エラスチンなどの細胞外マトリックス[※4]を合成するとともに，これらの細胞外マトリックスを分解する酵素を合成・分泌する．コラーゲンは線維芽細胞の足場となるが，これには，接着分子であるインテグリン[※5]との結合がかかわっている．

B. 筋細胞

筋細胞には**骨格筋細胞**，**心筋細胞**，**平滑筋細胞**および**筋上皮細胞**の4種類がある．これらは**アクチン**と**ミオシン**を含み，収縮機能を高度に発達させ，収縮を専門とする．骨格筋細胞は，非常に大きな細胞で長さが数cmにもなり，筋線維ともよばれる多核細胞である．ほかの細胞は核を1個のみ有し，心筋細胞ではアクチンとミオシンフィラメントが規則的に整列している．平滑筋細胞は消化管内の食物の移動などにかかわっている．筋上皮細胞は外胚葉由来の細胞で，目の虹彩の散大筋，唾液・汗・乳汁の分泌に関与する．

C. 骨細胞

骨にかかわる細胞は**骨芽細胞**（osteoblast），**骨細胞**（osteocyte），**破骨細胞**（osteoclast）である．このうち，骨芽細胞は線維芽細胞から分化してでき，さらに，骨細胞へと変化する．骨は，骨周囲にあるコラーゲンなどの細胞外マトリックス上に存在する骨芽細胞が細胞外マトリックスを分泌し，そこにリン酸カルシウムが沈着して形成される（骨マトリックス[※6]）．骨芽細胞は，骨の中に埋もれていき，骨細胞となる．形成された骨は，常に再構築されている．それは，骨芽細胞による骨マトリックス形成とともに破骨細胞による古いマトリックスの分解によって行われる．すなわち，破骨細胞によって古い骨をトンネル状に掘り，このトンネルを埋めるように骨芽細胞がならび，新しいマトリックスを形成する．その後，血管新生さらには骨が隙間を埋めていき，新しい骨に置き換わる．

D. 脂肪細胞（図6）

脂肪細胞は線維芽細胞から分化して形成される．この分化には，C/EBP（CCAAT/エンハンサー結合タンパク質）とPPAR（ペルオキシソーム増殖剤活性化受容体）が深くかかわる．脂肪細胞になると，脂肪滴が認められる．この中には，主にトリアシルグリセロールが含まれている．脂肪滴は蓄積され，さらに融合し，細胞も大きくなる．また，脂肪細胞は，摂食抑制機能を有するレプチン，インスリン抵抗性を改善させるアディポネクチンを分泌する．

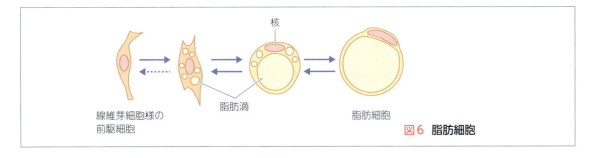

図6 脂肪細胞

※4 **細胞外マトリックス**：動物組織中の細胞の外側に存在する安定な生体構造物で，コラーゲン，エラスチン，ラミニン，プロテオグリカン，ヒアルロン酸などの分子が該当する．

※5 **インテグリン**：ほかの細胞や細胞外マトリックスと結合する受容体．細胞内のシグナル伝達系とも関連している．

※6 **骨マトリックス**：骨を形成する分子をいう．I型コラーゲン，リン酸カルシウムの混合体である．

E. 小腸の細胞

食物を消化し，栄養分子を吸収するように専門化した細胞が存在するのが消化管系である．小腸は突き出た**絨毛**で表面を覆われており，その表面には1層の細胞層がある．また，絨毛の陥入部には**クリプト**という部分があり，幹細胞が存在する．幹細胞は，栄養の吸収，消化のための加水分解酵素分泌を行う**吸収細胞**，粘液を分泌する**杯細胞**，セロトニン，コレシストキニンなどのペプチドホルモンを分泌する**腸管内分泌細胞**，免疫系に関与するクリプトジンを分泌する**パネート細胞**をつくり出す（図7）．前者3細胞は腸管上皮の層へ移動し，絨毛表面を覆い，2～5日で絨毛先端でアポトーシスを起こし，剥がれ落ちる（第7章参照）．

F. 血液細胞

血液細胞は白血球（leukocyte）と赤血球（erythrocyte）とに分類される．

1）白血球

白血球は**顆粒球**（granulocyte），**単球**（monocyte），**リンパ球**（lymphocyte）に分類される．

顆粒球には多数のリソソームと分泌小胞がある．顆粒球はさらに**好中球**，**好塩基球**，**好酸球**に分けられる．好中球は細菌を捕食し，細菌感染に対する免疫での役割を果たす（第7章4）．好塩基球はヒスタミンを分泌して炎症反応を惹起する．好酸球は寄生生物の殺傷に関与するとともに，アレルギー性炎症反応に関与する．

単球は分化し，**マクロファージ**となる．マクロファージは好中球と同様に捕食細胞で，活性酸素やリソソーム加水分解酵素により微生物などを殺す．さらに単球は皮膚などのランゲルハンス細胞などにも分化する．この細胞は遊走細胞であり，捕食作用も有する．

リンパ球には**B細胞**と**T細胞**がある．B細胞は抗体を産生する．T細胞はウイルス感染細胞の殺傷などを行う．その他，リンパ球様細胞として，ウイルス感染細胞などを殺すナチュラルキラー（NK）細胞もある．

2）赤血球

白血球と異なり，1種類のみ存在する．鉄を含むヘモグロビンというタンパク質を用いて，酸素分子を結びつけて運ぶ役割をする．ヒト血液1Lあたり$5×10^{12}$個程度存在する．

G. 細胞の分化と脱分化

1）幹細胞

幹細胞とは，それ自身は最終的な分化段階に達しておらず，際限なく分裂でき，分裂した娘細胞は親と同じ幹細胞となるか分化した細胞になる細胞のことである（図8）．例えば，表皮では基底細胞層に未分化のままの表皮幹細胞があり，分裂し分化した細胞は，水分蒸散抑制などの表皮の機能を有する細胞となる．

2）造血幹細胞（図9）

造血幹細胞は骨髄に存在し，あらゆる血液細胞をつくり出している．造血幹細胞は，造血前駆細胞となり，その後リンパ球系前駆細胞と骨髄系前駆細胞の2種類に分化する．前者は，T細胞，B細胞などに分化する．後者は，ランゲルハンス細胞などの樹状細胞，単球，好中球，好塩基球，好酸球，肥満細胞，赤血球，さらに巨核球に分化する．巨核球からは，小さな細胞断片である血小板ができる．

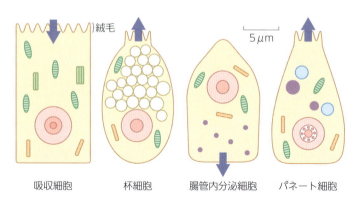

図7 小腸のさまざまな細胞
吸収細胞：微絨毛が密に生え，表面積を大きくし，栄養の吸収をしやすくしている．また，消化の加水分解酵素の分泌も行う
杯細胞：粘液を分泌し，これが微絨毛が生えた吸収細胞上を覆う
腸管内分泌細胞：ホルモン系ペプチドを分泌し，腸管に存在する細胞の成長，増殖，消化能を調節する
パネート細胞：抗菌ペプチドを分泌し，自然免疫系の一端を担う
⬅は，それぞれの細胞での物質の出入りを示す

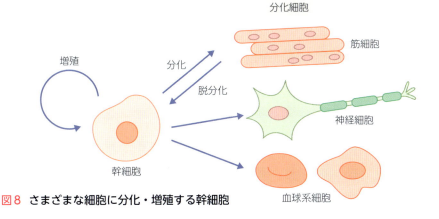

図8 さまざまな細胞に分化・増殖する幹細胞

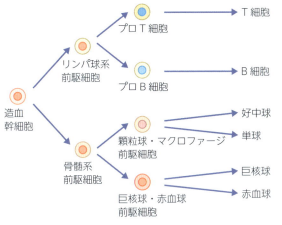

図9 造血幹細胞の分化

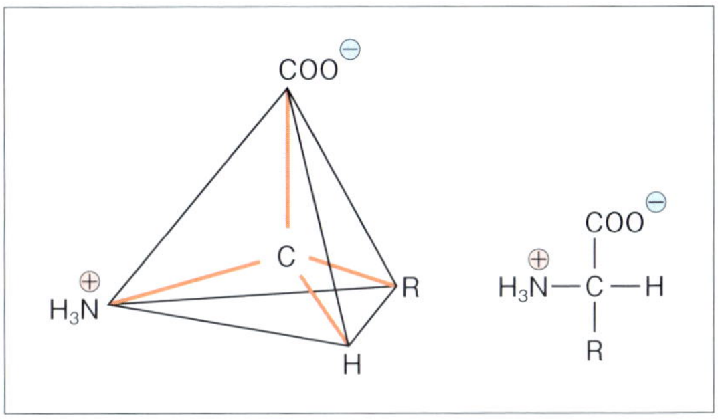

図10 アミノ酸の構造
－NH₃⁺：アミノ基，－COO⁻：カルボキシ基，R：側鎖

3 細胞を構成する生体成分

ここでは分子栄養学を理解するために必要な生体成分について述べることとする．その他の成分や代謝については生化学の教科書を参考にされたい．

A. タンパク質

タンパク質は，細胞のあらゆる分子の構築に深く関与する分子の1つである．

1) アミノ酸

タンパク質はアミノ酸を構成単位とする．アミノ酸は1つの分子に**アミノ基**と**カルボキシ基**を含む（図10）．さらに各アミノ酸には**側鎖**とよばれる部分があり，こ

れらが各アミノ酸の特性を決定している．各アミノ酸には電荷が0になるpHが存在し，これを**等電点**という．20種類のアミノ酸のうち，ヒトの体内で合成できない9種類のアミノ酸を**不可欠アミノ酸（必須アミノ酸）**とよび，バリン，ロイシン，イソロイシン，フェニルアラニン，トリプトファン，トレオニン（スレオニン），メチオニン，リシン（リジン），ヒスチジンである．

ヒスチジンは，大人では体内で合成できるが，発育時には体内での合成のみでは不足するため不可欠アミノ酸とされている．

2) タンパク質の構造

アミノ酸が**ペプチド結合**（脱水結合）して結合したものをペプチドという．2個のアミノ酸が結合したものをジペプチド，3個のアミノ酸が結合したものをト

リペプチドという．少数のアミノ酸が結合したものをオリゴペプチドといい，多数のアミノ酸が結合したものをポリペプチドという．タンパク質は，多数のアミノ酸が結合したポリペプチド鎖あるいは2本以上のポリペプチド鎖からなる，機能を有した分子である．

タンパク質は立体構造をもち，その構造を4つに分けて考える（図11）．

①一次構造（primary structure）
ペプチドのアミノ酸配列をいう．

②二次構造（secondary structure）
タンパク質には部分的に頻繁に認められる2種類の立体構造が存在する．ここには非共有結合であるペプチド結合同士の水素結合などがかかわっており，**αヘリックス構造**と**βシート構造**とよばれている．

αヘリックス構造は1本のポリペプチド鎖がらせん状になっており，ペプチド結合4つ目ごとのC＝O基とN−H基が**水素結合**で結合している．この結果，3.6アミノ酸残基ごとに1回転している．

βシート構造は隣接するポリペプチド鎖の間で水素結合している二次構造で，順平行と逆平行の2種類が存在する．

③三次構造（tertiary structure）
ポリペプチド鎖のなかには，水素結合だけでなく，システインの側鎖同士の結合である**ジスルフィド結合**や**イオン結合**，**ファンデルワールス力**，疎水性の高い部分間での結合である**疎水結合**というさまざまな非共有結合がある．これらによって安定的に折りたたまれたコンフォメーション（立体構造）を三次構造という．

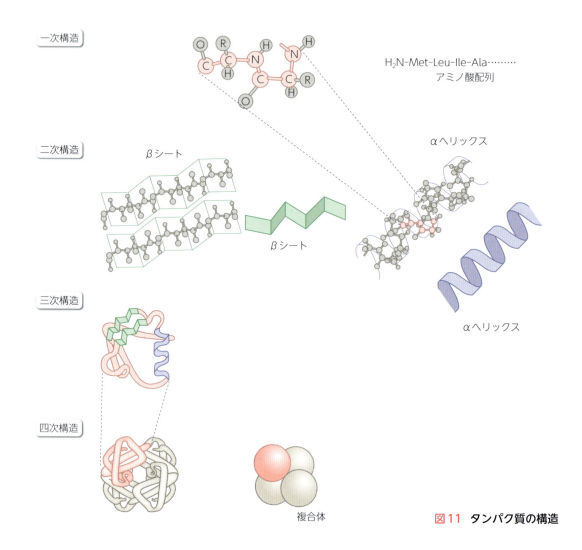

図11　タンパク質の構造

④四次構造（quaternary structure）

1本のポリペプチド鎖のみで機能を有したタンパク質も多く存在するが，2本以上のポリペプチド鎖によってはじめて機能を有するタンパク質分子が存在する．2本以上のポリペプチド鎖からなるタンパク質の全体構造を四次構造という．この場合，それぞれのポリペプチド鎖を**サブユニット**という．例えば，ヘモグロビンは2種類のポリペプチド鎖（αサブユニットとβサブユニット）がそれぞれ2本ずつ，計4本のサブユニットからなるタンパク質である．

3）タンパク質の修飾

タンパク質はさまざまな修飾を受けて，構造変化やシグナル伝達にかかわる分子となる．

具体的には，システインの側鎖に存在するS原子間で形成される**ジスルフィド結合**，タンパク質分解にかかわる**ユビキチン**との結合，タンパク質中のアスパラギン，セリン，およびトレオニン残基と糖との結合（糖は極性を有するので，水素結合にかかわり，タンパク質の構造を変化させる），チロシン，セリン，トレオニン残基とリン酸基との結合（ホルモン，成長因子，サイトカイン受容体などの活性化にかかわる），アセチル基のリシン残基との結合（転写因子の活性制御など）などがある．

4）タンパク質の分解

タンパク質は，ミスフォールディング（誤った折りたたみ）された場合，あるいはアミノ酸としてタンパク質合成に再利用される場合に分解される．この分解にはタンパク質分解酵素（protease）がかかわる．分解の場としては細胞外と細胞内の2カ所がある．細胞外では，細胞がタンパク質分解酵素を細胞外に分泌し，その酵素によって分解される．コラーゲン，エラスチンといった細胞外マトリックスなどは，細胞外に分泌された酵素によって分解される．

細胞内においては，タンパク質分解酵素はほかの機能を有するタンパク質から隔離されている．隔離する場としてプロテアソーム，リソソームが存在する．

①プロテアソーム

プロテアソームは図12に示すような巨大なタンパク質である．すなわち，チャネル構造とこのタンパク質の上下に存在するキャップ部からなる．タンパク質分解酵素は，チャネル構造内に存在し，ユビキチンと結合したタンパク質のみを加水分解し，小さなペプチドにする．ユビキチン化は，分解されるタンパク質のリシン側鎖のN原子に，ユビキチンがペプチド結合することで起こる．このような機構によって，分解されるべきタンパク質とそうでないタンパク質を分離している．また，プロテアソームは細胞質だけでなく，核内にも存在する．よって，核内に運ばれたタンパク質は，核内で分解される．

②リソソーム

リソソームが細胞自身のタンパク質や小器官を取り込んで分解する現象をオートファジー（自食作用）という．分解の対象は，脂質二重膜によって包み込まれオートファゴソーム（自食胞）が形成された後，リソ

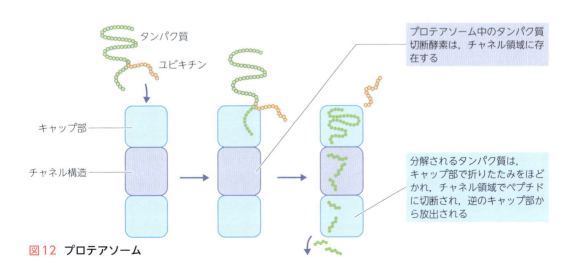

図12 プロテアソーム

ソームと融合し，リソソーム酵素によって分解される（本章1-E，図3参照）．

B. 核酸

最初に述べたように，細胞は生きるために，自身を忠実に複製して増殖し，子孫をつくる．デオキシリボ核酸（deoxyribonucleic acid：**DNA**）は，細胞の情報を保管するために利用される分子である．DNAは，二重膜構造である核内に主に存在するほか，ミトコンドリアなどにもある．また，リボ核酸（ribonucleic acid：**RNA**）は，タンパク質の合成にかかわる．

1）核酸の基本構造

核酸は**五炭糖**，**塩基**，**リン酸**から構成されている．五炭糖はDNAの場合は**デオキシリボース**，RNAの場合は**リボース**である．塩基はプリンとよばれる**アデニン**（A），**グアニン**（G），ピリミジンとよばれる**シトシン**（C），**チミン**（T），**ウラシル**（U）である．DNAの塩基はA，G，C，Tからなり，RNAの塩基はA，G，C，Uからなる．五炭糖と塩基から構成される核酸を**ヌクレオシド**といい，さらにリン酸が結合した核酸を**ヌクレオチド**（DNAの場合，デオキシリボヌクレオチド，RNAの場合，リボヌクレオチド）という（図13）．

リン酸基の数が1つのものをモノ，2つのものをジ，3つのものをトリという．例えば，アデニンを塩基とし，リン酸基を3つ有する核酸はアデノシン三リン酸（adenosine triphosphate：ATP，図14）とよぶ．**ATP**は核酸の基本構造となるだけでなく，生体内のエネルギー物質として利用される．またサイクリック（環状）アデノシン一リン酸（cAMP）は細胞内シグナル伝達物質として利用され，イノシン一リン酸（IMP）は動物由来食品の旨味成分である（図14）．

2）DNAの構造

DNA分子は4種類の**デオキシリボヌクレオチド**がホスホジエステル結合で結ばれた直鎖状の分子であり，核内では，2本のDNA鎖が水素結合によって**二重らせん**を構成している．4種類のデオキシリボヌクレオチドとは，デオキシアデノシン一リン酸（dAMP：A），デオキシグアノシン一リン酸（dGMP：G），デオキシシチジン一リン酸（dCMP：C），デオキシチミジン一リン酸（dTMP：T）である．塩基アデニンとチミンおよびグアニンとシトシンがそれぞれ2本および3本の水素結合で結合し（図15），二重らせんを安定化させている．このような二本鎖を互いに**相補鎖**という．

RNAはDNAと異なり，ほとんどが一本鎖である．

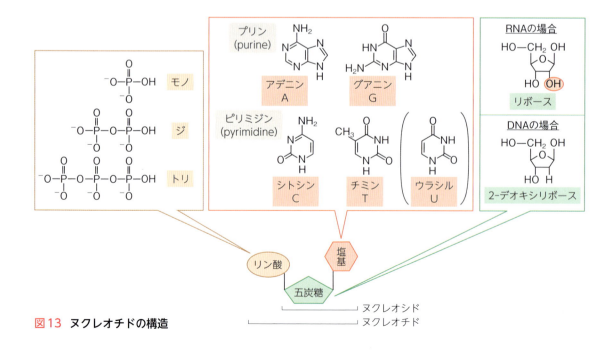

図13 ヌクレオチドの構造

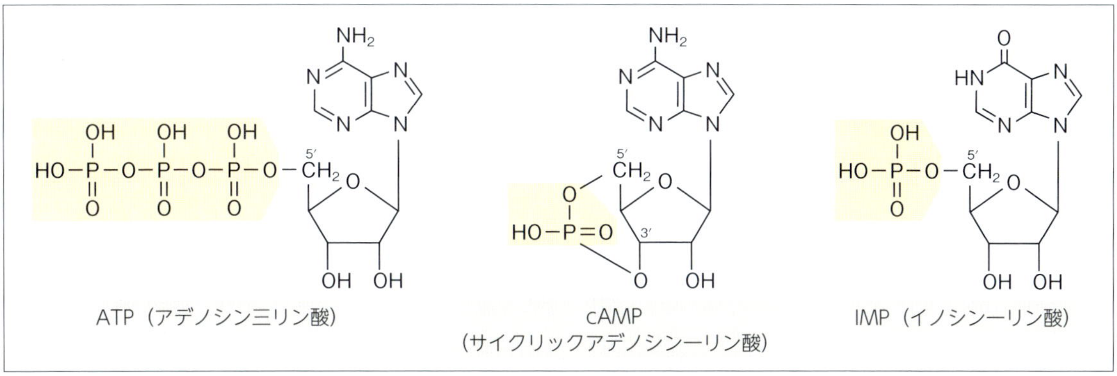

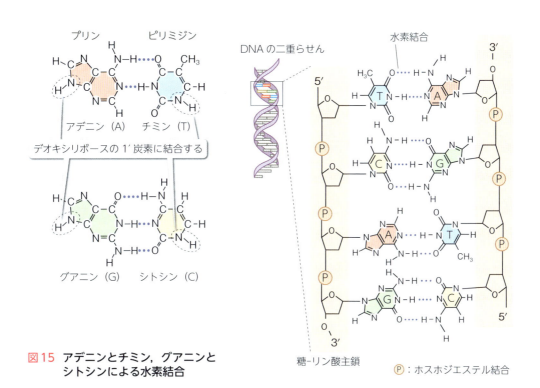

図14 ATPとcAMPとIMP

図15 アデニンとチミン，グアニンとシトシンによる水素結合

3）ヌクレオソーム

ヒトの1個の細胞がもつDNAは約60億対ものデオキシリボヌクレオチドが連なり，その長さは2m以上になるといわれている．このDNAをコンパクトに核内にパッケージングするために，**ヒストン**というタンパク質が存在する．このタンパク質は4種類のコアヒストンを2個ずつ含む八量体からなり，正電荷を有するアミノ酸を多く含むので，負電荷であるDNAの主鎖を引き付ける．1つのヒストンにDNAは約1.7回巻かれ，コア粒子を形成する．ここにさらにほかのヒストン（H1）が結合し，**ヌクレオソーム**を形成する．**クロマチン**は，このヌクレオソームがコイル状になったクロマチン線維がさらにパッケージングされてできている（第3章図1参照）．

4）RNAの種類

RNAには**メッセンジャーRNA**（mRNA），**リボソームRNA**（rRNA），**トランスファーRNA**（tRNA）などがある（第4章3参照）．mRNAは5′末端にキャップ

構造，さらに3′末端にポリA尾部を有しており，DNAのもつ情報を写し取る役割を有している．tRNAは分子内に相補の二本鎖構造を有し，三つ葉のクローバー状の構造をしており，タンパク質を構成するアミノ酸を運ぶ（第4章 図10参照）．rRNAは何種類か存在し，タンパク質を合成する工場であるリボソームを構成する要素である．ここではmRNAのコドンとアミノアシルtRNAのアンチコドンが対をつくり，アミノ酸がtRNAから切断されるとともにペプチドと結合し，鎖長が伸びる（第4章 図11参照）．

さらに，マイクロRNA（miRNA）という短いRNAが存在する．miRNAはmRNAと相補的な配列をもち，**RNA干渉**という遺伝子発現制御に関与する（詳細は第12章6-C参照）．

C. 脂質

脂質とは水に不溶で，有機溶媒に溶解する物質である．脂質は，膜構成成分やエイコサノイドという生理活性物質の前駆体としても必要な分子であるが，一部の脂質は，生体内で合成できず，摂取しなくてはならない．

1）脂質の種類

脂質は脂肪酸とアルコールのみから構成される**単純脂質**，さらにリン酸や糖などが結合した**複合脂質**，ケン化できない**不ケン化物（誘導脂質）**に分けられる（**表1**）．

2）脂質の構造

①脂肪酸

脂肪酸とはカルボキシ基を有する鎖式炭化水素化合物である．生体に存在する脂肪酸には，ステアリン酸のような単結合のみの化合物（**飽和脂肪酸**）と二重結合を有する化合物（**不飽和脂肪酸**）がある．二重結合を2つ以上有する脂肪酸を**多価不飽和脂肪酸**という．天然の不飽和脂肪酸は二重結合のほとんどがシス型[※7]である．また，炭素数が6個以下のものを短鎖脂肪酸，8〜12個前後のものを中鎖脂肪酸，14個以上のものを長鎖脂肪酸という．

脂肪酸の炭素数と二重結合数を（x：y）とあらわす．例えば，オレイン酸は炭素数18，二重結合数1なので，（18：1）となる．二重結合の位置の異なる，n-9，n-6，n-3系がある．リノール酸，アラキドン酸（以上n-6系脂肪酸），α-リノレン酸，エイコサペンタエン酸（EPA），ドコサヘキサエン酸（以上n-3系脂肪酸）はプロスタグランジンなどの**エイコサノイド**の前駆体で

[※7] **シス型**：同種の原子や原子団が，二重結合をはさんで同じ側に位置する化合物．

表1 脂質の種類

種類	構成			例
	脂肪酸	アルコール	その他	
単純脂質				
トリアシルグリセロール	脂肪酸	グリセロール		食用油脂
ロウ	脂肪酸	高級アルコール		
ステロールエステル	脂肪酸	ステロール		
複合脂質				
リン脂質				
●グリセロリン脂質	脂肪酸	グリセロール	リン酸，コリン	ホスファチジルコリン（レシチン）
	脂肪酸	グリセロール	リン酸，エタノールアミン	ホスファチジルエタノールアミン（ケファリン）
	脂肪酸	グリセロール	リン酸，セリン	ホスファチジルセリン
●スフィンゴリン脂質	脂肪酸	スフィンゴシン	リン酸，コリン	スフィンゴミエリン
糖脂質				
●グリセロ糖脂質	脂肪酸	グリセロール	糖	
●スフィンゴ糖脂質	脂肪酸	スフィンゴシン	糖	セレブロシド
リポタンパク質	脂肪，コレステロール，リン脂質，タンパク質の複合体			LDL，HDL
不ケン化物（誘導脂質）				
●ステロール				コレステロール，植物ステロール
●脂溶性色素				カロテン
●脂溶性ビタミン				ビタミンA，D，E，K

あり，ヒト体内で合成できず，**必須脂肪酸**とよばれている．脂肪酸は分子量が大きいほど融点が高くなり，二重結合が多いほど融点が低くなる（表2）．

②単純脂質

トリアシルグリセロール（トリグリセリド）

グリセロールという3価のアルコールに3分子の脂肪酸がエステル結合した分子をトリアシルグリセロールまたはトリグリセリドという．中性脂肪ともいう．動物系由来トリアシルグリセロールは，飽和脂肪酸で構成されることが多いので融点が高く，植物系由来トリアシルグリセロールは不飽和脂肪酸で構成される分子が多いので融点が低い．細胞膜のリン脂質に取り込まれて，細胞膜の流動性や機能に関係する．また，脂肪酸代謝物は脂質メディエーターとして細胞内の代謝抑制にかかわるものもある．

③複合脂質

リン脂質

リン脂質にはグリセロールをアルコールとして有する**グリセロリン脂質**とスフィンゴシンをアルコールとして有する**スフィンゴリン脂質**がある（表1）．グリセロリン脂質は，疎水性のジアシルグリセロール部分と親水性のリン酸基の両者を同一分子内に有するので，界面活性作用を有する．グリセロリン脂質のなかには**ホスファチジルコリン（レシチン）**とよばれる分子がある．生体膜の主要構成成分であり，食品中でも卵黄，大豆に多く含まれ，マヨネーズ製造の際の食酢とサラダ油の乳化に利用されている．

スフィンゴリン脂質のなかには，スフィンゴシン，リン酸，コリンを有するスフィンゴミエリンがあり，脳，神経，脊髄などに存在する．

糖脂質

リン酸ではなく，糖が結合した複合脂質を**グリセロ糖脂質**，**スフィンゴ糖脂質**という．細胞膜などに存在する．

④不ケン化物（誘導脂質）

代表的なものにステロール類があり，ステロイド骨格を有する脂質である．動物体内では**コレステロール**（図16）がこれにあたり，生体膜，血管壁などに存在する．生体内でも合成され，**胆汁酸**や**ステロイドホルモン**などに変換される．ほかには，脂溶性ビタミン（ビタミンA，D，E，K）や，カロテノイドなどの脂溶性色素がある．

表2 主な脂肪酸の融点

脂肪酸名（慣用名）		略号	系列	カルボキシ基から数えた二重結合のある炭素	融点（℃）
飽和脂肪酸	ブタン酸（酪酸）	$C_{4:0}$			− 7.9
	ヘキサン酸[*1]	$C_{6:0}$			− 3.4
	オクタン酸[*1]	$C_{8:0}$			16.7
	デカン酸[*1]	$C_{10:0}$			31.6
	ドデカン酸（ラウリン酸）	$C_{12:0}$			44.2
	テトラデカン酸（ミリスチン酸）	$C_{14:0}$			58.5
	ヘキサデカン酸（パルミチン酸）	$C_{16:0}$			63.1
	オクタデカン酸（ステアリン酸）	$C_{18:0}$			71.5
不飽和脂肪酸	9-ヘキサデセン酸（パルミトオレイン酸）	$C_{16:1}$		9	− 0.5〜0.5
	9-オクタデセン酸（オレイン酸）	$C_{18:1}$	n-9	9	16.3
	9,12-オクタデカジエン酸（リノール酸）	$C_{18:2}$	n-6	9,12	− 5.2
	9,12,15-オクタデカトリエン酸（α-リノレン酸）	$C_{18:3}$	n-3	9,12,15	− 11.3
	5,8,11,14-イコサテトラエン酸（アラキドン酸）	$C_{20:4}$	n-6	5,8,11,14	− 49.5
	5,8,11,14,17-イコサペンタエン酸（エイコサペンタエン酸：EPA）	$C_{20:5}$	n-3	5,8,11,14,17	− 54.4〜− 53.8
	4,7,10,13,16,19-ドコサヘキサエン酸（DHA）	$C_{22:6}$	n-3	4,7,10,13,16,19	− 44

*1 慣用名カプロン酸（$C_{6:0}$），カプリル酸（$C_{8:0}$），カプリン酸（$C_{10:0}$）は廃止された

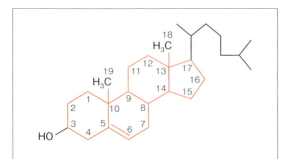

図16 コレステロールの構造

4 代謝と酵素

A. 酵素とATPの役割

生体内の反応は化学反応である．化学反応は自由エネルギーの変化がマイナスになるような方向に進行する．また，反応が進むためには，活性化エネルギー以上のエネルギーを供さなくてはならない．よって，より反応を進みやすくするためには，この活性化エネルギーを小さくすることが必要である．その役割を果たすのが触媒である．特にタンパク質である触媒を**酵素**という．

1) 酵素
①酵素反応の特徴

酵素の活性部位（活性中心）によって，生成物に変換される物質を**基質**という．酵素は，基質の選択性が高く，これを**特異性**という．酵素はタンパク質であるので，触媒としての活性が高くなる温度があり，これを**至適温度**という．また，pHによって活性が変化し，最適なpHを**至適pH**という．

酵素の活性部位に小分子などが強く結合して触媒機能を助けていることがある．このような分子を**補酵素**とよぶ．ビオチンなどのいくつかのビタミンも補酵素として作用する．

酵素反応はさまざまな調節を受ける．転写によって酵素量を調節し活性を制御する方法のほか，酵素のコンフォメーションを変化させ活性を制御する方法がある．これは基質が結合する活性部位とは異なる**調節部位**が存在し，基質以外の分子が結合し酵素のコンフォメーションを変化させる．このような酵素を**アロステリック酵素**という．生成物が調節部位に結合し，酵素活性を調節するものを**フィードバック制御**という（阻害される場合を負の制御，促進される場合を正の制御という）．コンフォメーションを変化させ，酵素の活性を変化させる方法としてATPからの転移によるリン酸化がある．また，グアニンヌクレオチド（GTP）が強く結合し活性型になる酵素もあり，**GTP結合タンパク質**とよばれる．このような酵素群は，ペプチド系ホルモン，サイトカインの細胞質シグナル伝達にも大きく関与している（第6章参照）．活性調節には，酵素阻害物によるものもある．**可逆的阻害**には酵素の活性部位に結合し基質との結合を妨げる**競合阻害**，活性部位以外に結合し，酵素活性を阻害する**不競合阻害**などがある．また，**不可逆的阻害**も存在し，この阻害を生じさせる物質は薬理学上重要な物質になりうる．

②酵素の種類

酸化還元酵素（オキシドレダクターゼ），転移酵素（トランスフェラーゼ），加水分解酵素（ヒドロラーゼ），脱離酵素（リアーゼ），異性化酵素（イソメラーゼ），合成酵素（リガーゼ），輸送酵素（トランスロカーゼ）に分けることができる．酸化還元酵素にはデヒドロゲナーゼ，オキシダーゼなどがある．転移酵素はメチル化，アミノ基転移などにかかわる．加水分解酵素には，タンパク質を分解するペプチダーゼ，脂質を分解するエステラーゼなどがある．

2) ATPの役割

前述したように化学反応は自由エネルギーがマイナスになる方向に反応が進む．しかし，生体内では化合物がほかの化合物に変化する場合，自由エネルギーがプラスになることが多々ある．このようなときには，ATPを利用することがある．ATP（アデノシン三リン酸）がADP（アデノシン二リン酸）とリン酸に加水分解される際，30.5 kJ/mol（7.3 kcal/mol）のエネルギーを放出する．このエネルギーを利用して自由エネルギーがマイナスになる方向に反応が進む．よって，ATPはエネルギー物質といえ，細胞内では解糖系，クエン酸回路（TCA回路），および電子伝達系を利用してATPを産生する．われわれが糖などを食す理由の1つがこれである．

B. 糖代謝（図17）

1）解糖系

ヒトはデンプンなどの高分子量の糖をエネルギー源としている．デンプンは，消化酵素によりグルコースにまで分解される．1分子のグルコースは細胞に取り込まれた後，細胞質に存在する**解糖系**の酵素により，2分子のピルビン酸を介して，2分子の乳酸にまで代謝される．好気的条件下では，乳酸ではなく，ピルビン酸からアセチルCoAに変換され，ミトコンドリア内のクエン酸回路（TCAサイクル）に入る．解糖系にはさまざまな酵素がかかわっているが，多くは可逆反応である．しかし，グルコースからグルコース6-リン酸への変換にかかわるヘキソキナーゼと，フルクトース6-リン酸からフルクトース1,6-ビスリン酸への変換にかかわるホスホフルクトキナーゼ，ホスホエノールピルビン酸からピルビン酸への変換にかかわるピルビン酸キナーゼが触媒する反応は不可逆反応である．これらの酵素は**アロステリック酵素**であり，細胞内ATPやトリカルボン酸であるクエン酸によって抑制され，逆にエネルギーが不足したときに増えるAMP（アデノシン

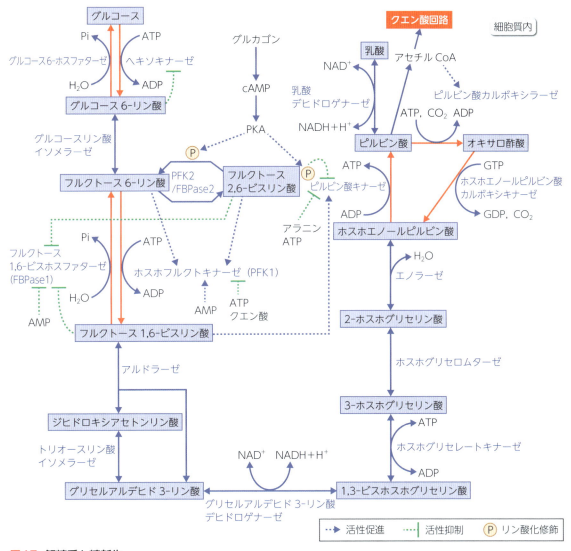

図17 解糖系と糖新生

一リン酸）によって促進される酵素である．

2）糖新生

解糖系の逆の反応である糖新生では，乳酸やアミノ酸からグルコースなどの糖がつくられる．先ほど示した不可逆反応では，それぞれグルコース6-ホスファターゼ（脱リン酸化酵素），フルクトース1,6-ビスホスファターゼ，ピルビン酸カルボキシラーゼとホスホエノールピルビン酸カルボキシラーゼが逆の反応にかかわっている．糖新生を促進するホルモンとして**グルカゴン**が知られているが，これは，ピルビン酸キナーゼをリン酸化し抑制している．さらにグルカゴンは，糖新生の律速酵素であるホスホエノールピルビン酸カルボキシキナーゼやグルコース6-ホスファターゼを遺伝子レベルで調節し，糖新生を促進する．逆に**インスリン**は，これら酵素を遺伝子レベルで調節し，糖新生を抑制する（第5，6章参照）．

3）クエン酸回路（TCA回路）と電子伝達系

クエン酸回路では，ミトコンドリアに取り込まれた1分子のピルビン酸がアセチルCoAとなり，クエン酸，2-オキソグルタル酸，リンゴ酸，オキサロ酢酸などを介しながら，NADH 3分子と1分子のFADH$_2$ができる．同じくミトコンドリア内にある電子伝達系では，これら分子がそれぞれ，NAD$^+$やFADに酸化される際に高エネルギーを放出し，そのエネルギーを利用してADPがリン酸と結合し，高エネルギー物質ATPを産生する．クエン酸回路では，1分子のGDPからGTPもでき，ここからもATPがつくられる．

C. 脂質代謝

脂質の代謝はミトコンドリア，ペルオキシソーム，小胞体内などで行われる．

1）脂肪酸の代謝

脂肪酸の合成は細胞質の脂肪酸合成酵素によって，炭素2分子が順次炭素鎖に結合し，炭素鎖を伸ばし合成される．炭素数16個以上のものは，小胞体で鎖長延長や不飽和化をくり返して生成される．

一方，分解はトリアシルグリセロールがリパーゼによって加水分解され，脂肪酸が分離される．脂肪酸はミトコンドリアに運ばれ，β酸化[※8]によってアセチルCoAにまで分解される．

2）コレステロールの代謝

コレステロールは細胞膜に存在するほか，ステロイドホルモンの前駆物質である．アセチルCoAからHMG-CoA（3-ヒドロキシ-3-メチルグルタリルCoA），メバロン酸を介して，イソペンテニルピロリン酸，スクアレンが生成され，スクアレンの環化，さらに数段階の反応を経てコレステロールが合成される．このなかで，最も重要だとされているのが，不可逆反応であるメバロン酸合成における，**HMG-CoA還元酵素**である．コレステロールはさらに肝臓で胆汁酸に代謝され，腸管分泌された後，ほとんどが再吸収され再利用される．

D. アミノ酸代謝

1）アミノ酸の合成

タンパク質の項（p27）でも触れたが，ほとんどの微生物，植物は，タンパク質合成に必要なすべてのアミノ酸を合成できるが，ヒトを含め動物は合成できないアミノ酸がある．これらのアミノ酸を**不可欠アミノ酸（必須アミノ酸）**という．合成できるアミノ酸，可欠アミノ酸（非必須アミノ酸）は，3-ホスホグリセリン酸から，セリン，システイン，グリシンが，ピルビン酸からアラニンが，2-オキソグルタル酸からグルタミン酸，アルギニン，グルタミン，プロリンが，オキサロ酢酸からアスパラギン酸，アスパラギンが合成される．また，チロシンは，フェニルアラニンから合成される（図18）．

2）アミノ酸の分解

アミノ酸はまずアミノ基を2-オキソグルタル酸に移し，グルタミン酸となる（アミノ基転移反応）．グルタミン酸はグルタミン酸脱水素酵素によって2-オキソグルタル酸とともにアンモニア（NH$_3$）になる．アンモニアは細胞毒性が強いので，グルタミン酸に結合してグルタミンとなり，肝臓に運ばれる．肝臓で酵素反応により再びアンモニアとなり，これが**尿素回路**によって尿素に変換され，無毒化される（図19）．

[※8] **β酸化**：ミトコンドリア，ペルオキシソームに存在する酵素群によって，脂肪酸からアセチルCoAを産生する系である．アシルCoAを介して，β位を酸化してアセチルCoAを生じるためβ酸化とよばれる．

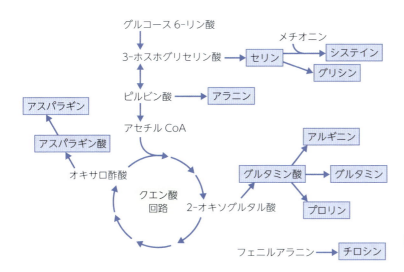

図18 可欠アミノ酸（非必須アミノ酸）の合成

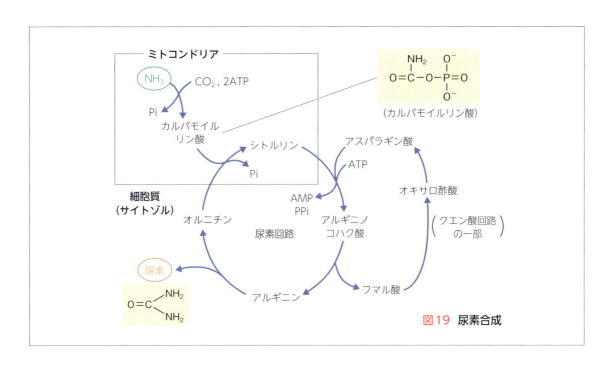

図19 尿素合成

　一方，アミノ酸の炭素骨格は，リシン（リジン）とロイシン（ケト原性アミノ酸[※9]）以外はピルビン酸あるいはクエン酸回路の中間体（糖原性アミノ酸[※10]）になる．リシン，ロイシン，さらにはイソロイシン，トリプトファン，フェニルアラニン，チロシンからは，アセチルCoAが生成される．

[※9] **ケト原性アミノ酸**：脂質代謝経路に組込まれるアミノ酸．ケトン体を生成．完全なケト原性アミノ酸はロイシンとリシンである．

[※10] **糖原性アミノ酸**：代謝されてピルビン酸やクエン酸回路の構成要素となるものはグルコース，グリコーゲンになりうるアミノ酸．

臨床のトピック　味細胞と腸管細胞は同じ？

　本章の「2-E」でもふれたように，小腸には吸収細胞，杯細胞，腸管内分泌細胞，パネート細胞などが存在する．最近，他の器官にも存在するタフト細胞が見出された．吸収細胞以外の細胞は，細胞数の割合が非常に低いため，培養などができず，細胞の役割などが不明であった．

　2009年にオルガノイドという三次元培養が確立され（第12章），小腸の幹細胞をコラーゲンなどを含むマトリゲル内で培養し増殖させた後，吸収細胞，杯細胞，腸管内分泌細胞，パネート細胞，タフト細胞に分化させることが可能となった．

　さらに1細胞の解析技術が飛躍的に上がり，さまざまな細胞の研究ができるようになった．

　これら技術によって，小腸上皮細胞全体の1％未満といわれている細胞の役割が少しずつわかってきた．その知見の1つとして，腸管内分泌細胞とタフト細胞は，舌にある味細胞の味を感じる受容体（第6章）を有することがわかった．腸管内では，これらの細胞は苦味などを有する物質を有毒な異物と認識し，腸管内の免疫系を活性化させ，杯細胞に粘液を産生させ，腸管を守るらしい．この系を用いれば，今まで動物実験でしかできなかった研究が，可能となり，ヒトの健康維持，再生医療にも役立つだろう．

　また味細胞についても，オルガノイド培養が確立している．現在，うま味，苦味，甘味，酸味についてはどの細胞が感知しているかわかっているが，塩味（えんみ）についてはわかっていない．また，現在の食品の官能評価はヒトの主観的感覚に頼っている．しかし，オルガノイド系を用いれば，客観性の高い官能評価が可能になることであろう．さらに，ヒトは高齢になると味覚が鈍くなることがわかっているが，味細胞あるいは味細胞の集合体味蕾（みらい）の移植にもつながる研究がこの味細胞のオルガノイド技術によって可能となってきている．

文　献

- 「細胞の分子生物学（第6版）」（Johnson A, 他／著，中村桂子，松原謙一／監訳），Newton Press，2017
- 「マッキー生化学（第6版）」（McKee T & McKee JR／著，市川厚／監修，福岡伸一／監訳），化学同人，2018
- 「タンパク質・アミノ酸の科学」（岸 恭一，西村敏英／監，日本必須アミノ酸協会／編），工業調査会，2007
- 「プロッパー細胞生物学（第3版）」（Plopper G & Ivankovic DB／著，中山和久／監訳），化学同人，2022
- 「レーニンジャーの新生化学（上）（第5版）」（Nelson DL & Cox MM／著，山科郁男，川嵜敏祐／監，中山和久／編），廣川書店，2010

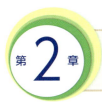

第2章 チェック問題

問題

□ □ **Q1** 細胞内で，タンパク質代謝にかかわる細胞小器官をあげよ．

□ □ **Q2** 細胞膜において，さまざまな物質が膜を通過するメカニズムについて簡単に述べよ．

□ □ **Q3** 細胞内でのタンパク質の分解にかかわる系をあげ，その機能について簡単に述べよ．

□ □ **Q4** 解糖系，クエン酸回路，電子伝達系，β酸化は細胞のどこで行われるか．

解答&解説

A1 タンパク質合成にかかわるのは，DNAを含む核，細胞質に存在するリボソームをもつ粗面小胞体である．タンパク質輸送にかかわるのは，小胞体やゴルジ体である．タンパク質分解にかかわるのは，分解酵素を有しているリソソームである．また細胞小器官ではないが，プロテアソームもタンパク質分解に関与する．

A2 水，気体，脂質は細胞膜をそのまま通過できるが，無機イオンはイオンチャネルを介して通過する．ナトリウムポンプなどATPのエネルギーを利用した物質輸送もある（図2）．タンパク質などの大きな分子は，細胞内へはエンドサイトーシス（図3），細胞外へはエキソサイトーシス（図4）を用いて行われる．

A3 細胞内でのタンパク質の分解は，大きく2つに分けることができる．1つは，プロテアソーム系で，ユビキチン化したタンパク質のみを加水分解し，小さなペプチドにする（図12）．もう1つがリソソーム系であり，エンドサイトーシスによって細胞が取り入れた分子や，マンノース6-リン酸によって修飾を受けたタンパク質，不要になった細胞小器官を分解する酵素を有し，小分子化する（図3）．他にはカルパイン系などがある．

A4 解糖系は細胞質，クエン酸回路と電子伝達系，β酸化はミトコンドリアで行われる．β酸化はペルオキシソームでも行われる．

第3章 DNAの複製と細胞分裂

Point

1. DNAはヒストンにより高度に折りたたまれ染色体を形成することを理解する
2. 細胞分裂時に半保存的複製によりもとのDNAと同じ塩基配列をもつDNAが複製されることを理解する
3. 細胞分裂は細胞周期が一回りすることで1回起きることを理解する
4. 細胞が分裂するのは分裂期（M期）であり，M期には複製された染色体が凝縮し，紡錘体の作用により2つの娘細胞に等分に分けられることを理解する
5. 有性生殖を行い遺伝子を子に伝えるため，生殖細胞では減数分裂が起きることを理解する
6. 減数分裂にはDNA複製を伴う第1分裂と，伴わない第2分裂があり，その結果1倍体細胞ができることを理解する

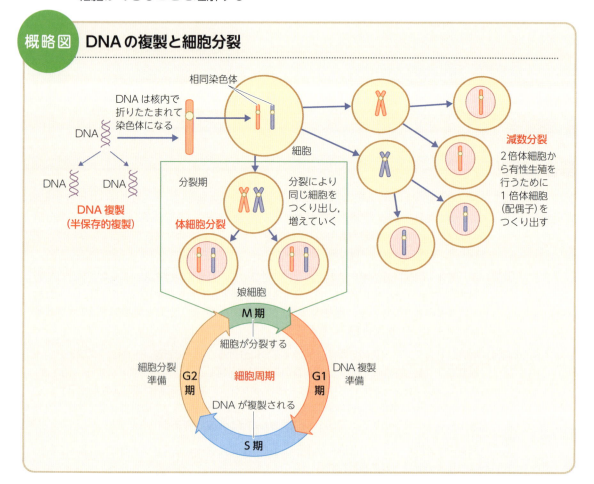

概略図　DNAの複製と細胞分裂

われわれヒトを含めて，すべての生物は細胞から構成されているが，種々の環境下で細胞が秩序だった働きを行うことができるのは遺伝子に蓄積された遺伝情報を正確に複写して，維持しているからである．遺伝子の本体はDNAであり，DNAにヒストンなどが結合して，染色体という構造をつくっている．本章では，遺伝情報の本体であるDNAを維持している染色体の構造，DNAを正確に複写するしくみ（DNA複製という），複製されたDNAを細胞に分配する過程である細胞分裂について，そのしくみを解説する．また同じ細胞を2つ生じる分裂（体細胞分裂という）以外に，子孫に遺伝情報を伝達するために生殖細胞が行う分裂（減数分裂）についても解説する．

1 染色体の構造

A. 染色体の構成要素

細胞がその機能を発揮するための基本的な情報は遺伝子に記されている．遺伝情報の本体は**DNA**であり，第2章で解説されているように塩基，デオキシリボース，リン酸が鎖状に結合した一本鎖のDNAが相補的な構造をもつDNA鎖と結合した二重らせん構造をとっている．ヒトの細胞内の1つの核の中にあるDNAを直線にするとその長さは約2 mに達することが知られている．体を構成するすべての細胞（赤血球など核をもたない一部の細胞を除く）にDNAが収納されているが，単純に考えて細胞の中に収めるためにはDNAを高度に折りたたむ必要がある．DNAが折りたたまれて細胞の核内に収められた状態のものを**染色体**（chromosome）という．染色体の大きさはわずか数μmである．

染色体の中には**クロマチン線維**（chromatin fiber）とよばれる構造が折りたたまれて入っており，このクロマチン線維は**ヌクレオソーム**（nucleosome）とよばれる，ビーズのネックレスのようにつながったものがコイル状に巻かれてできている．ヌクレオソームを拡大してみると**ヒストン**（histone）[※1]とよばれる一群のタンパク質で構成されたヒストンコアに，DNAの二本鎖が2回転ほど巻きついた構造が見られる．長いDNAはヒストンに巻きつき，ヌクレオソームを構成し，ヌクレオソームが集合して，クロマチン線維を形作り，さらに折りたたまれることにより，ようやく数μmの大きさに収めることができるのである（図1）．

※1 **ヒストン**：陰性に荷電しているDNAと結合し，核内に長いDNAを収納するために働く塩基性のタンパク質．H1，H2A，H2B，H3，H4の5種類がある．コアヒストンとよばれるH2A，H2B，H3，H4がそれぞれ2個ずつ集まり，合計8個からなる複合体をつくり，ヒストンコアを形成する．H1はヌクレオソーム同士の間にあるDNAに結合するためリンカーヒストンとよばれる．

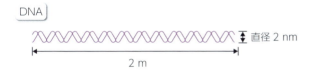

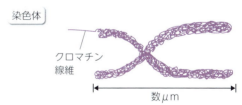

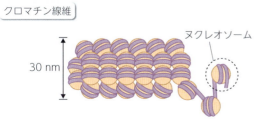

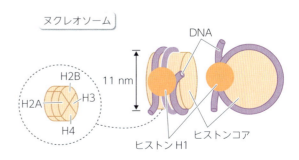

図1 DNAは折りたたまれて染色体を構成する

B. ヒトの染色体

ヒトの核内には第1から第22までの番号が付けられた**常染色体**（autosome）が2本ずつ，合計44本と，**性染色体**（sex chromosome）2本の合計46本の染色体が含まれている．性染色体は，男性の場合X染色体とY染色体が1本ずつ，女性の場合はX染色体が2本である．常染色体の2本はそれぞれ，片方が父に由来し，もう片方は母に由来するものであり，非常に似通ったDNAから構成されている（完全に同一ではない）（図2）．この染色体のことを**相同染色体**（homologous chromosome）とよぶ（図3）．相同染色体の同じ位置にあって互いにヌクレオチド配列の異なる遺伝子のことを**対立遺伝子**（アレル，allele）とよび，両方から情報が読みとられる場合と，片方が読みとれない状態にされて，もう一方だけが読みとられている場合がある．この片方が読みとれない状態にする過程に，栄養状態が深く関与していることが最近明らかにされつつある．例えば胎児期の母体の栄養状態が，出生後の肥満のなりやすさに影響することなどが明らかにされている（遺伝子配列の変化を伴わない影響なので，エピジェネティック※2な影響とよばれる）．

C. 染色体の基本構造

染色体は図4に示したような構造をしており，長短の腕（短腕，長腕）と2本の腕をつないでいる**セントロメア**（centromere）※3とよばれる部分からなる．後述するようにDNAが複製され，染色体が2本になった際にはセントロメアの部分を介してX字型になるが，このときの染色体を**姉妹染色分体**（sister chromatid）

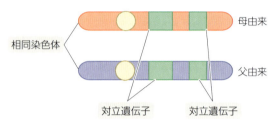

図3 相同染色体と対立遺伝子

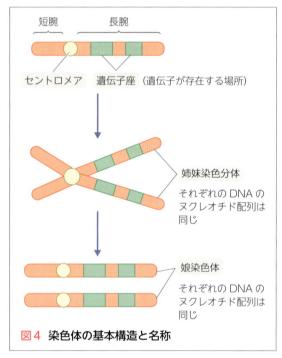

図4 染色体の基本構造と名称

※2 **エピジェネティック**：細胞が新たな形質を獲得するためには遺伝子の変異を伴うことが必要であると考えられていたが，遺伝子配列の変化を伴わず，DNAのメチル化やヒストンの修飾（メチル化，アセチル化，ユビキチン化など）により遺伝子発現を変化させ，細胞の形質を変化させることをエピジェネティック（後生的）な変化とよぶ（第7章参照）．また，こうしたエピジェネティックな変化に関する研究（領域）をエピジェネティクスと呼ぶ．

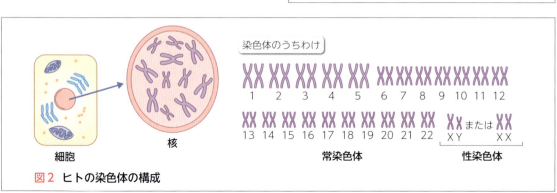

図2 ヒトの染色体の構成

とよぶ（図4）．姉妹染色分体は細胞分裂に伴い，1本ずつに分離し，同じDNA配列をもった娘染色体になり，分裂した2つの細胞に1本ずつ受け継がれていく．

2 DNA複製のしくみ

細胞が分裂し，全く同じ細胞をつくり出すためには，核内に存在しているDNAも全く同じものをつくらなければならない．全く同じ遺伝情報をもつように合成された2つのDNAはそれぞれ染色体を形成し，別の細胞に入っていき，分裂した細胞に同じ遺伝情報を受け継いでいくことができる（図5）．この1つのDNAから2つのDNAがつくられる過程を**DNA複製**（DNA replication）とよぶが，そのしくみはDNAの構造と深く関係している．すでに核酸の箇所で述べたように，DNAは相補的な塩基対を介して2本の鎖が結合した二重らせん構造をしている．今，DNAの二重らせん構造がほどけたとして，それぞれの鎖をもとにして反対側の相補的な鎖を合成できたとしたらどうなるであろうか．図6のように，DNAが複製されるときにはまさにこれが起きているのである．すなわち，二本鎖DNAが1本ずつに分かれ，分かれたそれぞれの鎖をもとにDNA合成酵素（DNAポリメラーゼ）が相手となる塩基をもったヌクレオチドを順に連結していき，反対側の鎖を完成させる．このとき，もとになるDNA一本鎖を**鋳型**（template）とよぶ．またこのようなDNAの複製のしくみを**半保存的複製**（semiconservative replication）とよぶ（できあがった2本のDNAの一方の鎖はもとのDNAに由来し，片方の鎖は新しく合成されたものであるため，このようによばれる）．次にこのDNAの複製過程をさらに詳しく解説する．

A. DNA二本鎖をほどく

図6には二本鎖であるDNAを完全に1本ずつに分けて，それぞれを鋳型にして新たなDNA鎖を合成するように記載されているが，実際のDNA複製ではこの

※3　**セントロメア**：染色体の短腕と長腕の間の部分であり，DNAが凝集した構造になっている．細胞分裂時に微小管が結合するセントロメア部分の遺伝子は発現が抑制された状態にあり，独自のくり返し塩基配列が多数存在している．

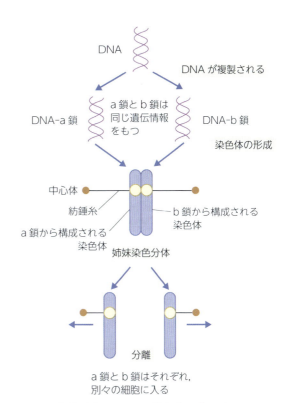

図5　細胞分裂時のDNAと染色体の動き

ようなことはできない．なぜならば，ある程度の長さのあるDNAの二本鎖間の結合する力は非常に強く，物理的に2本を1本に分けようとすると，DNAを沸騰水に入れて煮なくてはいけない．実験室で比較的短いDNAを試験管内で増やすときにはDNAを100℃近い温度にして，1本ずつに分けてから，それぞれの鎖を合成することが可能であるが，染色体を構成しているDNAは非常に長いものなので，二本鎖をほどいて，1本ずつにして合成するためには非常に大きなエネルギーが必要になってしまう．もちろん，細胞の中で，DNAを沸騰水に入れるようなことはできないので，細胞はDNA複製を行うために巧妙なしくみを備えている（図7）．

DNAの二本鎖は多数の塩基間の水素結合により安定化されているが，個々の水素結合の力は非常に弱いため，DNAの短い領域だけをほどくにはそれほど大きなエネルギーはいらず，細胞内には短い領域の二本鎖だけを開くDNA複製開始タンパク質とよばれるタンパク質が存在している．このタンパク質がDNAに作用

するとDNAの一部が開き，その部分を起点として両方向にDNAが複製されていく（図7A）．この複製が開始される点を**複製開始点**（replication origin）とよび，ここを起点としてDNAがほどけて複製されている場所を**複製フォーク**（replication fork）とよぶ．複製フォークは電子顕微鏡で観察することができ，ヒトの

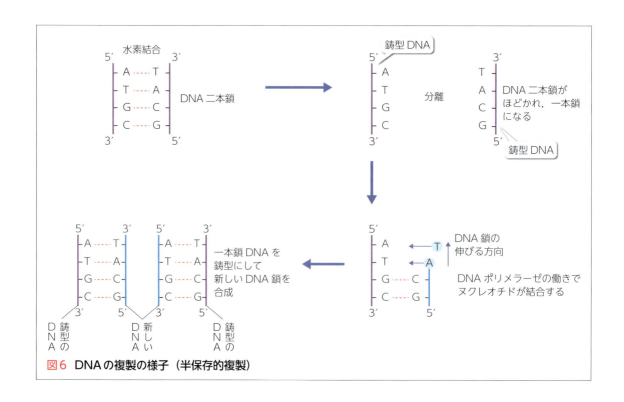

図6 DNAの複製の様子（半保存的複製）

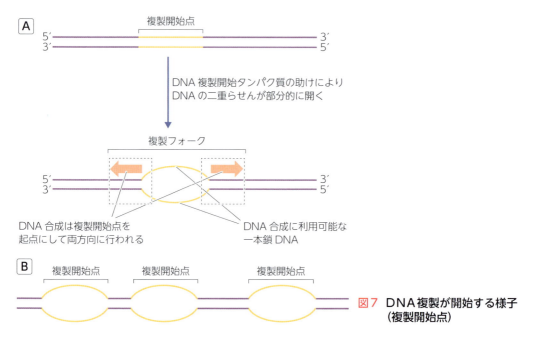

図7 DNA複製が開始する様子（複製開始点）

ように長いDNAの場合には同時に複数の複製フォークが働いている（図7B）．複製フォークの先端ではDNAをほどく活性を有している**DNAヘリカーゼ**（DNA helicase）とよばれる酵素が作用しており，次々にDNAをほどきながら，**DNAポリメラーゼ**（DNA polymerase）（DNAを合成する活性をもつ酵素）がほどかれたDNAを鋳型としてDNAを合成していく．

B. ヌクレオチドの付加

複製フォークにおいてDNAポリメラーゼがDNAを合成する様子を，もっと詳しく記したのが図8である．DNAの末端はデオキシリボースの3′の炭素が露出している．DNAポリメラーゼはこの3′末端にヌクレオチドの5′-リン酸基を**ホスホジエステル結合**（phosphodiester bond）させる反応を触媒する酵素である．付加されるヌクレオチドはエネルギーに富んだヌクレオシド三リン酸で，このエネルギーが重合反応に利用されている．この反応をくり返すことで，もとのDNAを鋳型にして，DNAの3′末端に次々にヌクレオチドが付加されていき，DNAが合成される．すなわちDNAの合成は鋳型をもとにして，5′から3′の方向に向けて進んでいくことになる．

ここで，DNAの二本鎖の構造を思い出してほしい．二本鎖は一本鎖のDNAがそれぞれ反対向きに水素結合している（図8）．そうすると，複製フォークから両方向へ複製が進んでいくときに問題が生じる．すなわち，ヘリカーゼの進む方向が3′から5′となる鋳型鎖の場合，DNA合成の方向もヘリカーゼの進む方向と同じため，DNAポリメラーゼは連続的に新規DNAを5′から3′に複製することが可能である．しかし，もう片方の鋳型鎖はヘリカーゼの進む向きが5′から3′になるためDNAの合成方向（5′→3′）と逆向きとなり，連続的には複製していけない．この問題を解決するため，このような場合にはヘリカーゼがある程度進んだ時点で，ヘリカーゼが進む方向とは逆の向きに短いDNAを合成し，またある程度ヘリカーゼが進んだら，そこから短いDNAを合成して，後で短いDNA断片（フラグメントとよばれる）を**DNAリガーゼ**（DNA ligase）という酵素でつないで完成させるという手順をふんでいる（図9）．この短いフラグメントは発見者の名前をとり，**岡崎フラグメント**（Okazaki fragment）とよばれており，また連続的に合成されるDNA鎖を**リーディング鎖**（leading strand），断続的に合成され，後でつなぎ合わされるDNA鎖を**ラギング鎖**（lagging strand）とよぶ（図9）．

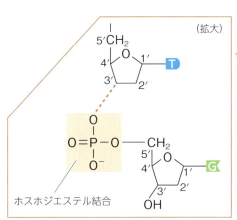
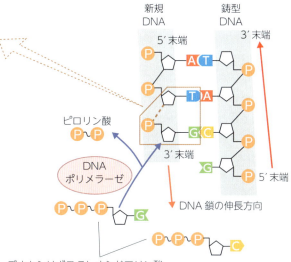

図8 複製時にヌクレオチドが付加される様子
⬠：デオキシリボース　Ⓟ：リン酸基

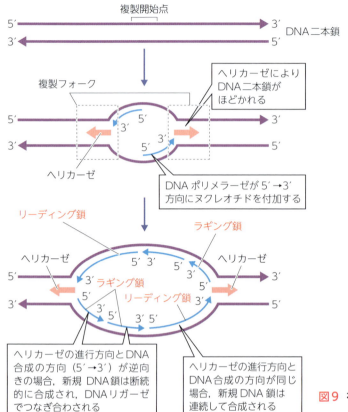

図9 複製フォークでのDNA合成の様子（リーディング鎖とラギング鎖）

C. DNAポリメラーゼの校正機能

　DNAポリメラーゼの働きはたいへん正確であり，DNAを複製する際の誤りは10^7塩基対に1回程度しか起こらないことが知られている．この正確さは，塩基対が相補的に形成される際の正確さだけでは説明がつかない．既述のように塩基対はA-T，G-Cの組合わせが非常に安定であるが，G-TやC-Aなどのように安定性が劣る組合わせができないわけではない．この組合わせが起こることは極めて稀であるが，非常に長大であるヒトの全DNAの複製過程ではそれなりの頻度で起きる可能性がある．そのまま放置すると遺伝情報が誤って伝えられることになり，誤りが蓄積すると細胞が死んでしまうこともある．そのようなことにならず，きわめて精度の高い複製をDNAポリメラーゼが行える理由は，DNAポリメラーゼ自身が誤りを訂正する活性を有しているからである．この活性は**校正機能**（英語ではproofreading）とよぶ．われわれがパソコンで文章を打っているときに誤った文字を入力しても，すぐに気づいて修正をするような現象である．誤りに気づかずに放置すると，われわれの場合，後で恥ずかしい思いをするだけですみますが，DNAの複製の場合は致命的になりうるため，間違いがないか確認しながら合成するという確実な方法が採用されている．DNAポリメラーゼは伸長中のDNA鎖の末端に新しいヌクレオチドを付加する際に，その1つ前に付加したヌクレオチドが鋳型鎖と正しい塩基対を形成しているかどうかを確認し，正しければ新しいヌクレオチドを付加するが，正しくないときにはつくりたてのホスホジエステル結合を切断して，間違えたヌクレオチドを除去し，合成をやり直す．すなわちDNAポリメラーゼには5′→3′方向のヌクレオチド重合活性と3′→5′方向の核酸分解活性〔**エキソヌクレアーゼ**（exonuclease）活性という〕の両方が備わっている．この2つの活性はDNAポリメラーゼ分子の異なる部分が担っていることが明らかになっている．

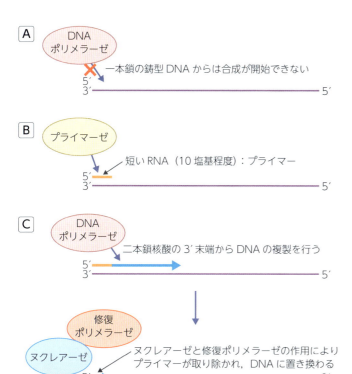

図10 DNAポリメラーゼがDNAを合成するにはRNAのプライマーが必要である
A) DNAポリメラーゼは完全な一本鎖DNAからは合成が開始できない
B) プライマーゼが短いプライマーをDNAを鋳型として合成する
C) プライマーの末端を開始点としてDNAポリメラーゼがDNA合成を行い，プライマーはヌクレアーゼの作用により取り除かれ，修復ポリメラーゼがDNAを合成して，完成させる

D. プライマーの合成と除去

さらにDNAポリメラーゼの反応を詳しく見たのが，図10である．DNAポリメラーゼは一本鎖のDNAを鋳型として相補的なDNAを合成できるが，その反応の開始には短い二本鎖の核酸構造が必要である．一度DNA合成がはじまれば，合成途中のDNA末端が二本鎖構造を有しているので問題はないが，最初にDNA合成反応を開始する際には二本鎖構造は存在していない．完全な一本鎖状態のDNAを鋳型にして相補的な鎖を合成する活性をもつ酵素は細胞内に存在しているが，その酵素が合成するのはDNAではなく相補的なRNAである〔この酵素を**プライマーゼ**（primase）とよぶ〕．プライマーゼが短い（10塩基程度）RNAを合成し，鋳型となるDNAと塩基対を形成すると，その3′末端がDNAポリメラーゼの合成開始点となる．短いRNA配列を**プライマー**（primer，「種火」という意味）とよび，プライマーゼの名称はプライマーを合成する酵素であることに起因する．リーディング鎖では最初の合成開始時だけにプライマーが必要となるが，ラギング鎖を合成する際には，岡崎フラグメントを合成するたびにある程度の間隔を置いて，そのたびにプライマーが必要となる．ラギング鎖がつなげられ，連続したDNA鎖が合成される際には，プライマーを除く酵素〔**ヌクレアーゼ**（nuclease）〕，そこをDNAに置き換える酵素（**修復ポリメラーゼ**とよばれるDNAポリメラーゼの仲間であり，隣の岡崎フラグメントをプライマーとして利用する），DNAを結合させる酵素（**DNAリガーゼ**）の3つの酵素が働く．リーディング鎖の最初のプライマーも同様に除去され，最終的にすべてのDNAの複製が完了する（図10）．

3 細胞分裂

A. 細胞周期

前節で細胞内の染色体に存在するDNAが全く同じ2つのDNAに複製されるしくみを解説したが，このようにして2つに増えたDNAは新たにできあがった2つの細胞に等分される．その際，もともと1個であった

細胞がほかの中身も含めて倍加し，2つの同じ細胞に分裂し，増えていくが，これも決まった順で起こる一連の過程に従って行われる．あらゆる生物の増殖には，この「倍加と分裂」というくり返し〔これを**細胞周期**（cell cycle）とよぶ〕が不可欠である．細胞周期が進行するには，①細胞の成長と染色体の複製，②染色体の分離，③細胞分裂という3つの過程が過不足なく進行する必要がある．本節では細胞周期の概要について解説する．

細胞周期が1回転すると細胞が2倍に増えるが，その時間は細胞の種類によりさまざまに異なる．単細胞の酵母は最適な条件下では1.5時間から2時間程度で1回分裂するが，哺乳類の肝細胞では平均すると1年に1回しか起きない．しかし，多くの哺乳類の細胞は生体から取り出して，培養すると大体24時間程度で1回分裂する．

真核細胞の細胞周期は大きく分けると4つの時期に分けることができ，実際に核と細胞質の分裂が起きる時期を**M期**（mitosis phase，分裂期）とよぶ．M期は約1時間で終了し，それ以外の時間は分裂に必要な準備をする時期で間期とよぶ（図11）．間期のうち分裂に不可欠であるDNAの複製が行われる段階を**S期**（synthesis phase）とよぶ．S期とM期にはさまれた段階は，それぞれの段階に進むための準備期であり，それぞれ**G1期**（G1 phase），**G2期**（G2 phase）とよばれる（Gはgap：隙間という意味）．G1およびG2期の最後（それぞれS期に入る前，M期に入る前）には細胞内の状況をチェックする機構があり，図11に示したような内容のチェックを行い，大丈夫であれば次の時期に進むことができる．ここでチェックポイントを通過できない細胞は，細胞分裂の過程を停止させ，条件が整うまで進行を遅らせたり，細胞周期を停止させた特殊な状態に入ったりする（G0期）．また複製したDNAに修復不可能なエラーが生じている場合には，その細胞は細胞の自殺とよばれる現象（アポトーシス，第7章を参照）を起こして排除される．

現在では細胞周期の進行を司るタンパク質群や細胞周期上のチェックポイントで作用しているタンパク質群が数多く同定されており，その調節機構も詳しく調べられている（サイクリン，サイクリン依存性キナーゼなどとよばれる一群のタンパク質が関与している）．それらに関しては，より詳細な細胞生物学の教科書[1]などを参照されたい（図11にこれらのタンパク質が関与する細胞周期の位置を大まかに示した）．

次節では実際に細胞が分裂するM期に起きる事象とその際の染色体の変化に関して解説する．

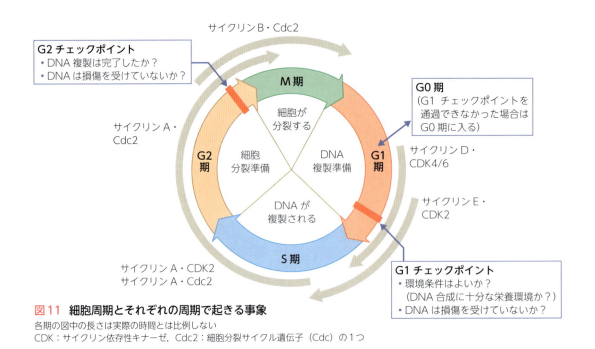

図11　細胞周期とそれぞれの周期で起きる事象
各期の図中の長さは実際の時間とは比例しない
CDK：サイクリン依存性キナーゼ，Cdc2：細胞分裂サイクル遺伝子（Cdc）の1つ

B. 体細胞分裂と染色体

1）M期の分裂の各段階

通常，細胞が分裂し，もとの細胞と全く同じ細胞が倍加する過程を**体細胞分裂**（somatic cell division）とよぶ．卵と精子が受精し，受精卵となった後，図12に示したような体細胞分裂をくり返し，同じ細胞（娘細胞）を増やしていく．実際に分裂を行う段階は前節で解説したようにM期とよばれ，後述のように細胞内で非常に劇的な変化が起きる段階であるが，その時間は哺乳類の細胞ではわずか1時間程度である（1日1回分裂する細胞でも1年に1回しか分裂しない細胞でも1時間程度である）．

M期は6段階に分けられ，最初の5つの段階が**前期**（prophase），**前中期**（prometaphase），**中期**（meta-phase），**後期**（anaphase），**終期**（telophase）とよばれ，染色体の複製が終了した核の核膜が消失し，染色体が凝縮している様子が観察される時期である．凝縮した染色体は細胞内に生じた糸状の構造（後述）により引っ張られて細胞の両極に分かれていくので，この過程を**有糸分裂**（mitotic division）とよぶ．終期の最後と重なるように**細胞質分裂**（cytokinesis）がはじまり，同時に再び核膜が形成され，染色体の凝縮がみられなくなり，最終的に2つの細胞に分割されるが，この過程が6番目の段階である（図13に細胞分裂のM期の概要を記載した）．

2）中心体の複製

有糸分裂において重要な役割を果たしているのが，**中心体**（centrosome）という構造である．中心体はチューブリンというタンパク質から構成される**微小管**（microtuble）[※4]で形成されている．細胞分裂していない細胞において，中心体は1つであり核の側に存在しているが，S期からG2期に至る過程で，中心体も複製され2つになっている．2つの中心体はM期前期に分離を開始し，細胞の両極に移動しはじめると同時に，2つの中心体〔中心体を核として微小管が放射状に並び**星状体**（aster）という構造を形成する：図14〕を結ぶように微小管が伸長し，**有糸分裂紡錘体**とよばれる構造が形成される．

3）分裂期の染色体の変化

有糸分裂の各段階の変化を簡単に記すと以下のようになる．前期には複製した染色体が凝縮し，核の外側で紡錘体の形成が開始される．前中期には核膜が壊れ，紡錘体の微小管が染色体の**動原体**（kinetochore）とよばれる部分に接触して結合する（図13）．中期には紡錘体の働きですべての染色体が紡錘体赤道面に整列する．後期には各染色体の2本の娘染色体が同時に分離し，紡錘系がそれぞれを反対側の極に引っ張っていく．終期には両極に娘染色体が集合し，その周囲に核膜が再形成されはじめ，終期の最後と重なるように細胞質がくびれはじめて，最終段階である細胞質分裂が起こり，細胞分裂が完了する．

[※4] **微小管**：細胞内に存在する線維状の構造であり，細胞の運動や形の保持に関与する細胞骨格の1つである．微小管はチューブリンというタンパク質からなり，その太さは約24 nmである．細胞分裂の際には紡錘糸となって現れる．微小管は細胞内で細胞小器官などを輸送するレールの役割も果たしている．

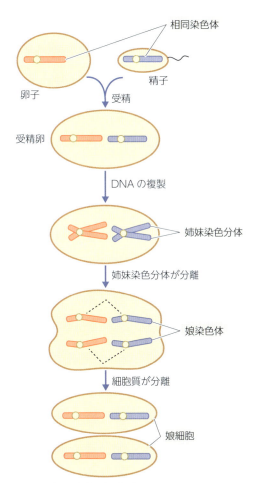

図12 体細胞分裂の概要

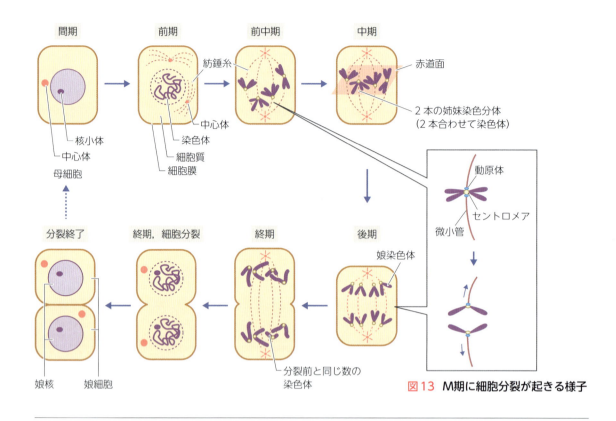

図13 M期に細胞分裂が起きる様子

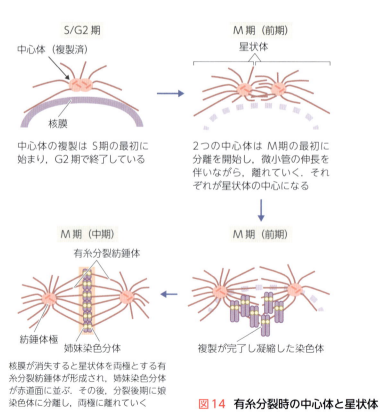

図14 有糸分裂時の中心体と星状体

C. 減数分裂と遺伝のしくみ

生物が備えている本質的な特徴として，親の特性が子の特性を決める**遺伝**（heredity）という現象がある．世代から世代へと特徴が伝わるしくみについては，19世紀後半に染色体が遺伝の単位であることが判明し，その後多くの研究が行われて，細かな分子機構が明らかにされてきた．本節では生殖細胞ができる際に特徴的に起こる**減数分裂**（meiosis）について解説し，遺伝のしくみとの関連を説明する．

1）有性生殖

親から子に伝えられる形質は遺伝子により運ばれていくが，両親からそれぞれの染色体を受け継ぐだけでなく，受け継がれた遺伝子は少しずつ変化している．その変化は生殖細胞を形成する際の分裂過程に起因している．

ヒトをはじめとする哺乳類は2つの個体に由来するゲノムが混じり合う有性生殖を行っている．有性生殖は大部分の動植物が採用しているが，二倍体（diploid）生物で起こる方式である．二倍体生物の各細胞には両親それぞれから1組ずつ受け継いだ染色体がある（図3参照）ので，どの遺伝子も2コピーある（例外はオスの性染色体上の遺伝子であり，X染色体上の遺伝子とY染色体上の遺伝子は1コピーしかない）．二倍体生物が行う有性生殖では生殖細胞が**配偶子**（gamete）（精子と卵子）をつくり，異なる性由来の配偶子が受精して，新たな個体をつくり出すが，配偶子はほかの細胞と異なり，1組の染色体しかもたない一倍体（haploid）細胞である．2つの一倍体細胞が融合（受精）することで，新たな二倍体細胞が形成されるのが**有性生殖**（sexual reproduction）である（図15）．この二倍体細胞から一倍体細胞をつくり出す過程が**減数分裂**であり，その過程では1対になっていた染色体群がばらされ，新しい組合わせの染色体群が1組ずつ生殖細胞に入っていく．そのため，受精により形成された新たな個体は両親のどちらとも異なる組合わせの二倍体染色体群を有することになる（図16）．このような生殖様式を採用することで，多くの動植物は予測不能な環境変化のなかで種を生き延びさせて，生存することができたのではないかと集団遺伝学では考えられている．

2）減数分裂

減数分裂の大きな特徴は細胞分裂が2回起きることである．2回の分裂を第1分裂と第2分裂とそれぞれよぶ（図17）．第1分裂で起きる現象は通常の体細胞分裂で起きる一連の過程と同じであり，複製された染色体が前期に凝縮し，中期には紡錘体の赤道面に並び，後期には分離して両極に分けられる．しかし減数分裂では最終的に染色体数を半分にするため，通常の細胞分裂とは異なる現象が起きる．図18Aに示したように，体細胞分裂では既述のように倍加した染色体がそれぞれ紡錘体赤道面に縦に並ぶが，減数分裂では倍加した父方と母方の相同染色体が横並びで対をつくって紡錘体赤道面に整列する（図18B）．この相同染色体の**対合**（pairing）により第1分裂後に形成される娘細胞では，父方の相同染色体と母方の相同染色体が別の細胞に分かれて入ることになる（図17）．その結果，1つの相同染色体に関して最終的に形成される配偶子は，父方か母方かどちらかの染色体のコピーしかもたない状態になり，さらに各染色体の配分はランダムに起き

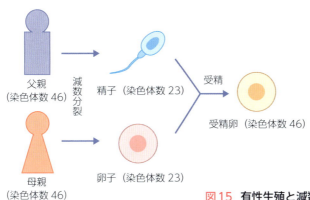

図15 有性生殖と減数分裂の関係

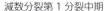
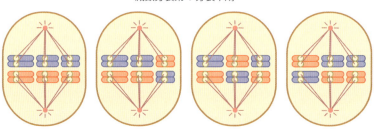

図16 減数分裂により染色体群はランダムに配偶子に分配される
精子や卵子ができるとき，その両親からきた染色体はさまざまな組合わせの分かれ方をする

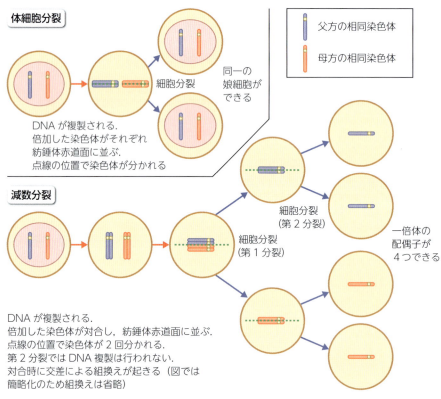

図17 体細胞分裂と減数分裂の比較

るため，染色体群の組合わせは再編されて，配偶子に入ることとなる（図16）．

3）組換え

相同染色体の対合は父方，母方の染色体を配偶子に分配するために重要な過程であるが，さらに重要な役割を有している．倍加した相同染色体が対合した後，**遺伝子組換え**（genetic recombination）が起き，各個体が両親から受け継いだ染色体上の対立遺伝子がさらにシャッフルされることになる．この組換え過程は**交差**（crossing-over）ともよばれ，相同染色体の一部が交換される（図19）．この交換の過程でそれぞれの染色体は切断，再結合を受けるが，交差が起きることは，第1分裂時の必要な間，相同染色体を対合した状態に保つのにも役立っている．組換えが起きることにより

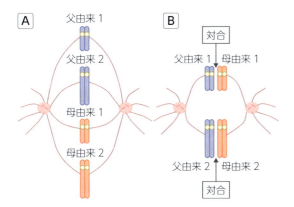

図18 体細胞分裂時（A）と減数分裂時（B）の
　　　染色体の並び方の比較
A）体細胞分裂時には相同染色体は独立した動きをする
B）減数分裂時には相同染色体が対合し，一緒に赤道面に並ぶ
どちらの場合にも染色体の複製は完了している

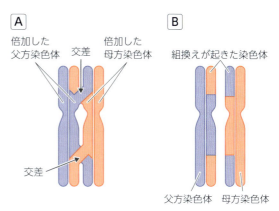

図19 減数分裂時に見られる交差による
　　　染色体の部分的な交換
A）母方と父方由来の相同染色体が交差する
B）交差により生じる組換えが起きた染色体の模式図

配偶子に入る各染色体の遺伝的構成が切り混ぜられ，それ以前にはなかった遺伝子の組合わせをもった個体をつくり出すことができる．

　組換えが起きた後に，対合した染色体は紡錘体に引かれて，両極に分かれ，減数分裂第1分裂が終了する．その後，各娘細胞がそれぞれDNAの複製を経ずに再度分裂することで，一倍体の配偶子が形成される．DNAの複製がないため間期に相当する段階もなく，第1分裂終了後に直ちに第2分裂が開始される．重要なことは，体細胞分裂では1つの細胞から遺伝的に同じ細胞が2個できるが，減数分裂では遺伝的に同じでない一倍体細胞が4個できるという点である（図17）．

4）染色体の不分離

　減数分裂は高度に制御された過程であるが，稀に相同染色体の分離に異常が起き，特定の染色体をもたない一倍体細胞と余分な染色体をもつ一倍体細胞ができてしまうことがある．この現象を**不分離**（non-disjunction）とよび，このような配偶子が受精すると異常な胚ができ，その大部分は正常に発生できず死んでしまうが，なかには発生に至るものがある．重度の精神遅滞を特徴とするダウン症候群は，21番染色体の不分離に起因する疾患であり，21番染色体を3本もったことが病気の原因である．ヒトの配偶子に起きる染色体分離の誤りの頻度は意外に高く，特に女性の生殖細胞である卵母細胞では減数分裂の約10％で不分離が起きていることが知られている．この不分離がヒトの妊娠初期に高率で起こる流産の原因の1つと考えられている．

臨床のトピック　核酸を食べる？

　核酸サプリメントとよばれるものが市販されている．「DNAやRNAは体を維持するために重要な物質なので，これらをしっかりと摂取することが大切です」というような謳い文句が付けられている．しかしよく考えてもらいたい．われわれが食品として摂取している野菜や肉などは細胞からできており，すべてDNA，RNAを含んでおり，普段から核酸を食べているのである．「加齢とともに核酸が不足するので，サプリとして摂取することが重要です」という説明もあるが，われわれの細胞はDNAもRNAも内因性で合成している．原料として食品から摂取された核酸（消化管内でヌクレアーゼとよばれる核酸分解酵素により分解され，吸収される）を利用することはあっても，あえて核酸をサプリとして摂る意味はなさそうである．逆に核酸を多量に摂取することで痛風の原因となるプリン体の摂取過多になる危険性もある（痛風患者ではDNAを多量に含んでいる白子の摂取は控えるように指導されることからもわかるだろう）．

　核酸の摂取は，通常の食品をバランスよく摂取することで十分であると考えられるが，最近の研究により食品中に含有されている核酸が栄養素としての作用以外の生理作用を有する可能性も指摘されている．例えば母乳中には多くの核酸が含まれている（その一部は膜小胞とよばれる小胞内に含まれ，母乳摂取後に乳児の腸管内で作用する低分子核酸であることも明らかにされている）ことから，粉ミルクに核酸を添加することも行われている．また手術後の栄養管理に核酸を利用する試みなど，「核酸を食べる」という現象はまだ研究すべきことが残されているようである．

文　献

1 ）「Essential 細胞生物学 原書第5版」，（中村桂子，松原謙一 他/監訳），南江堂，2021

チェック問題

問題

- **Q1** DNAが染色体へと折りたたまれる最初の段階であるヌクレオソームの構造を説明せよ．
- **Q2** DNA鎖には方向性があり，DNAポリメラーゼは5′から3′方向にしかDNAを合成できない．複製フォークにおいて両方向に同時にDNA複製を行うためのしくみを解説せよ．
- **Q3** 半保存的複製のしくみを説明せよ．
- **Q4** 細胞周期のチェックポイントの位置とそこで確認される内容を簡潔にまとめよ．
- **Q5** 体細胞分裂と減数分裂の共通点，相違点をまとめよ．

解答&解説

A1 図1参照．用語解説「ヒストン」も参照のこと（p41）．DNAはヒストンというタンパク質に巻き付いて，ヌクレオソームという構造を形成し，このヌクレオソーム構造が染色体を形成する最小単位となる．二本鎖DNAは陰性に荷電しているため，陽性に荷電しているヒストンに結合しやすい．ヒストンはヒストンH1，H2A，H2B，H3，H4に分けられ，このうちH1を除いた4種が2つずつ集まりヒストン8量体を形成する．1つの8量体には，約146塩基対のDNAが左巻きに約2回巻き付いている．この構造がヌクレオソームである．ヒストンH1はリンカーヒストンとよばれ，ヌクレオソーム間のDNAに結合する．

A2 図9，10参照．複製フォークではDNAポリメラーゼが二本鎖DNAの両鎖の複製を行う．5′から3′方向に進むことができる鎖（リーディング鎖）では，DNAをほどく酵素であるDNAヘリカーゼの進行に追随して，そのままDNA合成を進めていくが，反対側の鎖（ラギング鎖）では逆方向となるため同じようにはDNAを合成できない．そのためDNAヘリカーゼがある程度進んだ時点で，プライマーゼがRNAプライマーを作り，そこを起点としてヘリカーゼの進行方向とは逆にDNAを合成する．この過程をくり返すことで，反対側の鎖は短い断片（岡崎フラグメント）に分けて複製される．プライマーは後で除去され，隣の岡崎フラグメントの部分を起点としてプライマー部分のDNAが合成される．最終的にはDNAリガーゼの作用によりすべてのフラグメントがつなぎ合わされて，ラギング鎖の複製が完了する．

A3 図6参照．相補的な二本鎖であるDNAを一本鎖に分けて，それぞれの相手となる鎖を合成すると，元々のDNAと同じものが2つできることになる．このときでき上がった2本のDNAを見ると2本とも，構成する1本のDNA鎖は最初のDNA由来であり，残る1本が新たに合成されたDNA鎖になっている．そのため，元のDNAが半分含まれた複製様式ということから「半保存的複製」とよばれる．

A4 図11参照．G1期の終わり（S期がはじまる前）とG2期の終わり（M期がはじまる前）の2カ所に存在し，それぞれG1チェックポイント，G2チェックポイントとよばれ，以下を確認している．

【G1チェックポイント】

- 環境条件はよいか？（DNA合成を行うために十分な栄養環境であるか？）
- DNAは損傷を受けていないか？

【G2チェックポイント】

- DNA複製は完了したか？
- DNAは損傷を受けていないか？

A5 図17，18参照．

【共通点】

- 一度の分裂が起きる過程でDNAの複製が1回行われる．
- 複製された染色体は紡錘体赤道面に並び，両極に分かれていく．

【相違点】

- 体細胞分裂では細胞分裂は1回しか起きないが，減数分裂では2回の分裂が起きる．
- 体細胞分裂では分裂後にできる細胞は元の細胞と同じ二倍体細胞が2つであるが，減数分裂では元の細胞とは異なる4つの一倍体細胞ができる．
- 体細胞分裂では，紡錘体赤道面に並ぶとき，相同染色体が独立して動き，娘細胞には父由来と母由来の相同染色体が1本ずつ配分される．一方減数分裂では相同染色体が対合し，娘細胞には父由来か，母由来のどちらかの相同染色体しか配分されない．
- 減数分裂では相同染色体の対合時に組換えが起きるが，体細胞分裂では対合が起きないため，組換えは起きない．

第4章 遺伝子の発現（タンパク質合成）

Point

1. DNAの遺伝情報はmRNAへと変換（転写）され，その情報に基づいてタンパク質が合成（翻訳）されることを理解する
2. mRNAはmRNA前駆体として合成され，プロセシングを受けることで成熟mRNAに変換されることを理解する
3. mRNAの配列情報は遺伝暗号（コドン）に従い翻訳され，合成されたタンパク質は，分子シャペロンの助けを借りて正しい構造をとることを理解する
4. 原核生物にはイントロンがなく，真核生物のようなRNAプロセシングを受けないことを理解する

概略図　遺伝情報の流れ

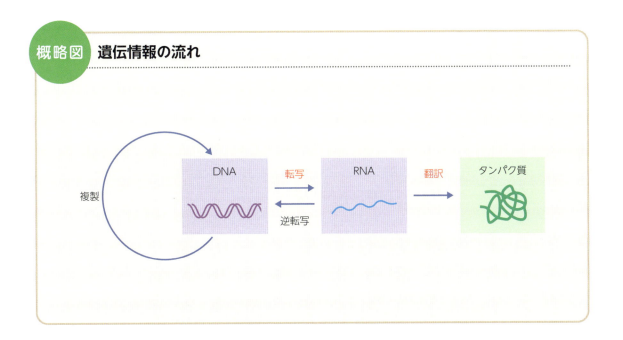

遺伝子からタンパク質をつくる過程は2つの段階から成り立っている．第1段階はDNAを鋳型としてRNAを合成する過程で，これを転写（transcription）という．第2段階はRNAの配列情報をもとにタンパク質を合成する翻訳（translation）である．RNAには多くの種類があり，タンパク質の情報を指定する（＝コードする）メッセンジャーRNAだけでなく，トランスファーRNAやリボソームRNAなどの非コードRNAとよばれる一群のRNAがタンパク質合成段階に関与している．核内で合成されたメッセンジャーRNAは細胞質に輸送され，リボソーム上でタンパク質合成が行われる．合成されたタンパク質は，正しい立体構造をとることで本来の機能を発揮する．本章では，DNAのもつ情報を正確にタンパク質へと変換する過程（転写と翻訳）について述べる．

が機能を発揮することで生命が維持されることになる．

生体は多くのタンパク質からできており，遺伝子はその設計図である．タンパク質は**構造タンパク質**と**機能タンパク質**に分類できる（図1）．構造タンパク質には細胞骨格として働くアクチンやミオシン，DNAが巻き付いてヌクレオソーム構造をとるヒストンなどがある．機能タンパク質には酵素やそれらの活性を調節するタンパク質に加え，物質を運搬するタンパク質などがある．**酵素**（enzyme）とは生体で起こる化学反応を触媒するタンパク質のことであり，その例としてはRNAを合成するRNAポリメラーゼやタンパク質を合成するペプチジルトランスフェラーゼ（いずれも後述）がある．これらのタンパク質が個々の細胞で機能し，それにより形質が発現することになる．

1 遺伝子発現

遺伝子とはRNA合成の鋳型として使用されるDNA部分（RNAをコードするDNA）のことであり，ヌクレオチド（第2章3-B参照）の塩基配列（アデニン，グアニン，シトシンおよびチミンの塩基の並び）そのものが遺伝情報を担っている．DNAの遺伝情報がメッセンジャーRNA（mRNA）へと変換され，その情報に基づいてタンパク質が合成される．タンパク質は20種類のアミノ酸が直鎖上に連なった高分子である（第2章3-A参照）．**遺伝子発現とは，遺伝情報から正確にタンパク質が合成され，これにより形質が表現型として現れてくることをさす**．言い換えれば，遺伝子情報はタンパク質情報に変換され，合成されたタンパク質

2 RNAの構造

RNAは，DNAを鋳型としてRNAポリメラーゼの働きによって合成され，DNAと類似した構造をしている．DNAとRNAの違いを表1に示した．両者には大きく分けて4つの違いがある．まずDNAは核内に存在するが（ミトコンドリアDNAという例外も存在する），

表1　DNAとRNAの違い

	DNA	RNA
所在	核内※	核内と細胞質
糖	デオキシリボース	リボース
塩基の違い	チミン（T）	ウラシル（U）
形状	二本鎖	一本鎖

※　例外：ミトコンドリアDNA

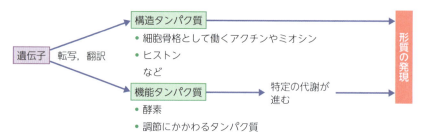

図1　遺伝子情報はタンパク質情報に変換される
遺伝子の情報をもとにタンパク質が合成され，形質が発現する

RNAは核内で合成された後，細胞質へと移動して主に翻訳過程にかかわる．次に，DNAもRNAも，糖，塩基，リン酸により構成されるヌクレオチドが基本単位であるが，異なるのは，RNAでは糖がデオキシリボースではなくリボースであり，塩基のチミン（T）の代わりにウラシル（U）が使用されている点である（第2章 図13参照）．また，基本的にDNAは二本鎖であるが，RNAは一本鎖で構成される．

3 RNAの種類

代表的なRNAには**リボソームRNA**（ribosomal RNA：rRNA），**トランスファーRNA**（transfer RNA：tRNA），**メッセンジャーRNA**（messenger RNA：mRNA）があり，構造性RNAとよばれている．いずれも翻訳過程にかかわっている（後述）．構造性RNAの量比は，rRNAがおよそ80％で，tRNAとmRNAがそれぞれ16％と4％になる（図2）．それ以外にも量的には少ないが重要な働きをもつ機能性RNAとして，ヘテロ核RNA（heterogeneous nuclear RNA：**hnRNA**）や核内低分子RNA（small nuclear RNA：**snRNA**）がある（表2）．hnRNAはDNAの一次転写物で，プロセシングを受けることでmRNAとなる（本章5参照）．一方で，snRNAはいくつかのタンパク質と複合体を形成して低分子リボ核タンパク質（small nuclear ribonucleoprotein：snRNP）となり，スプライシングにかかわる．その他にもマイクロRNA（micro RNA：miRNA）や核小体低分子RNA（small nucleolar RNA：snoRNA）が知られている．

mRNA以外のRNAは**非コードRNA**（non-coding RNA：ncRNA）とよばれる（表2）．

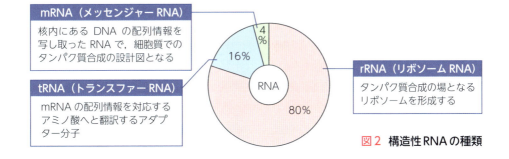

図2 構造性RNAの種類

表2 RNAの多彩な機能

	機能	種類	
構造性RNA	転写・翻訳にかかわる	mRNA	コードRNA
	翻訳にかかわる	rRNA	非コードRNA（ncRNA）
	翻訳にかかわる	tRNA	
機能性RNA	触媒作用をもつ	リボザイム	
	スプライシングにかかわる	mRNA前駆体（hnRNA），snRNA	
	RNA干渉作用をもつ	miRNA，siRNA	
	遺伝子発現（分化・増殖・アポトーシスなど）を調節	miRNA，mRNA上の制御スイッチなど	
	代謝物に結合する	RNAアプタマー，リボスイッチ	
	分子擬態作用やタンパク結合性をもつ	RNAアプタマー	
	RNA修飾にかかわる	snoRNA，guide RNAなど	

4　RNAの合成（転写）

RNAの合成は二本鎖DNAの一方の鎖を鋳型として，それに相補的な塩基配列を連結することで行われる（図3）．二本鎖DNAのうち，RNAの鋳型となる配列を鋳型鎖，もう一方を非鋳型鎖という．非鋳型鎖は対応するRNAと同じ配列情報をもつため，コーディング鎖ともいう（TはUに置換されることに注意）．RNAの合成過程では，開かれた二本鎖DNAの鋳型鎖に相補的なリボヌクレオチドが連結されていく．図3の場合では鋳型鎖のTとAに相補的なAとUが連結されている（図3②）．次に鋳型鎖のCGGに相補的なGCCが連結されている．鋳型として使用された後のDNAは，元の二本鎖DNAの状態に戻る（図3③）．大まかには，以上のような流れでRNAの合成は進んでいく．以下の項では，もう少し詳しくRNAの合成過程について述べる．

A. RNAポリメラーゼによるRNAの合成

RNA合成はDNAの場合と同様に，5′から3′の方向で行われる．この合成反応は**RNAポリメラーゼ**（RNA合成酵素）が担っている．RNAポリメラーゼは，原核生物では1種類であるが，真核生物では3種類存在し，それぞれ特異的なRNAの合成を行う．RNAポリメラーゼⅠはrRNAを，RNAポリメラーゼⅡはmRNAを，そしてRNAポリメラーゼⅢはtRNAの合成を担う（正確にはそれぞれのRNAの前駆体を合成する）．本項では真核細胞におけるRNAポリメラーゼⅡによるRNA合成について記述する．

RNAポリメラーゼⅡによる転写には**基本転写因子**（TFⅡA，TFⅡB，TFⅡD，TFⅡE，TFⅡFおよびTFⅡHの6つの複合体）が必要である．基本転写因子はポリメラーゼがプロモーター（後述）に結合するのを助け，DNA鎖をほどくなどいくつかの役割がある．遺伝子の近傍に存在するDNA配列の組合わせ（DNA配列エレメント）を基本転写因子が認識し，DNAに結合する．DNAに結合した転写因子は，RNAポリメラーゼをその場に誘導し転写開始複合体（基本転写因子とRNAポリメラーゼの複合体）を形成する（図4，詳細は次項で述べる）．基本転写因子が結合するDNA配列エレメントは非鋳型鎖（コーディング鎖）の上流に固まって存在することが多く，その一群によってプロモーターが形成される．

B. 転写の開始と終結（RNAポリメラーゼⅡの場合）

転写の開始部位は，DNAの配列情報によって決定される．開始を指示する部位を**プロモーター**（promoter）という．プロモーター領域に基本転写因子とRNAポ

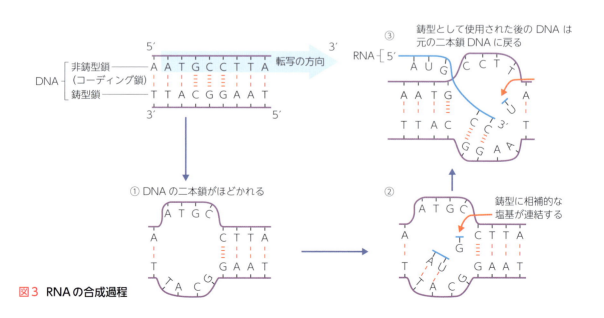

図3　RNAの合成過程

リメラーゼが転写開始複合体を形成することで転写が開始する（図4）．プロモーター領域は，通常，転写開始位置より±40塩基対程度の領域にあり，複数の特徴的な配列を有する．なかでも**TATAボックス**は，最もよく研究されているエレメントであり，共通配列TATAAA（非鋳型鎖）を含む塩基配列である．TATAボックスは転写開始点の25〜30塩基対上流[※1]に位置している．この領域とTFⅡD複合体の一部である

※1 DNA配列の5′側を上流，3′側を下流とよぶ．

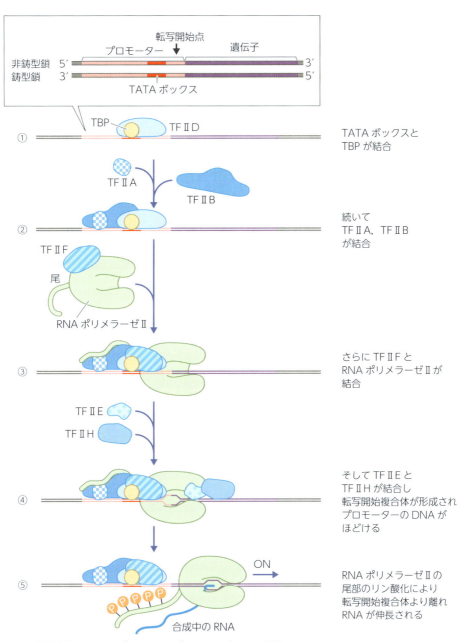

図4 真核生物のRNAポリメラーゼⅡによる転写の開始
「ワトソン遺伝子の分子生物学 第7版」（ワトソンJD他/著，中村桂子/監訳），東京電機大学出版局，2017を参考に作成

TATAボックス結合タンパク質（TATA-binding protein：TBP）との結合が，転写開始複合体の形成に必須である（図4①）．TBPはDNAに結合すると，TATA配列の構造をゆがめることで他の基本転写因子とポリメラーゼをプロモーターによび寄せる土台となる．TBP-DNA複合体にTFⅡA，TFⅡB（図4②），さらにTFⅡFとポリメラーゼが集合し（図4③），そしてTFⅡEとTFⅡHが結合する（図4④）．こうして転写開始複合体が形成されると，続いてプロモーターのDNAがほどける．プロモーターに招集されたRNAポリメラーゼⅡの尾部はほとんどリン酸化されていないが，リン酸化されることで転写開始複合体から離脱し，RNAが伸長される（図4⑤）．

RNAポリメラーゼⅡによる転写の場合，転写の終結には3′末端のポリアデニル化（後述）が密接に関係し，これは魚雷モデルと呼ばれる．転写終結の機構についてはポリアデニル化の項で解説する．

5 RNAプロセシング

真核生物の核内において，合成されたばかりのRNA（一次転写産物）はさまざまな加工を受け，成熟したRNAに変換される．rRNA，tRNAおよびmRNAはそれぞれプロセシングを受けるが，本項では特にmRNAについて着目する．mRNAの一次転写産物（mRNA前駆体：pre-mRNA）はhnRNAともよばれる．図5に示すように，mRNA前駆体は，5′キャップ付加，ポリアデニル（ポリA）化，イントロンの除去（スプライシング）を受けることで成熟mRNAへと変換される．成熟したmRNAは細胞質へと移動し，翻訳の設計図として利用される．以下の項では，もう少し詳しくmRNAのプロセシング過程について述べる．

A. 5′キャップ付加

図5に示すように，すべてのmRNAの5′末端に，新たに7位がメチル化されたグアノシン（7-メチルグアノシン）が付加される．詳細な構造は図6に示した（通

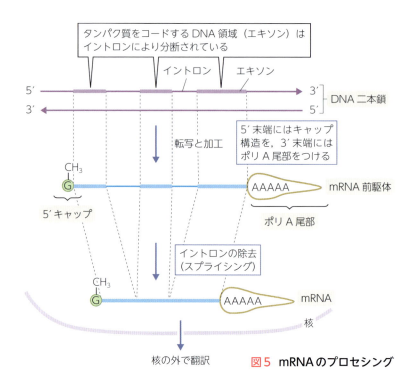

図5　mRNAのプロセシング

常の5′-3′結合ではなく，5′-5′結合になる点に注意）．また，転写開始の塩基（図6では塩基1）の2′位のOもメチル化を受けている場合が多い．さらに内側の2番目，3番目の塩基の2′位のOもメチル化を受けている場合もある（図6では2番目の塩基2のみメチル化した場合を示した）．この5′末端の構造を**キャップ構造**とよび，**mRNAが分解されないように保護する**ことに加え，**mRNAの核内から細胞質への輸送や翻訳の制御に関与**する．

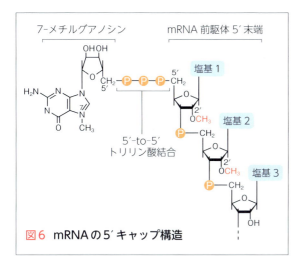

図6　mRNAの5′キャップ構造

B. ポリアデニル化

図5に示すように，多くの真核生物のmRNAは，3′末端にアデノシンが連続で数十〜200塩基並んだ**ポリA尾部**（poly A tail）をもっている．ポリAの部分は遺伝子にコードされているのではなく，転写が終結する前の切断反応によって生じた末端にポリAポリメラーゼにより付加される．ポリアデニル化部位の約20塩基上流にはAAUAAA配列があり，ポリアデニル化シグナルとして機能している．ポリA尾部もキャップ構造と同様に**mRNAの安定化に関与**している．

転写の終結とポリアデニル化は密接に関係する（図7）．ポリアデニル化シグナルの塩基配列が転写されるとRNAが切断され，続いてポリアデニル化が起きる．切断されたもう一方の転写中のRNAは5′末端にキャップがついていないので，本物の転写産物とは区別できる．この第2のRNAが5′→3′RNase（魚雷）によって分解され，魚雷がポリメラーゼのRNA合成部位まで行き着くと，ポリメラーゼが鋳型DNAから解離し，転写が終結される．これを魚雷モデルとよび，現在最も有望視されている転写終結のモデルである．

C. スプライシング

DNAの塩基配列には，成熟mRNAになる領域〔**エキソン**（exon）〕と前駆体から成熟mRNAへと変換される過程で取り除かれる領域〔**イントロン**（intron）〕が交互に存在する．mRNA前駆体ではエキソンとイントロンを区別せずに転写され，その後，**スプライシン**

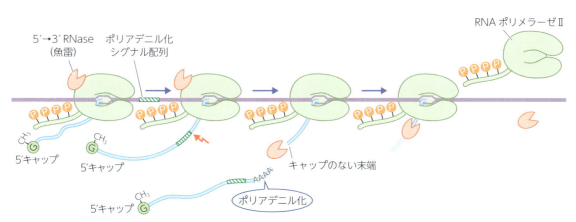

図7　真核生物のRNAポリメラーゼIIによる転写の終結モデル（魚雷モデル）
「ワトソン遺伝子の分子生物学 第7版」（ワトソンJD 他／著，中村桂子／監訳），東京電機大学出版局，2017を参考に作成

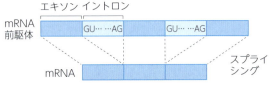

図8 GU-AG則

グ（splicing）によってイントロン部分が取り除かれる．イントロンはRNAの塩基配列によって決定される．特に有名なのが，イントロンの5′末端（GU）と3′末端（AG）の配列であり（図8），これをGU-AG則（またはGT-AG則）という．スプライシングによってイントロンが取り除かれることで，タンパク質をコードする遺伝子情報が正しくmRNAとなり，翻訳へと進む．

6 タンパク質の合成（翻訳）

翻訳（translation）とは，4種類の塩基からなるmRNAの配列情報を，**リボソーム**上で20種類のアミノ酸配列に変換する過程をさす．リボソームはタンパク質合成の場となる細胞小器官である．tRNAは，mRNAの配列情報をアミノ酸配列に変換する過程で重要な役割を果たす．以下の項では，詳細なタンパク質合成過程について述べる．

A. 遺伝暗号（コドン）

mRNAの配列情報は4種類の塩基からなるが，それがどのようにして20種類あるアミノ酸の配列を決定しているのだろうか？　その答えは，「3つの塩基配列の組合わせによって，対応するアミノ酸が決まっている」である．この3つの塩基の組合わせを**遺伝暗号（コドン）**とよび，図9に遺伝暗号表を示した．コドンとアミノ酸の対応は一対一ではなく，複数のコドンが1つのアミノ酸をコードする．例えばVal（バリン）の場合を見てみると，1番目がG，2番目がUであれば，3番目はUCAGのいずれでもValをコードする．AUGは**開始コドン**であり，真核生物では，翻訳はAUGのメチオニンから開始される．また，UAA，UAG，UGAは**終止コドン**であり，翻訳を停止させる．

B. tRNA

tRNAは，mRNAの配列情報を，対応するアミノ酸へと翻訳するアダプター分子として働く．実際には図10Aに示すようなL字型の立体構造をとるが，理解しやすいように図10Bの二次構造で説明する．tRNAは70〜90ヌクレオチドからなり，分子内で相補的な塩基対を形成することで3つのステムループからなるクローバー葉構造をとる．tRNAは共通してその3′末端

		第2塩基				
		U	C	A	G	
第1（5′端）塩基	U	UUU UUC } Phe UUA UUG } Leu	UCU UCC UCA UCG } Ser	UAU UAC } Tyr UAA 終止 UAG 終止	UGU UGC } Cys UGA 終止 UGG Trp	U C A G	第3（3′端）塩基
	C	CUU CUC CUA CUG } Leu	CCU CCC CCA CCG } Pro	CAU CAC } His CAA CAG } Gln	CGU CGC CGA CGG } Arg	U C A G	
	A	AUU AUC } Ile AUA AUG Met	ACU ACC ACA ACG } Thr	AAU AAC } Asn AAA AAG } Lys	AGU AGC } Ser AGA AGG } Arg	U C A G	
	G	GUU GUC GUA GUG } Val	GCU GCC GCA GCG } Ala	GAU GAC } Asp GAA GAG } Glu	GGU GGC GGA GGG } Gly	U C A G	

Phe：フェニルアラニン　　His：ヒスチジン
Leu：ロイシン　　　　　　Gln：グルタミン
Ile：イソロイシン　　　　Asn：アスパラギン
Met：メチオニン　　　　　Lys：リシン（リジン）
Val：バリン　　　　　　　Asp：アスパラギン酸
Ser：セリン　　　　　　　Glu：グルタミン酸
Pro：プロリン　　　　　　Cys：システイン
Thr：トレオニン　　　　　Trp：トリプトファン
　　　（スレオニン）　　　Arg：アルギニン
Ala：アラニン　　　　　　Gly：グリシン
Tyr：チロシン

図9　遺伝暗号表

にCCA配列をもち，3′末端にアミノ酸が結合する．アミノ酸を結合したtRNAをアミノアシルtRNAとよぶ．上部にある**アンチコドンループ**は重要な**アンチコドン**を含むことから命名された．アンチコドンはmRNAのコドンと塩基対を形成することで，mRNAの配列情報の解読を可能にしている．

tRNAへのアミノ酸の結合は，アミノアシルtRNA合成酵素により行われる．各アミノ酸に対して1つずつ，合計20種類の合成酵素が存在し，それぞれの合成酵素は，アンチコドンに対応したアミノ酸をtRNAに結合させる．

C. リボソーム

リボソームは大小2つのサブユニット（真核生物では60Sと40S）からなる，rRNAと複数のタンパク質の複合体である．60Sと40Sは沈降係数である．沈降係数とは超遠心機で回転させたときに粒子が溶液中を沈降する速度をあらわし，数字の大きい方が速く沈降することを意味する．mRNAとの結合部位は小サブユニットにあり，アミノ酸を連結する**ペプチジルトランスフェラーゼ**は大サブユニットに存在する．

図11に示すように，リボソームにはtRNA結合部位が2つあり，それぞれアミノアシル部位（A部位）とペプチジル部位（P部位）とよばれている．翻訳の開始については後述するので，ここでは伸長過程について述べる．

P部位，A部位それぞれのコドンに対応するアミノアシルtRNAが結合し（第1段階），ペプチジルトランスフェラーゼによって2つのアミノ酸が連結される．この結果，A部位にはジペプチジルtRNA[※2]がつくられる（第2段階）．次に，脱アシル化された（アミノ酸が外れた）tRNAはリボソームから離れるとともに，A部位のtRNAがP部位に移動する（第3段階）．リボソームには脱アシル化されたtRNAが結合する部位〔エグジット部位（E部位）〕があるが，簡略化のために図11では省略した．以上の反応をくり返すことで，アミノ酸の伸長反応が進んでいく．

D. 翻訳の開始と終結

真核生物の翻訳過程は，開始アミノアシルtRNAなどを含むリボソームの小サブユニット複合体（40S）が，5′キャップ構造を認識してmRNAに結合することからはじまる（図12A）．この複合体はmRNAを下流方向に移動（スキャン）し（図12B），開始コドンであるAUGを認識するとリボソームの大サブユニット（60S）が結合して翻訳が開始される（図12C）．ほとんどのmRNAでは最初のAUGが開始コドンとなるが，5〜10％のmRNAでは最初のAUGは読み飛ばし，下流のAUGから翻訳が開始される．

リボソームのA部位に終止コドンがくると，翻訳が

※2 ジペプチジルtRNA：アミノ酸が2つ連結したtRNA．

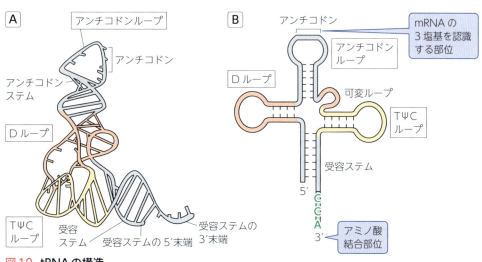

図10 tRNAの構造

終結する．終止コドンに対応するtRNAは存在せず，終結因子（解離因子）とよばれるタンパク質が終止コドンを認識し，完成したポリペプチド鎖をリボソームから解離させる．

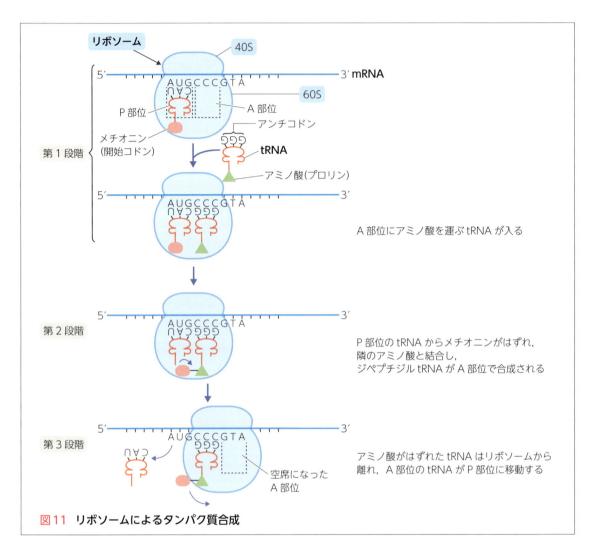

図11 リボソームによるタンパク質合成

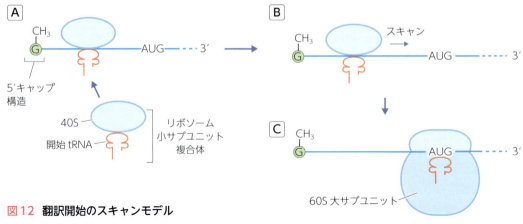

図12 翻訳開始のスキャンモデル

7 翻訳後（折りたたみ）

翻訳後のタンパク質は単独では適切な構造をとれず，**分子シャペロン**というタンパク質ファミリーの助けを借りて適切に折りたたまれる（フォールディング）．細胞内は水性の環境であり，分子シャペロンが機能しない場合には，合成された新生ポリペプチドの疎水性の部分同士が相互作用することで水性環境から逃れようとするので，正しい構造をとれない．分子シャペロンは自身の疎水性ポケット中に新生ポリペプチドの疎水性領域を捕らえることで水性環境から保護し，正しい構造をとるための補助因子として機能する．

8 真核生物と原核生物の遺伝子発現の違い

ここまでは真核生物における遺伝子発現について述べてきた．細菌のような原核生物でも転写・翻訳の基本的な流れは真核生物と共有するが，細部においていくつか異なる点がある（図13）．

最も大きな違いは，**原核生物には核と細胞質の区別がない**点である．それに加えて，原核生物では真核生物の**イントロンに相等するDNA配列がなく**，転写されたmRNAは5′キャップ付加やポリアデニル化およびスプライシングなどの**プロセシングを受けない**．原核生物では転写途中のmRNAにリボソームが結合し，**転写と翻訳が同時に行われる**ことが知られている．

遺伝暗号については，細菌からヒトまでの解析したすべての生物で同じコドンが共有されている．例外として，開始コドンは通常はAUGであるが，原核生物ではGUGやUUGが開始コドンとなる場合もある．

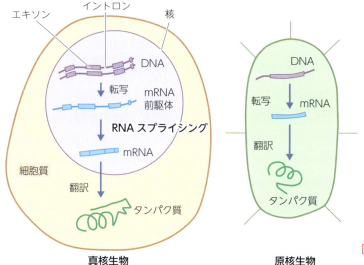

図13　真核生物と原核生物の遺伝子発現の違い

mRNAスプライシングとヒトの疾患

　DNAの変異はコードするタンパク質の機能を変化させ，疾患につながることがある．ヒトの遺伝子の多くはイントロンを含み，スプライシングにより成熟mRNAへと変換される．ヒトの疾患の原因となる点変異の少なくとも15％がスプライシングの認識配列に起こると見積もられており，その一例としてβサラセミアがあげられる．

　βサラセミアは，ヘモグロビンのサブユニットであるβグロビン生産の欠陥が原因となる遺伝病である．βサラセミアを発症する点変異の1つとして，βグロビン遺伝子の最初のイントロン中の配列がTT**G**GTからTT**A**GTに変異している例がある．これによりイントロンの3′末端の配列であるAG配列が生み出されることで，変異で生じたAG配列の部位でスプライシングが起こる（GU-AG則）．このため変異βグロビンが産生されることになり，βサラセミアを発症する．

　また，体細胞でのDNAの変異による異常なスプライシングに起因する疾患も知られている．早老症の1つであるプロジェリア症候群は両親からの遺伝ではなく，患者個体に新たに生じる変異により発症する．核膜を裏打ちしているラミンAが原因遺伝子であり，エキソン11中の配列であるTGGG**C**がTGGG**T**へ変異することが発症につながる変異の1つであることが報告されている．これによりイントロンの5′末端の配列であるGT（GU）配列が生み出されることで，変異で生じたGU配列の部位でスプライシングが起こる．このため変異ラミンAが産生されることになり，プロジェリア症候群を発症する．

　さらに，細胞周期調節因子 p73遺伝子の変異もその一例である．扁平上皮細胞がんでは，p73のmRNA前駆体の不完全な選択的スプライシングにより変異が生じていると考えられている．他にも異常なスプライシングや不完全な選択的スプライシングを引き起こす体細胞変異が，がん発症の原因になっていると考えられている．

　スプライシングを実行する因子を欠損させる変異が原因となる疾患も知られており，網膜色素変性症がその一例である．変異の多くは網膜特有の機能をもつ因子の遺伝子変異であるが，一部はスプライシングを実行する因子（スプライソソーム）の遺伝子に変異がある．

　異常なスプライシングによる疾患の発症について，スプライシングの欠陥を矯正することで治療する試みが進行している．スプライシング異常により発症する疾患を治療できる日が近いうちにくるかもしれない．

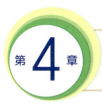

チェック問題

問 題

- ☐ ☐ **Q1** 真核生物におけるDNAとRNAの構造の違いについて述べよ.
- ☐ ☐ **Q2** mRNAの5′キャップ構造やポリA尾部の役割について述べよ.
- ☐ ☐ **Q3** tRNAのアンチコドンループの役割について述べよ.
- ☐ ☐ **Q4** 真核生物において，多くのmRNAではじめのAUGが開始コドン（翻訳開始点）になる理由について述べよ.

解答&解説

A1 表1を参照．DNAは核内に存在するがRNAは核内で合成された後，細胞質へと移動する．ヌクレオチドの糖の部分が，DNAではデオキシリボースでRNAではリボースであり，塩基の部分がDNAではチミン（T）でRNAではウラシル（U）になる．また，DNAは二本鎖であるが，RNAは一本鎖で構成される．

A2 mRNAの5′キャップ構造やポリA尾部はRNAの安定化や翻訳に関与する．5′キャップ構造にリボソームの小サブユニットが結合することで翻訳が開始する．

A3 アンチコドンループは，mRNAのコドンと塩基対を形成することで，RNAの塩基配列情報をアミノ酸配列の情報に変換する，非常に重要な役割を果たしている．

A4 リボソームの小サブユニットが5′キャップ構造に結合し，そこから下流方向に開始コドンをスキャンするため．

第5章 遺伝子発現制御と細胞機能

Point

1. 転写因子はエンハンサー領域やサイレンサー領域に結合して遺伝子の転写を制御することを理解する
2. 生体は栄養状態に応じて転写因子の活性を制御し，生体の恒常性を維持することを理解する
3. 転写因子にはコファクターと結合することで転写開始複合体と相互作用するものがある．また，転写因子はヒストン修飾を制御することでも転写を調節することを理解する

概略図　遺伝子発現を調節する各段階

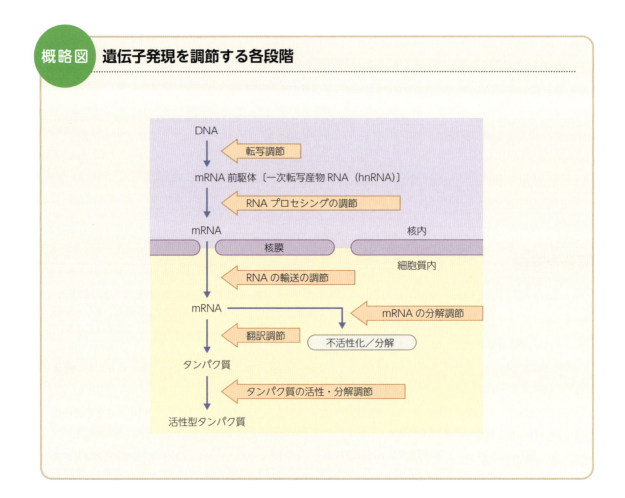

第4章では遺伝子情報からタンパク質が合成される流れを学んだ．すべての遺伝子においてタンパク質合成までの流れは共通しているが，個々の遺伝子由来のタンパク質の発現量はさまざまである．さらに，個人の異なった臓器の細胞を考えてみると，遺伝子情報は共通しているが，タンパク質の発現パターンは異なる．これらの発現量の違いは，遺伝子発現制御による合成量の調節が一因となっている．

遺伝子発現制御はさまざまな過程で行われている．転写，RNAプロセシング，RNAの細胞質への輸送，mRNAの分解，翻訳，タンパク質の活性および分解などの調節が知られている（概略図）．

本章では比較的解析が進んでいる，転写段階での発現調節を中心に，遺伝子発現制御について述べる．

1 同じ遺伝子情報から異なった細胞がつくられるしくみ

ヒトの体は約37兆個の細胞でつくられている．1つの受精卵が分裂をくり返して細胞数を増やしていくが，もとは同じ遺伝情報をもつ細胞が筋肉や肝臓などの異なった機能をもつ細胞に変化する．この変化は細胞の**分化**（differentiation）とよばれる．細胞は分裂・分化後も同じDNA配列情報をもつが〔例外として，生殖細胞の減数分裂（や抗体産生細胞）がある〕，発現しているタンパク質は異なる．

図1に細胞が分化するしくみを示した．それぞれの細胞で発現するタンパク質は異なるが，それは発現する遺伝子が細胞によって異なることに起因する．例えば，筋肉ではアクチンをコードするDNA領域が転写され，アクチンが合成される．また眼球ではレンズタンパク質であるクリスタリンを，赤血球ではヘモグロビンをコードする領域がそれぞれ転写・翻訳される．このように，細胞特異的な遺伝子が発現することで特定の細胞へ分化する．

2 転写調節と転写因子

転写はプロモーター領域に基本転写因子やRNAポリメラーゼが結合することで開始することを第4章で学んだ．しかしながら，基本転写因子は転写の開始点や向きを決定することはできるが，それ単独では非常に低いレベルの転写しか誘導することができない．

転写レベルを制御するDNAの塩基配列が知られている．促進する領域を**エンハンサー**（enhancer），抑制する領域を**サイレンサー**（silencer）といい，それぞれに結合する因子を**アクチベーター**（activator）および**リプレッサー**（repressor）とよぶ（図2）．アクチベーターやリプレッサーはまとめて**転写調節因子**（転写因子）ともよばれる．エンハンサーやサイレンサーは転写開始点の上流および下流に存在する．プロモーターの数キロ塩基対上流やイントロンに存在することがあり，そのままの状態では転写因子が作用できない．実際には図3に示したように，DNAがループを形成することで転写因子と転写開始複合体（RNAポリメラー

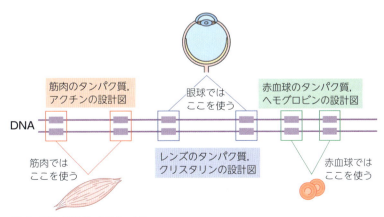

図1 細胞が分化するしくみ

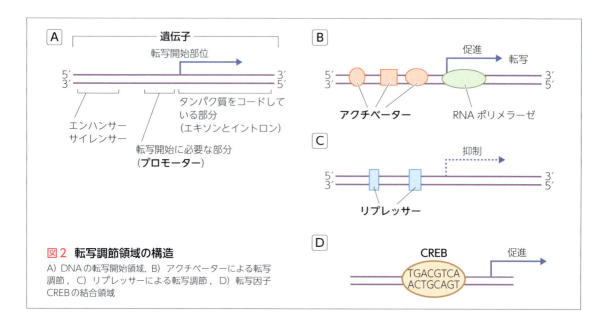

図2 転写調節領域の構造
A）DNAの転写開始領域，B）アクチベーターによる転写調節，C）リプレッサーによる転写調節，D）転写因子CREBの結合領域

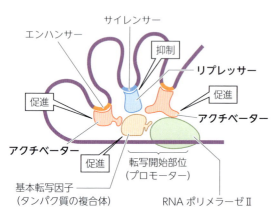

図3 転写因子と基本転写因子との相互作用の様子
エンハンサーとサイレンサーの組合わせによって，RNAポリメラーゼⅡが転写するかしないかが決まる

ゼと基本転写因子の複合体）との相互作用が可能になる．個々の遺伝子は，異なるエンハンサーやサイレンサー領域をもっており，転写因子の組合わせによって，遺伝子の転写レベルが決定される．

転写因子は数百種類の存在が確認されている．それぞれの転写因子は，特定の塩基配列に結合することで転写を制御する．例えば，転写因子としてはじめに同定されたSp1（specificity protein 1）はGCボックスとよばれるGとCに富んだDNA配列に結合する．また，転写因子CREB（cAMP response element-binding protein）は，5′-TGACGTCA-3′配列〔CRE（cAMP response element）配列〕に結合する（図2D）．これらの結合配列はコンセンサス配列とよばれ，それぞれの転写因子に特異的な配列が存在する．

3 アクチベーターの構造

アクチベーターはDNA結合ドメインや転写活性化ドメインなどの特徴的な機能ドメインをもつ（図4）．ドメインとは，タンパク質が正しい構造をとった場合に，独立して折りたたまれる領域のことである．その他にも，エフェクター分子[※1]との結合により活性が制御される転写因子の一種である核内受容体には，エフェクターとの結合部位がある（第6章参照）．多くのアクチベーターは二量体（ホモダイマーやヘテロダイマー）や四量体さらには多量体を形成することで機能する．以下の項では，もう少し詳細にアクチベーターの構造について述べる．

A. DNA結合ドメイン

DNA結合ドメインはDNAに直接結合する領域であるDNA結合モチーフをもつ．代表的な例としては，**Znフィンガー**（Zinc finger）やベーシックロイシン

※1 **エフェクター分子**：タンパク質に結合してその活性を制御する小分子のこと．核内受容体のエフェクター分子はリガンドとよばれている．

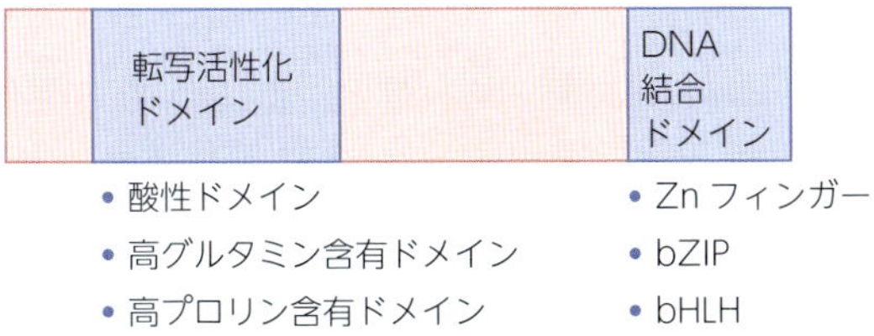

図4 アクチベーターの基本構造

- 酸性ドメイン
- 高グルタミン含有ドメイン
- 高プロリン含有ドメイン
- Znフィンガー
- bZIP
- bHLH

アクチベーターは2つの機能ドメインをもつ．1つは転写活性化ドメインで，この領域を介して転写開始複合体やコアクチベーターと相互作用する．もう1つはDNA結合ドメインで，この領域を介してDNAと直接結合する

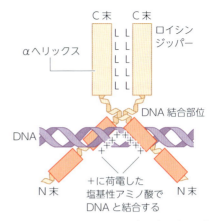

図5 ベーシックロイシンジッパー（bZIP）モチーフのDNA結合様式

L：ロイシン
＋：塩基性アミノ酸

ジッパー（bZIP）およびベーシックヘリックス・ループ・ヘリックス（bHLH）モチーフが知られている．Znフィンガーは亜鉛（Zn）イオンを含み，4つのシステイン残基（C_4型）や2つのシステインとヒスチジン残基（C_2H_2型）がZnイオンに配位する（指でDNAをつまむような構造をとることからZnフィンガーと名付けられた）．先に述べた転写因子Sp1はZnフィンガーモチーフを有する．

bZIPモチーフは，ジッパー（ZIP）の領域が二量体を形成し，塩基性アミノ酸領域〔ベーシック（b）の領域〕がDNAと結合する．図5に示すように，ZIP領域はロイシンなどの疎水性アミノ酸が7アミノ酸残基ごとにくり返すため，αヘリックスの片側の面に揃う構造をとる（図5では5つのロイシンが片側面に揃っている）．これらの疎水性アミノ酸が，二量体を形成するもう一方の疎水性アミノ酸と相互作用することで，ジッパーのような形で二量体を形成する．先に述べたCREBはbZIPモチーフを有する．bHLHもHLHの領域で二量体を形成し，塩基性アミノ酸領域がDNAと結合する．

ほかにもヘリックス・ターン・ヘリックス（HTH）モチーフや，塩基性モチーフに近接したHLHとZIPの両方を含むbHLH-ZIPモチーフがある（後述のSREBP-1cはbHLH-ZIPモチーフを有する）．

B. 転写活性化ドメイン

転写活性化ドメインは転写を活性化する機能を有するドメインのことであり，酸性ドメイン，高グルタミン含有ドメイン，高プロリン含有ドメインの3つに分類できる．これらはそれぞれ，酸性アミノ酸やグルタミンおよびプロリンが多く含まれる領域を示すが，DNA結合モチーフのような明確な構造をとっていない．例えば酸性ドメインの場合，ドメイン中のアミノ酸が酸性アミノ酸に富んでいれば機能する．転写活性化ドメインは転写開始複合体やコアクチベーターと相互作用することで転写を制御する．

4 コアクチベーターとコリプレッサー

アクチベーターには転写開始複合体（基本転写因子とRNAポリメラーゼの複合体，第4章4-B参照）と相互作用して転写を活性化させるものもあるが，その多くは単独では機能できず，コアクチベーターの助けを必要とする．**コアクチベーター**（coactivator）はアクチベーターと転写開始複合体を橋渡しする因子である．図6にはCREBによる転写活性化モデルを示した．

CREBはCRE配列に結合するアクチベーターである．通常の状態では転写を活性化しないが（図6A），細胞内でcAMP濃度が上昇するとタンパク質リン酸化酵素A（protein kinase A：**PKA**）によるリン酸化を受け（PKAは細胞内cAMP濃度の上昇によって活性化されて核内へと移動する），コアクチベーターであるCREB結合タンパク質（CREB binding-protein：**CBP**）と相互作用できるようになる．その結果，CBP

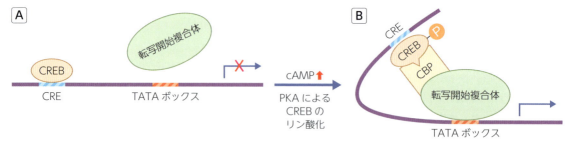

図6 CBPを介したCREB活性化の模式図
転写開始複合体：基本転写因子とRNAポリメラーゼの複合体，TATAボックス：転写開始複合体が結合するDNA配列（p61参照）

は転写開始複合体と相互作用することで転写が活性化する（図6B）．CBPはCREBだけでなくp53やNF-κBおよび核内受容体などの複数の転写因子のコアクチベーターとしても機能することが知られている．

CBP以外にも多くのコアクチベーターが存在する．その例としてSRC（steroid receptor coactivator）ファミリー（SRC-1，SRC-2，SRC-3）やSp1のコアクチベーターとして同定されたCRSP（cofactor required for Sp1 activation）がある．また，転写を抑制するコファクターは**コリプレッサー**とよばれ，NCoR（nuclear receptor corepressor）やSMRT（silencing mediator for retinoid and thyroid hormone receptor）などが知られている．

5 栄養状態に応じた遺伝子発現制御

生体の栄養状態に応じて，遺伝子発現が制御されることが知られている．例えば肝臓では空腹時に糖新生関連の遺伝子発現が上昇し，摂食により脂肪酸合成関連の遺伝子発現が上昇する．

A. 空腹時に働く転写因子

空腹時には血糖値が低下し，肝臓での糖新生が上昇するが，これには転写因子の活性制御が関与する．空腹時には膵臓ランゲルハンス島α細胞からペプチドホルモンである**グルカゴン**（glucagon）が分泌される．グルカゴンは肝臓のグルカゴン受容体に作用し，細胞内にシグナルを伝達する．その結果，細胞内のcAMP濃度が上昇し，PKAが活性化する．PKAの活性化は先に述べたようにCREBをリン酸化する．リン酸化CREBはCBPと結合することで転写を活性化する（本章4参照）．それにより，CREBの標的遺伝子（エンハンサー領域にCRE配列をもつ遺伝子）である*PGC-1α*（peroxisome proliferator-activated receptor γ coactivator-1α）遺伝子の発現が上昇する．**PGC-1α**は，糖新生を担う酵素遺伝子の発現を上昇させる転写因子（Foxo1，GR，HNF-4など）のコアクチベーターとして機能することで，糖新生を上昇させる（図7A）．

B. 摂食時に働く転写因子

摂食時には肝臓において脂肪酸合成が上昇する．この過程にも転写因子の活性制御が関与する．摂食により血糖値が上昇すると，膵臓ランゲルハンス島β細胞から**インスリン**（insulin）が分泌される．インスリンは肝臓のインスリン受容体に作用し，下流にシグナルを伝達する．その結果，転写因子**SREBP-1c**（sterol regulatory element-binding protein 1c）が活性化する．これによりSREBP-1cの標的遺伝子である脂肪酸合成を担う遺伝子の発現が上昇する（図7B）．

6 クロマチンの構造と遺伝子発現制御

DNAはヒストンに巻きつきヌクレオソーム構造をとっていること，さらにヌクレオソームがコイル状にパッケージングされた構造はクロマチンとよばれることを第3章で学んだ．ここまで転写因子による転写調節については，この点を無視して述べてきたが，クロマチン構造により，転写開始複合体や転写因子のDNA

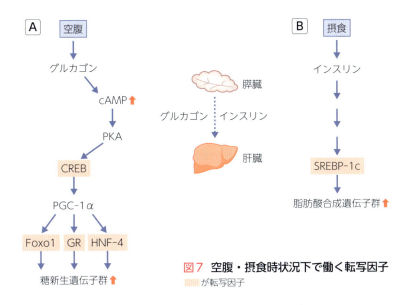

図7 空腹・摂食時状況下で働く転写因子
　　が転写因子

への結合が物理的に阻害されることはイメージしやすい．ヒストンは，DNAや転写因子と相互作用することで，遺伝子発現の制御に関与していることが明らかになってきた．

A. エピジェネティック修飾

エピジェネティック修飾とは，DNAの塩基配列には影響しない修飾のことであり，具体的には**ヒストン**（ヒストンテールとよばれるN末端側）の**アセチル化**，**メチル化**および**リン酸化**や**DNAのメチル化**などを指す．

1）ヒストンアセチル化とクロマチン再構成

アクチベーターは転写開始複合体をプロモーター領域によび寄せるほかに，ヌクレオソーム修飾酵素群をよび寄せてクロマチン内部に包み込まれた遺伝子の活性化を助けることもある．ヌクレオソーム修飾酵素には2種類あり，1つはヒストンテールにアセチル基を付加するヒストンアセチル化酵素（histone acetyltransferase：HAT）などで，もう1つはヌクレオソームの配置を動かす（再構成する）酵素であるSWI/SNFなどがある．ヌクレオソームの変化によって転写開始複合体がプロモーターに結合しやすくなるしくみを図8に示した．

真核生物の核内において，クロマチン構造をとっているDNAにタンパク質は結合しにくい．したがって，転写が開始されるためには，転写因子や転写開始複合体が作用できるようにクロマチンの構造が変化する必要があり，その構造変化には前述のエピジェネティックな修飾が協調的に作用することが知られている．例えば，ヒストンがアセチル化されるとヒストン-DNA間の静電気的結合が弱くなり，クロマチン構造が弛緩することで転写因子や転写開始複合体が標的配列へ結合しやすくなり，遺伝子発現が促進される．一方でアセチル化が除去されるとクロマチン構造が凝集し，遺伝子発現が抑制される（**図8A**）．

ヒストンアセチル化酵素（HAT）および**ヒストン脱アセチル化酵素**（histone deacetylase：HDAC）は複数発見されている．先に述べたコアクチベーターであるCBPもHAT活性をもっており，ほかにもHAT活性をもつコアクチベーターが多数知られている一方で，コリプレッサーはHDAC活性をもつ．転写因子はコファクターを介して転写開始複合体と相互作用するだけでなく，ヒストンのエピジェネティック修飾を制御することでも転写を調節していると考えられている．**図8A**に示すように，ヒストンがアセチル化を受けると，ヌクレオソームが移動させられたり，除去されたりすることで転写開始複合体のプロモーターへの結合が可能になると考えられている．

もう1つのモデルは転写因子がSWI/SNFなどのクロマチン再構成複合体をよび寄せ，これがプロモーター周辺のヌクレオソーム構造を変化させ，転写開始複合

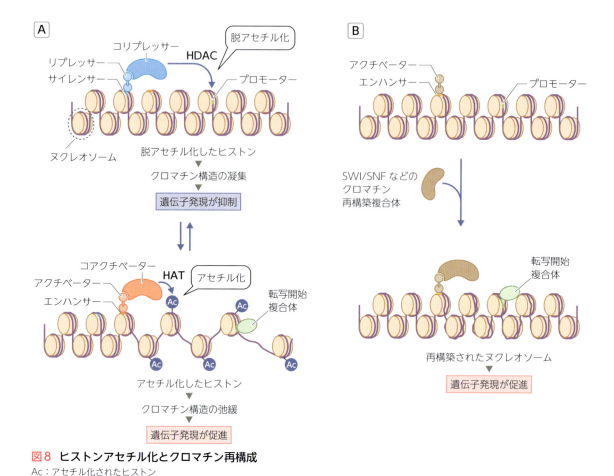

図8 ヒストンアセチル化とクロマチン再構成
Ac：アセチル化されたヒストン
「ワトソン遺伝子の分子生物学 第7版」（ワトソンJD他/著，中村桂子/監訳），東京電機大学出版局，2017を参考に作成

体がプロモーターに結合できるようになるというものである（図8B）．

2）DNAのメチル化

真核生物において，ゲノムDNAのシトシン残基はメチル化（5-メチルシトシン）を受けている場合がある（脊椎動物では10％程度）．メチル化のパターンは不規則ではなく，脊椎動物では5′-CG-3′配列をもつ**シトシン**に限られており，DNAのメチル化は遺伝子発現の抑制に関与していることが知られている．ヒトゲノムでは遺伝子プロモーターの約70％が**CpGアイランド**（シトシンとグアニンがリッチな200塩基以上のゲノム領域）を含むと考えられている．CpGアイランドは通常はメチル化されていないが，ある種のがん細胞ではCpGアイランドのメチル化による遺伝子発現抑制がみられる場合がある．

7 翻訳調節

ここまで，転写レベルでの制御について述べてきたが，遺伝子発現制御は翻訳レベルでも行われており，その多くは開始段階で制御されている．真核生物の翻訳過程はリボソームの小サブユニット複合体（40S）がmRNAの5′キャップ構造に結合することからはじまることはすでに述べた（4章6-D）．真核細胞では，5′キャップに結合することで翻訳を抑制するリプレッサーが存在する．また，5′キャップ部位と3′末端のポリA部位との相互作用によるmRNAの環状化が，mRNAとリボソームの結合効率を上昇させているが，この相互作用を阻害することで翻訳開始を阻害するリプレッサーも存在する．インスリンなどの増殖因子（細胞の

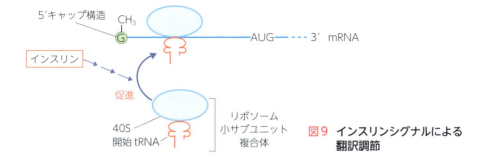

図9 **インスリンシグナルによる**翻訳調節

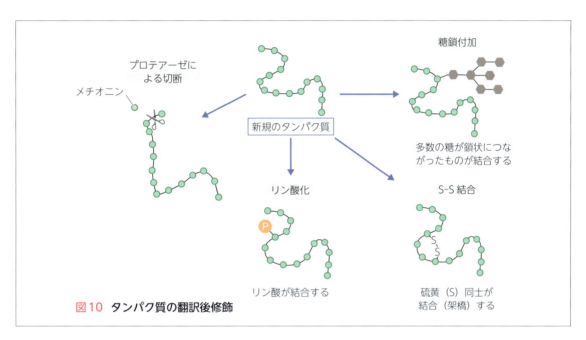

図10 タンパク質の翻訳後修飾

増殖を促す因子の総称）は，下流の因子にシグナルを伝達し，小サブユニット複合体がmRNAの5′キャップ構造へ結合する段階を促進することで翻訳を活性化する（図9）．

8 タンパク質の翻訳後修飾

新規に合成されたタンパク質は，種々の生化学的反応を経て機能タンパク質として完成する．この過程を**翻訳後修飾**とよぶ．第4章で述べたタンパク質の折りたたみ（フォールディング）もその1つである．その他にもいろいろな翻訳後修飾が知られている（図10）．

A. プロテアーゼによる切断

新規に合成された多くのタンパク質は，切断により加工されることが知られている．代表的な例として，N末端のメチオニンの除去がある．開始コドンのAUGがメチオニンをコードしていることから，合成中のすべてのタンパク質はN末端にメチオニンをもっている．しかし，実際には多くのタンパク質はメチオニンアミノペプチダーゼによる切断を受け，N末端のメチオニンが取り除かれている（この反応は翻訳終結後ではなく，伸長過程で起こる）．

ある種のタンパク質は，プロタンパク質とよばれる活性のないタンパク質（前駆体）として合成される．これがプロテアーゼによる切断を受けて活性型へと変換される．この過程は**プロセシング**（processing）とよばれる．代表的な例として，インスリン前駆体（プ

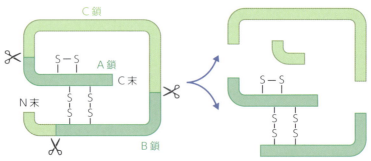

図11 インスリン前駆体のプロセシング
インスリンはA鎖とB鎖の2種類のペプチドから構成されている．インスリン前駆体（プレプロインスリン）は1つのタンパク質として合成され，プロセシングを受けることでN末端ペプチドとC鎖が切り離され，成熟したインスリンとなる

レプロインスリン）のプロセシングによる活性化がある（図11）．プレプロインスリンは分子内でS-S結合を形成し，プロセシングを受けることでA鎖とB鎖からなる生理活性のあるインスリンが合成される．

B. S-S結合

S-S結合はタンパク質のシステイン残基のSH基間で形成される**架橋結合**であり，タンパク質の高次構造を安定に保ち，機能を発揮するために重要な役割を果たす．先に述べたインスリンでも分子内にS-S結合が3カ所あり，立体構造の形成に関与している（図10，11）．

C. リン酸化

リン酸化は最も頻繁にみられる修飾の1つであり，タンパク質中の特定のセリン，トレオニン，チロシン残基のヒドロキシ基（−OH）がリン酸化を受ける（図10）．多くのタンパク質の機能がリン酸化・脱リン酸化により制御されることが明らかになっている．その例としては，先に述べたPKAによるCREBのリン酸化による活性制御がある．

D. 糖鎖付加

糖鎖付加（グリコシル化）はアミノ酸に糖が結合する修飾である（図10）．糖鎖付加されたタンパク質は糖タンパク質とよばれる．多くのタンパク質が糖鎖付加されるが，糖質部分の機能的な役割は必ずしも明確ではない．タンパク質を変性や分解から保護する役割や，溶解性を高める働きがあると考えられている．

E. その他の修飾

その他にも，種々の翻訳後修飾が知られている．アセチル化やメチル化（ヒストンテールの修飾もその一例），ヒドロキシル化，タンパク質分解に関与するユビキチン化，脂質が付加されるN-ミリストイル化やパルミトイル化などがある．

9 タンパク質分解

A. タンパク質の半減期

タンパク質の分解速度は**半減期**であらわされる．タンパク質の半減期とは，ある量のタンパク質が50％分解されるまでに要する時間を示す．半減期は個々のタンパク質で大きく異なっている（表）．

最も半減期の短いタンパク質の1つにオルニチンデカルボキシラーゼがあり，その半減期は約10分である．短寿命のタンパク質は細胞機能の制御にかかわる重要な役割を果たすものが多く，その例としては情報伝達に関与する酵素や転写因子がある．これらのタンパク質の活性はある種のシグナルに応じてオンとオフが制御される必要があり，タンパク質レベルでの速い代謝回転がその特徴を決定づける1つの要因となっている．長寿命のタンパク質としては構成的な（細胞の生存のために必要なもので，常に活性化している）酵素やヒストンなどが知られている．

表 タンパク質の半減期

タンパク質	半減期
オルニチンデカルボキシラーゼ	10分
δ-アミノレブリン酸合成酵素	60分
チロシントランスアミナーゼ	1.5時間
HMG-CoA還元酵素	2〜3時間
アセチルCoAカルボキシラーゼ	2日
アルギナーゼ	4〜5日
NADグルコヒドロラーゼ	16日
アラニントランスアミナーゼ	0.7〜100日

ラット肝臓において，ある時点でつくられたタンパク質の50％が分解されるまでの時間（半減期）を示す
Schimke RT：Regulation of protein degradation in mammalian tissue. In：Mammalian Protein Metabolism.（Munro HN, ed），Academic Press, 4：178-228, 1970より引用

B. タンパク質分解酵素

　タンパク質の分解は細胞内に存在する**タンパク質分解酵素**（protease）によって行われる（図12）．**リソソーム経路**はタンパク質や細胞小器官を膜で包み込み，この小胞とさまざまな分解酵素が含まれるリソソームが融合することでタンパク質を分解する（第2章図3参照）．**ユビキチン-プロテアソーム経路**ではプロテアソームとよばれる分解酵素が関与する．プロテアソームは翻訳後修飾の1つであるユビキチン化タンパク質を選別して分解することができる（第2章図12参照）．その他にもカルシウム依存性のカルパインによる分解経路も知られている．

　リソソーム経路は主に長寿命タンパク質の分解に関与し，一方でユビキチン-プロテアソーム経路やカルパイン経路は短寿命タンパク質の分解に関与する．

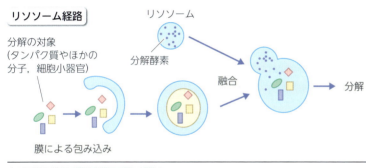
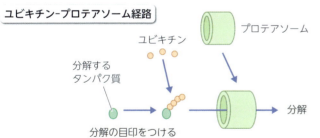

図12　細胞内タンパク質分解の2つの経路

リソソーム内にはさまざまな分解酵素が含まれており，タンパク質分解にかかわっている．この経路をリソソーム経路とよぶ．この図の場合は，細胞内にある自己の物質を分解するもので，特にオートファジー-リソソーム経路と呼ばれる（オートファジーとは自己を食べるという意味）．一方で翻訳後修飾の1つであるユビキチン化（複数のユビキチンが直線状に付加されるのでポリユビキチンとよぶ）を受けたタンパク質はユビキチン-プロテアソーム経路で分解される

医薬品と転写制御

　現在，日本で使用されている医薬品のなかには，転写因子を標的としているものがいくつかあるが，その多くは核内受容体のリガンドである．

　例えばPPARαという核内受容体の活性化剤であるフィブラート系化合物は，高トリグリセリド血症の治療薬として使用されている（第10章 図4B参照）．PPARαを活性化することによりその標的遺伝子の発現を変動させ，肝臓での脂肪酸の分解（β酸化）を促進し，トリグリセリド産生を減少させることで作用する．また，PPARγの活性化剤であるチアゾリジン誘導体は脂肪細胞の分化を促進する（第10章 図4B参照）．これにより前駆脂肪細胞は小型脂肪細胞に分化し，大型脂肪細胞はアポトーシスを引き起こす．ヒトではTNF-αの産生を抑制してインスリン抵抗性が改善すると考えられている．また，性ホルモン製剤や副腎皮質ステロイド（グルココルチコイド）はそれぞれに対応する核内受容体があり（ER, AR, GR），それらを活性化することで作用を発揮する．

　また，多発性骨髄腫の治療薬であるカルフィルゾミブやボルテゾミブなどのプロテアソーム阻害剤は，プロテアソームによるタンパク質分解を抑制することでがん細胞の複数の細胞内シグナル伝達系に作用し，抗腫瘍効果を発揮する．その作用は，主に転写因子NF-κBの抑制が関与していると考えられている．

　高コレステロール血症の治療薬であるスタチンはコレステロール生合成の律速酵素であるHMG-CoA還元酵素の阻害剤である．コレステロール生合成の阻害による細胞内コレステロールレベルの低下は，転写因子SREBP-2の活性化を引き起こし，その標的遺伝子であるLDL受容体の発現を上昇させる．LDL受容体の発現上昇は血中から細胞へのLDLの取り込みを促進するため，結果として血中のコレステロールが低下する．これは，スタチンが間接的に転写因子活性を促進していることになる．

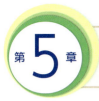

第5章 チェック問題

問 題

- ☐ ☐ **Q1** アクチベーターがもつ特徴的な構造とそれらの機能について述べよ.
- ☐ ☐ **Q2** コアクチベーターの機能について述べよ.
- ☐ ☐ **Q3** 転写因子CREBが空腹時に活性化して転写を制御する機構について述べよ.
- ☐ ☐ **Q4** エピジェネティック修飾について説明せよ.
- ☐ ☐ **Q5** タンパク質の翻訳後修飾にはどのような種類があるか述べよ.

解答&解説

A1 DNA結合ドメインや転写活性化ドメインをもつ.DNA結合ドメインはDNAに結合する役割を果たし,転写活性化ドメインは転写開始複合体やコアクチベーターと相互作用することで転写を活性化する.

A2 アクチベーターと転写開始複合体を橋渡しすることで転写を活性化する.また,その他にはHAT活性があり,ヒストンのアセチル化を介して転写を活性化する働きもある.

A3 空腹時に膵臓α細胞からペプチドホルモンであるグルカゴンが分泌される.グルカゴンは肝臓のグルカゴン受容体に作用し,細胞内のcAMP濃度を上昇させることでPKAを活性化する.活性化したPKAは核内に移動し,CREBをリン酸化する.リン酸化CREBはコアクチベーターであるCBPと結合することで転写を活性化する.それにより,CREBの標的遺伝子 *PGC-1α* の発現が上昇する.PGC-1αは,糖新生を担う酵素遺伝子の発現を上昇させる転写因子のコアクチベーターとして機能し転写を活性化する.

A4 DNAの塩基配列には影響しない修飾のことであり,具体的にはDNAのメチル化やヒストンテールのアセチル化,メチル化およびリン酸化などをさす.

A5 プロテアーゼによる切断,システイン残基のS-S結合,セリン・トレオニン・チロシン残基のリン酸化,糖鎖付加などがある.

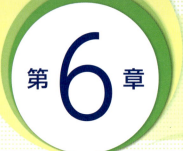

第6章 内分泌因子と栄養素による情報伝達

Point

1. 細胞間の情報伝達は，信号を受けとる受容体（レセプター）を介して行われることを理解する
2. 核内受容体は，転写調節因子としての機能をもっていることを理解する
3. Gタンパク質を情報伝達に使う受容体の多くは，セカンドメッセンジャーを介して作用することを理解する
4. チロシンキナーゼ型受容体は，自己リン酸化されて，下流のタンパク質のリン酸化を引き起こすことを理解する

概略図　細胞間の情報伝達

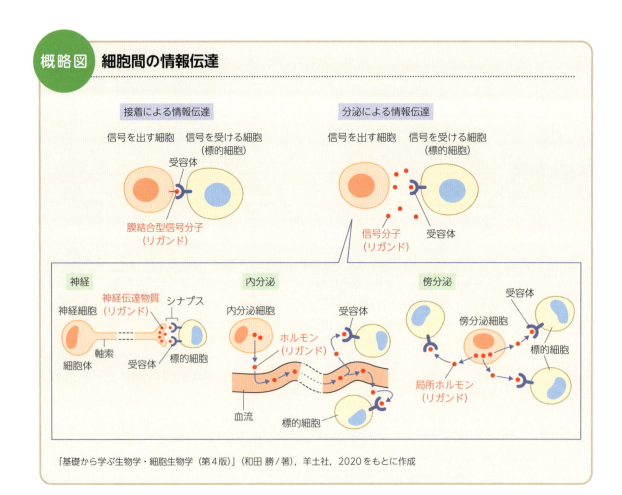

「基礎から学ぶ生物学・細胞生物学（第4版）」（和田 勝／著），羊土社，2020をもとに作成

ヒトの体は成人で約37兆個の細胞からなっているように動物は多細胞生物であり，それらの細胞は互いに協調することで，外部環境の変化や栄養素の摂取などに対応し，生体を最適な状態に保つ必要がある．体の内部環境を一定に保つことをホメオスタシス（恒常性）という．恒常性の維持には，神経系やホルモン系が重要な役割を果たしている．栄養素の働きや疾患の発症機構などを理解するうえで，こうした情報伝達のメカニズムについての知識は不可欠であり，以下特にホルモンや成長因子などが細胞にどのように作用するかを中心に学習する．

1 細胞間および細胞内の情報伝達

細胞同士が情報をやりとりする様式はさまざまである（概略図）．大きく分けると，隣り合った細胞が互いに接着してその部分で情報交換する場合と，ある細胞が何らかの物質を分泌してそれをほかの細胞が受けとる場合とがある．前者は細胞膜上にあるタンパク質同士の結合による．後者はその距離でいくつかに分けられ，信号分子（シグナル分子）を分泌する細胞と情報を受けとる細胞とが近接している場合の例として，シナプスにおける**神経伝達物質**（neurotransmitter）による情報伝達がある．一方，信号分子が特定の細胞から血液中に分泌されて運搬され，離れた場所で作用する場合を**内分泌**（endocrine）という．内分泌は，体外あるいは消化管への分泌である**外分泌**（exocrine）と対比される．また，分泌された物質が血流を介さず比較的近くの細胞に作用する場合を**傍分泌**（paracrine），分泌した細胞自身がその情報を受けとる場合を**自己分泌**（autocrine）という．**ホルモン**（hormone）は，代表的な内分泌因子群であるが，ホルモンと似たような働き方をする物質としては，さまざまな成長因子，サイトカインやプロスタグランジンなどの生理活性物質も含まれる．

2 細胞間情報伝達分子と受容体

分泌された信号分子の情報は，その情報を受けとる細胞（標的細胞）に伝えられる．ある細胞が標的細胞になるかどうかは，その細胞が信号分子の**受容体**（レセプター：receptor）をもっているかによる．受容体はタンパク質であり，細胞の表面に存在する場合と，細胞の内部に存在する場合がある．特定の受容体に結合する信号分子をその受容体の**リガンド**（ligand）という（概略図）．受容体をその機能別に大きく分類すると，①**イオンチャネル型受容体**，②**核内受容体**，③**酵素活性を有するか酵素と結合して働く受容体**，とに分けられる．③については，**Gタンパク質共役型受容体**（G protein-coupled receptor：GPCR）のグループおよび**チロシンキナーゼ型受容体**のグループに分かれる．以下それぞれについてみていく．

A. イオンチャネル型受容体（図1）

受容体タンパク質が細胞膜を貫通しており，その内部にイオンを通すトンネルのような構造を有する．不活性の状態ではイオンチャネルは閉じているが，リガンドが結合するとこれが開いて，特定のイオン（複数

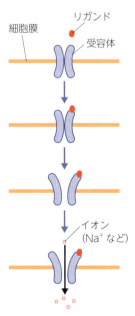

図1 イオンチャネル型受容体の作用様式

種のイオンである場合もある）を通過させる．ニコチン性アセチルコリン受容体，グリシン受容体，グルタミン酸受容体，GABA受容体などがある．ニコチン性アセチルコリン受容体の場合は，5個のサブユニット（α，α，β，γ，δ）が集まった中央の穴がイオンチャネルとなっていて，αサブユニットへのリガンド（アセチルコリン）の結合によりNa$^+$を細胞内に流入させる．

なお，後述のGタンパク質共役型受容体（GPCR）の働きで開閉するイオンチャネルもある．

B. 核内受容体
1）核内受容体の概要

受容体が核の中で働くタイプである．リガンドと受容体の結合は，核内または細胞質において行われるため，このタイプの受容体を利用するリガンドは，すべて脂溶性物質であり，細胞膜を通過して細胞内に入る（図2）．核内受容体はステロイドホルモン受容体のように，リガンド非結合時には細胞質に存在してリガンドの結合により核内に移行する場合と，甲状腺ホルモン受容体（TR）のようにもともと核内に存在する場合とがある．ヒトは全部で48種の核内受容体を有するが，そのうち主な核内受容体とそのリガンドを表1に示す．図3はエストロゲン受容体の構造であるが，このように核内受容体タンパク質は，**リガンド結合領域**と**DNA結合領域**をもつ．核内受容体の働きは標的遺伝子の転写を調節することであり，標的遺伝子の転写調節領域には，それぞれの核内受容体が結合する塩基配列，すなわちこれら脂溶性リガンドへの**応答配列**（responsive element：RE）が存在する（表2）．核内受容体の作用により，その部分における転写共役因子（コアクチベーター，コリプレッサーともいう）（第5章参照）との結合の変化やクロマチン構造の変化が生じて，転写が制御される．

核内受容体のうち，エストロゲン受容体（ER），アンドロゲン受容体（AR），グルココルチコイド受容体（GR）などのステロイドホルモン受容体は，ホモ二量体を形成して応答配列に結合する．一方，レチノイン

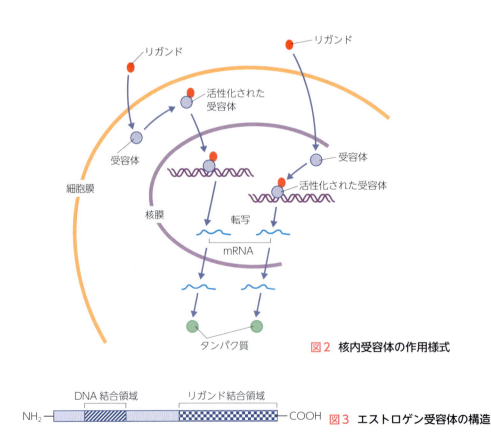

図2 核内受容体の作用様式

図3 エストロゲン受容体の構造

表1　主な核内受容体とそのリガンド

受容体名	リガンド	受容体の種類
エストロゲン受容体（ER）	エストロゲン	α，βの2種
アンドロゲン受容体（AR）	アンドロゲン	
グルココルチコイド受容体（GR）	グルココルチコイド	
ミネラルコルチコイド受容体（MR）	ミネラルコルチコイド	
プロゲステロン受容体（PR）	プロゲステロン	
甲状腺ホルモン受容体（TR）	甲状腺ホルモン	α，βの2種
ビタミンD受容体（VDR）	活性型ビタミンD	
レチノイン酸受容体（RAR）	全 trans レチノイン酸	α，β，γの3種
レチノイドX受容体（RXR）	9-cis レチノイン酸	α，β，γの3種
PPAR*	長鎖脂肪酸，フィブラート系薬剤（α），チアゾリジン誘導体（γ）	α，γ，δの3種
肝臓X受容体（LXR）	酸化コレステロール	α，βの2種
ファルネソイドX受容体（FXR）	胆汁酸	

＊peroxisome proliferator-activated receptor（ペルオキシソーム増殖因子活性化受容体）

酸受容体（RAR），ビタミンD受容体（VDR），PPAR，TRなどは，レチノイドX受容体（RXR）とヘテロ二量体を形成することで作用する（図4）．後者の場合，リガンドが結合していなくても応答配列に受容体が結合している場合が多く，そこには転写を抑制するタイプの転写共役因子（**コリプレッサー**）の複合体がさらに結合した状態にある．その受容体にリガンドが結合することで，コリプレッサーが外れて転写を活性化するタイプの転写共役因子（**コアクチベーター**）の複合体が結合し，RNAポリメラーゼIIによる転写が行われる．

2）栄養素や食品成分と核内受容体

図5にビタミンA関連物質の代謝を示す．レチナールの酸化型である全 trans レチノイン酸と，その構造異性体の9-cis レチノイン酸は，それぞれRARとRXRのリガンドである．

VDRの標的遺伝子には，カルシウム代謝や骨代謝にかかわるものが多い（表3）．

また，生活習慣病や栄養とのかかわりで重要な核内受容体に，PPAR，肝臓X受容体（LXR），ファルネソイドX受容体（FXR）などがある．PPARには，PPARα，PPARδ，PPARγの3種がある（表1）．そのうちPPARαは，脂肪燃焼やエネルギー消費にかかわる多くの遺伝子を制御する．PPARγは，脂肪細胞の分化や脂質蓄積に関連するさまざまな遺伝子を標的とする（図6）．PPARγは組織におけるインスリンの感受性を

表2　核内受容体が結合する応答配列の例

受容体	応答配列
ER	5'-AGGTCANNNTGACCT-3'
AR, GR, MR, PR	5'-AGAACANNNTGTTCT-3'
PPAR	5'-AGGTCANAGGTCA-3'
VDR	5'-AGGTCANNAGGTCA-3'
TR	5'-AGGTCANNNAGGTCA-3'
RAR	5'-AGGTCANNNNNAGGTCA-3'

Nは，定まっていない任意の塩基
（受容体名は表1参照）

改善する作用をもつため，チアゾリジン誘導体とよばれるPPARγのリガンドの薬剤は，糖尿病治療に用いられる．LXRとFXRはそれぞれ酸化コレステロールと胆汁酸をリガンドとする（表1）．活性化されたLXRはコレステロールから胆汁酸の合成の律速酵素であるCYP7A1の遺伝子発現を増加させ，FXRはその発現を抑制する作用が知られており，コレステロールレベルの調節にかかわっている（図6）．いずれもそのほかさまざまな代謝調節にかかわっていることが知られている．

核内受容体の活性を制御する食品成分も多く見出されている．例えば，PPARαを活性化する成分には脂質燃焼作用が期待される．また，大豆などのイソフラボンは，ERに結合してエストロゲン様の作用を発揮する．

第6章　内分泌因子と栄養素による情報伝達

分子栄養学　改訂第2版

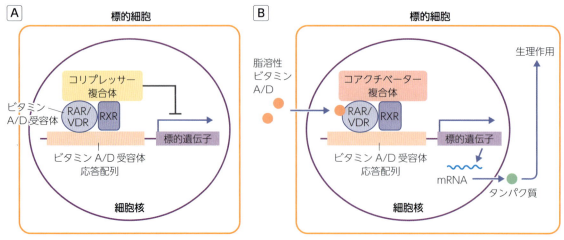

図4 RXRとの二量体化を介したRARやVDRの作用機構
RXR, RAR, VDRについては表1参照

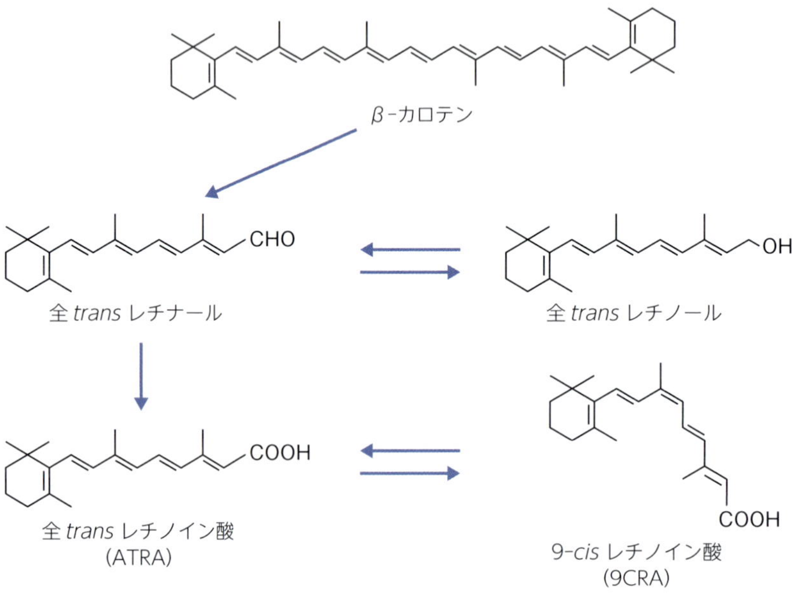

図5 ビタミンAとその関連分子の体内での変換

表3 VDRの標的遺伝子

発現組織	作用	標的遺伝子
小腸	カルシウム吸収	ECaC, PMCA1b, カルビンディン
腎臓	カルシウム再吸収	1α-水酸化酵素, 24-水酸化酵素, ECaC, PMCA1b, カルビンディン
副甲状腺	PTH産生抑制	PTH
骨芽細胞	マトリックス形成とミネラル化	オステオカルシン, オステオポンチン, オステオプロテゲリン, RANKL
破骨細胞	骨吸収	RANK, インテグリン受容体

ECaC：上皮カルシウムチャネル, PMCA1b：形質膜 Ca^{2+}-ATPアーゼ, PTH：副甲状腺ホルモン, RANKL：receptor activator of nuclear factor κB ligand, RANK：RANKL受容体

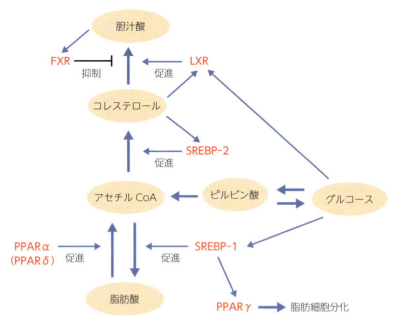

図6 脂質代謝調節において重要な転写調節因子
各転写調節因子を赤字で示した．本文中にあるように，これらは複雑なネットワークを形成しているが，図中では代表的な作用のみを示している
FXR，LXRについては**表1**参照．SREBP：sterol regulatory element binding protein

C. Gタンパク質共役型受容体（GPCR）

1）タンパク質のリン酸化による酵素活性の制御

このタイプの受容体について述べる前に，タンパク質内のアミノ酸のリン酸化について説明する．

タンパク質を構成するアミノ酸のうち，セリン，トレオニン（スレオニン），チロシンの3つは，アミノ酸側鎖のヒドロキシ基（-OH）にリン酸が結合できる（図7）．リン酸は負に荷電していることなどから，図7のリン酸化セリンの例で示しているように，リン酸化されたアミノ酸の近くのアミノ酸（隣り合っていたり，空間的に近い位置にある）との間の構造に変化が起こって，タンパク質の活性が変化する．リン酸化はタンパク質の活性のスイッチのような働きをする場合が多い．図8には，グリコーゲンの合成と分解の概略を示しているが，グリコーゲンの分解にかかわるホスホリラーゼはリン酸化されると活性型になる．逆に合成を担うグリコーゲン合成酵素はリン酸化されることで不活性型になる．

ATPなどがもつ3つのリン酸のうち，端の1つ（γ位のリン酸という）をほかの分子に転移させる酵素を**キ**ナーゼ（kinase）とよぶ．ヒトには約500種のキナーゼがあり，キナーゼの基質には糖，脂質，タンパク質などさまざまなものがある．特にタンパク質をリン酸化するキナーゼを総称して，**プロテインキナーゼ**（protein kinase）とよぶ．プロテインキナーゼは，タンパク質のセリンやトレオニンをリン酸化するセリン/トレオニンキナーゼと，チロシンをリン酸化するチロシンキナーゼに大別される．

2）GPCRの作用例

グルカゴンは，血糖上昇ホルモンであり，空腹時に膵臓のα細胞から分泌されて，肝臓などにあるグルカゴン受容体に結合し，グリコーゲンの分解や糖新生を促進，逆にグリコーゲンの合成や解糖を抑制する．グルカゴン受容体は，ほかのGタンパク質共役型受容体と同様に，細胞膜を7回貫通する構造を有している．

Gタンパク質は，グアニンヌクレオチド結合タンパク質の略称であり，GTPが結合している場合に活性型，GDPが結合している場合に不活性型となるタンパク質である．Gタンパク質は，α，β，γの3つのサブユニットから構成され，αサブユニットにGDPまたは

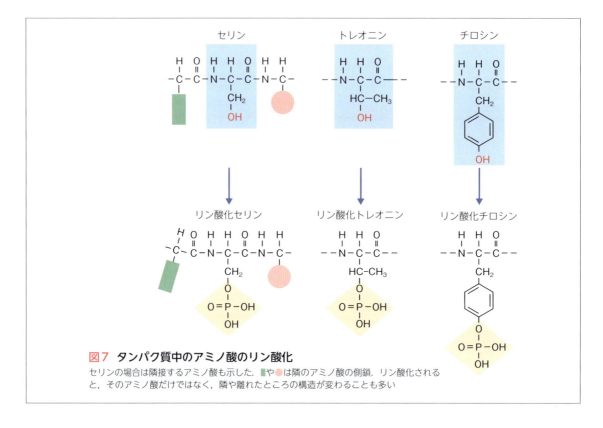

図7 タンパク質中のアミノ酸のリン酸化
セリンの場合は隣接するアミノ酸も示した．■や●は隣のアミノ酸の側鎖．リン酸化されると，そのアミノ酸だけではなく，隣や離れたところの構造が変わることも多い

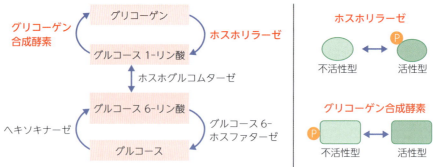

図8 グリコーゲンの合成と分解の概略とその調節にかかわる酵素
注：実際はもっと多くの酵素による反応が含まれる

GTPが結合する．グルカゴン受容体の場合，G_sとよばれるαサブユニットをもつGタンパク質が受容体と相互作用している（図9）．グルカゴンによる刺激がないときは，このαサブユニットにGDPが結合しているが，グルカゴンが受容体に結合すると，GDPが離れて新たにGTPが結合する．それにより，αサブユニットが$G_{βγ}$複合体から離れて，アデニル酸シクラーゼという酵素を活性化する（図9）．アデニル酸シクラーゼは，ATPをサイクリックAMP（cAMP，図10）に変換する酵素で，これにより細胞内のcAMP量が増加する．cAMPは，セリン／トレオニンキナーゼであるプロテインキナーゼA（Aキナーゼ）の調節サブユニットに結合し，触媒サブユニットを遊離させることでこの酵素を活性化する．活性化されたプロテインキナーゼAは，さまざまな基質をリン酸化する．グリコーゲン合成酵素をリン酸化して不活性型にするほか，ホスホリ

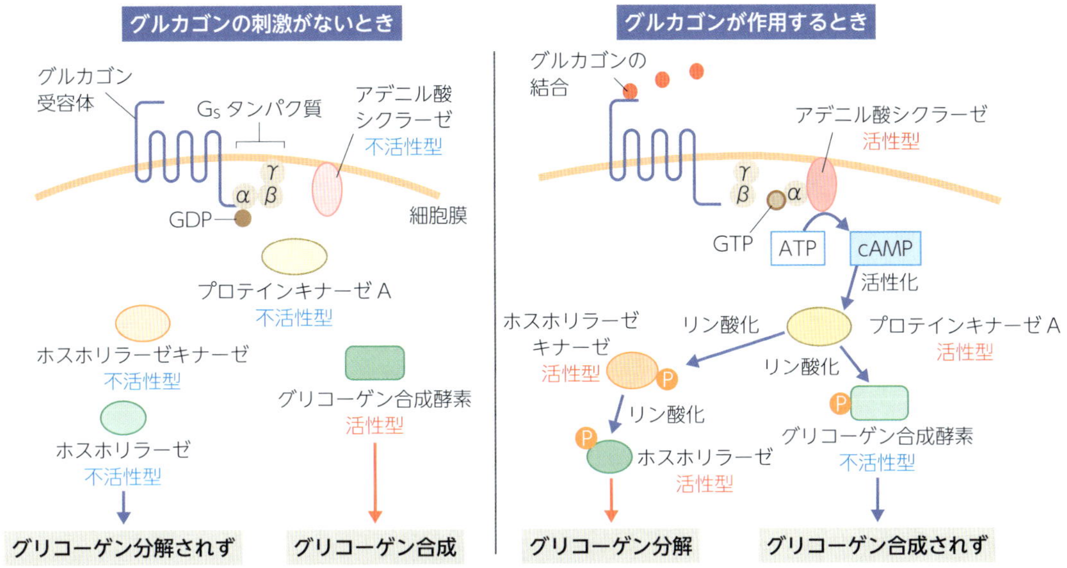

図9 グルカゴンによるグリコーゲンの分解促進と合成抑制

注：アドレナリンもアドレナリン受容体を介して，グルカゴンと同じような作用をする．プロテインキナーゼAはAキナーゼともよばれる．βγサブユニットがエフェクターに作用する場合もある

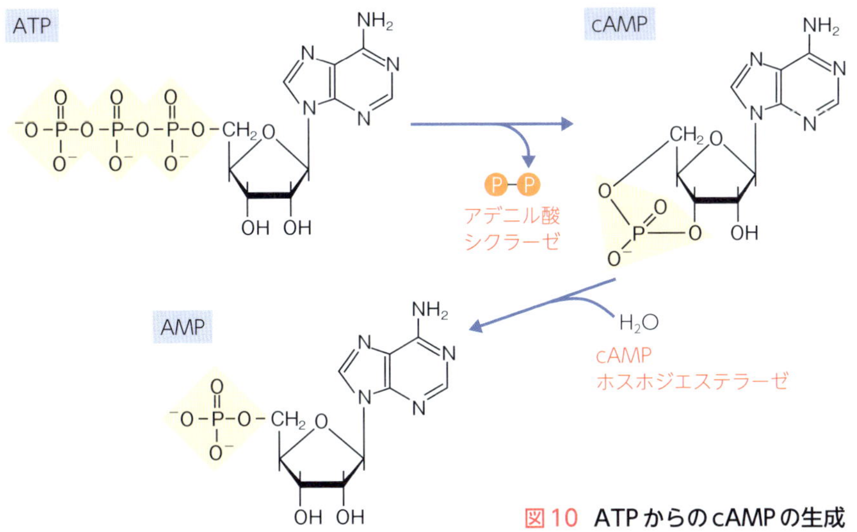

図10 ATPからのcAMPの生成

ラーゼキナーゼを活性化する．ホスホリラーゼキナーゼは，ホスホリラーゼをリン酸化して活性化する．これにより，肝臓からはグリコーゲンのグルコースが血中に放出される．グルカゴンの刺激がなくなると，Gタンパク質に結合しているGTPのリン酸が1つ切断されてGDPとなる．

3）GPCRのその他の働き

前述の機能以外に，プロテインキナーゼAは，脂肪細胞においては，GPCRであるアドレナリン受容体によって活性化され，ホルモン感受性リパーゼをリン酸化して活性化し，脂肪の分解を促す．

また，プロテインキナーゼAがリン酸化する基質には，**CREB**（cyclic AMP responsive element binding

分子栄養学 改訂第2版 89

protein）という転写因子が含まれる．リン酸化されて活性化されたCREBは，さまざまな遺伝子の転写調節領域に存在する**CRE**（cyclic AMP responsive element）という配列（5′-TGACGTCA-3′）に結合して，その転写を調節する（図11）．すなわち，cAMPは遺伝子の働きも制御する．CREBにより転写が促進される遺伝子の1つに，ホスホエノールピルビン酸カルボキシキナーゼ（PEPCK）の遺伝子がある．この酵素は糖新生の律速酵素であるため，CREBによるPEPCKの転写促進は絶食時に糖新生が促進されるメカニズムの1つである．

cAMPのように，細胞膜受容体が活性化されることにより量が増えたり減ったりすることでその下流に情報を伝える役割を担う分子を，**セカンドメッセンジャー**（二次メッセンジャー）とよぶ．それに対して，受容体のリガンドがファーストメッセンジャー（一次メッセンジャー）にあたる．cAMP以外には，cGMP，ジアシルグリセロール（DG），イノシトール三リン酸（IP$_3$），Ca^{2+}などがセカンドメッセンジャーとして働く．グルカゴン受容体やアドレナリン受容体が活性化するGタンパク質は前述のG$_s$であり，アデニル酸シクラーゼを活性化させるが，この場合のアデニル酸シクラーゼのようにGタンパク質の標的となるタンパク質を一般的に**エフェクター**（effector）とよぶ．Gタンパク質にはほかにも表4のような種類がある．

G$_q$を利用する受容体のエフェクターは，ホスホリパーゼC（PLC）という酵素である．PIのイノシトール環の4番と5番目の位置にリン酸がついているPI（4,5）二リン酸（PIP$_2$）が，PLCの基質となって下流に情報が伝えられる（図12，13）．すなわち，G$_q$により活性化されたPLCは，PIP$_2$を図12の矢印のところで切断して，ジアシルグリセロール（DG）とイノシトール三リン酸（IP$_3$）を生じる．IP$_3$は，小胞体の膜にあるIP$_3$受容体に結合して，小胞体内のCa^{2+}を細胞質に放出させる（IP$_3$受容体は，細胞の中にあるイオンチャネル型受容体である）．増加したCa^{2+}は，カルモジュリンとよばれるタンパク質と結合してこれを活性化させ，カルモジュリン依存性プロテインキナーゼを活性化させる．一方DGおよびCa^{2+}は，プロテインキナーゼCという別のキナーゼを活性化させる．これらのプロテインキナーゼが非常に多様なタンパク質をリン酸化して，細胞内でのさまざまな変化を生じさせる（図13）．

4）その他のGPCR

ヒトではGPCRは1,000種類くらい存在する．グル

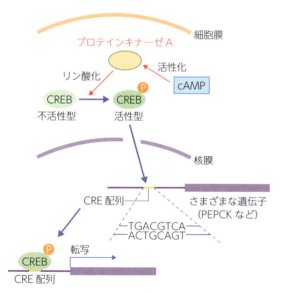

図11 cAMPとAキナーゼを介した遺伝子転写の調節

表4 受容体と共役するGタンパク質のαサブユニットの分類

Gタンパク質のαサブユニット	機能	受容体の例
G$_s$	アデニル酸シクラーゼ活性化	アドレナリンβ1受容体，グルカゴン受容体
G$_i$	アデニル酸シクラーゼ抑制	セロトニン5HT1受容体
G$_q$	PLCの活性化	M1ムスカリン受容体
トランスデューシン（G$_t$）	視覚の情報伝達	光受容体
ガストデューシン（G$_{gust}$）	味覚の情報伝達	味覚受容体
G$_{olf}$	嗅覚の情報伝達	嗅覚受容体

PLC：ホスホリパーゼC

カゴンのほかに比較的小さなペプチドホルモン（視床下部ホルモンや下垂体ホルモンなど）の受容体の多くはGPCRである．ここでは感覚にかかわるGPCRと短鎖脂肪酸や胆汁酸をリガンドとするGPCRについて述べる．

①視覚

網膜には，桿体と錐体という2種の視細胞が存在する．このうち桿体は，暗いところで物を見るために働く．桿体細胞にはロドプシンとよばれるGPCRがあり，これにはレチナール（図5）が結合している．レチナールは暗所では11-cis-レチナールであるが，光によって全transレチナールに変化する．それによりトランスデューシン（表4）が活性化され，cGMPホスホジエステラーゼが活性化，細胞内のcGMPの量が減る．これは特定のイオンチャネルを閉じることで細胞の過分極を誘導する．cGMPもセカンドメッセンジャーの1つである．ビタミンAの作用のほとんどはレチノイン酸によるものであるが，レチノイン酸は視覚に関する作用は有しない．なお，明るいところでの色の識別は錐体によって行われるが，それは特定の波長の光をよく吸収するオプシンを有する3種類の細胞の働きによる．

②味覚

甘味，うま味，苦味，酸味，塩味の5つの基本味のうち，甘味，うま味，苦味の受容は主にGPCRによって担われている（図14）．このうち，甘味受容体はT1R2とT1R3の2種類のGPCRのヘテロ二量体であり，うま味受容体は同様にT1R1とT1R3が結合したものである．一方苦味受容体はT2Rsとよばれ，ヒトの場合は25種のT2Rが存在してさまざまな種類の苦味に対応している．いずれの場合も，ガストデューシンとよばれるGタンパク質（表4）を介して，PLC（PLC β2）を活性化してカルシウム依存性イオンチャネル（TRPM5）を開かせ，細胞の脱分極を行う．甘味，う

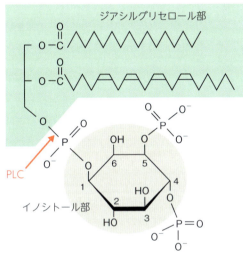

図12　ホスファチジルイノシトール4,5-二リン酸（PIP_2）の構造とPLCによる切断部位

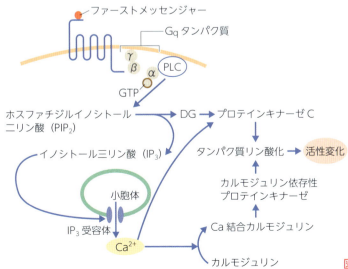

図13　DGとIP_3を介した情報伝達

ま味，苦味の受容体はそれぞれ別々の細胞で発現している．

酸味と塩味の受容体は，いずれもイオンチャネル型受容体である．なお，味覚受容体は当初舌などの味蕾に存在すると考えられていたが，現在はそれ以外に胃や腸などの消化管，膵臓，生殖器などさまざまな器官に存在し，特徴的な役割を果たしていることがわかってきた（p38参照）．

③嗅覚

匂い物質は，鼻腔内で嗅上皮の嗅繊毛に発現しているGPCRである嗅覚受容体と結合する．嗅覚受容体は，Gタンパク質のG$_{olf}$（表4）を介してcAMPを上昇させ，次にイオンチャネルを開いて神経活動を生じさせる．匂い物質は低分子の化合物であるが，数十万種類は存在すると考えられ，ヒトでもそのうち1万種類程度は嗅ぎ分けられるとされる．ヒトでは400種類程度，マウスでは1,100種類程度の嗅覚受容体が存在するが，それよりはるかに多種の匂い物質を嗅ぎ分けられるしくみは以下のとおりである．1つの嗅細胞は一種類の嗅覚受容体しか発現していない．また，一種類の匂い物質は複数種の嗅覚受容体に結合する．すなわち，それぞれの匂い物質は，その物質特有のパターンでさまざまな嗅細胞を刺激し，そのパターンが脳に伝わることで非常に多くの匂い物質に対応できる．

④短鎖脂肪酸

腸内細菌叢が宿主（ヒト）に及ぼす重要作用として，酢酸，プロピオン酸，酪酸などの短鎖脂肪酸の合成がある．短鎖脂肪酸は，GPCRを介してさまざまな代謝改善作用，神経や免疫の調節作用などを発揮することが明らかとなってきた．短鎖脂肪酸をリガンドとするGPCRとして，GPR41，GPR43，GPR109A，Olfr78（これは嗅覚受容体でもある）などが注目されている．

⑤胆汁酸

胆汁酸は脂質の吸収に必要であり，腸肝循環の機構によって再利用される．一部は肝臓への取り込みを逃れて，血中を巡っている．胆汁酸の受容体であるTGR5は，全身に発現して筋機能の維持や糖代謝改善作用などを発揮する．TGR5はcAMPをセカンドメッセンジャーとする．

D. チロシンキナーゼ型受容体

1）チロシンキナーゼ型受容体の性質

成長因子（細胞増殖因子）の受容体の多くは，チロシンキナーゼ型の受容体である．インスリン受容体もこのタイプであり，以下はインスリン受容体を中心に記述する．

このタイプの受容体分子は，細胞膜の外側の領域，細胞膜を貫通する領域，細胞内の領域とからなる．細胞内領域には，チロシンキナーゼとしての酵素活性を有する領域が含まれる．細胞外領域にリガンドが結合すると，チロシンキナーゼが活性化されて，まず受容体タンパク質自身のチロシンがリン酸化される（自己リン酸化，図15）．リン酸化された受容体に，リン酸化チロシンを認識する別のタンパク質が結合し，そのタンパク質のチロシンがリン酸化されて活性化される．受容体のどのリン酸化チロシンにどんなタンパク質が結合するかは，リン酸化チロシンの近くのアミノ酸配列によって決まっている．結合して活性化されたタンパク質はさらに別のタンパク質のチロシン，セリン，トレオニンをリン酸化するなどして活性化していき，細胞の内部に情報が伝達される（**リン酸化カスケード**，図16）．

チロシンキナーゼ受容体の下流で働く代表的なリン酸化カスケードとして，MAPキナーゼカスケードとい

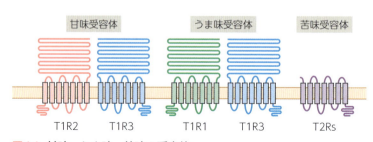

図14 甘味，うま味，苦味の受容体

うのがある（図17）．MAPキナーゼ（mitogen-activated protein kinase）は，さまざまな刺激により活性化されて多くの転写因子の活性を調節するタンパク質である．MAPキナーゼを直接リン酸化する酵素がMAPキナーゼキナーゼ（MAPKK）で，さらにこのMAPKKはMAPキナーゼキナーゼキナーゼ（MAPKKK）によって活性化されることが知られている．哺乳類の代表的なMAPKKKとして，Raf-1がある．MAPKKKを活性化するタンパク質として低分子量Gタンパク質[※1]であるRasがある．

2）インスリン受容体の情報伝達

図17はインスリン受容体の情報伝達にかかわるタンパク質群を示している．これらのうち，いくつか重要なものについてのみ以下に記述する．

インスリン受容体の構造は，細胞外にあるαサブユ

[※1] **低分子量Gタンパク質**：表4のGタンパク質よりも分子量が小さいGタンパク質群で，これらも同じようにGTPとGDPの結合で活性型と不活性型となる．Rasをはじめ，150種以上が知られている．

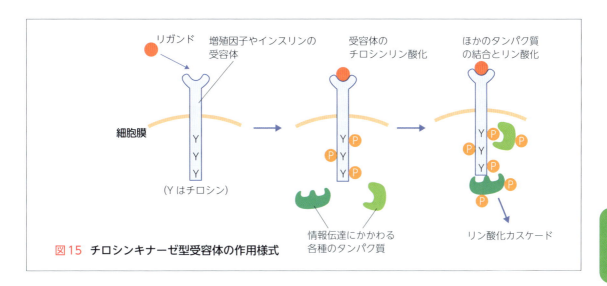

図15　チロシンキナーゼ型受容体の作用様式

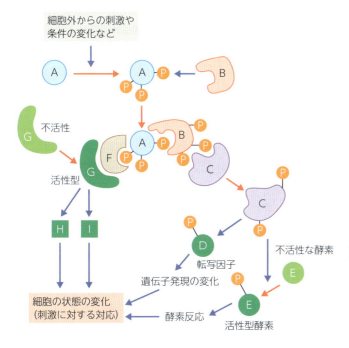

図16　リン酸化カスケードのイメージ

A〜Iはタンパク質．A，B，Cはプロテインキナーゼ．Gはアダプタータンパク質とよばれる．Ⓟはリン酸を示す．リン酸化されたAにBやFが結合して活性化される．リン酸化による活性化や，タンパク質同士の結合による活性化によって，D，E，H，Iなど多くのタンパク質の活性に変化が起こり，細胞内の状態が変わる

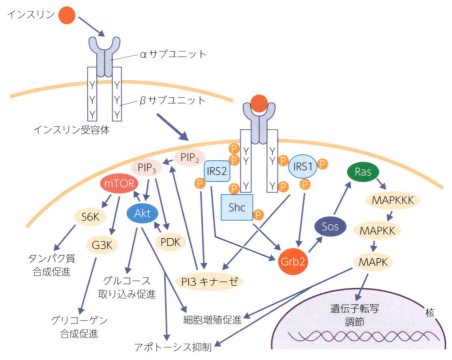

図17 インスリン受容体の情報伝達の概要

ニットと細胞膜を貫通するβサブユニットの2つずつが結合した四量体である．インスリン受容体のリン酸化チロシンに結合する代表的なタンパク質として**IRS**（insulin receptor substrate，インスリン受容体基質）がある．主なIRSはIRS1とIRS2である．インスリン受容体との結合により活性化されたIRSは，MAPキナーゼ経路やPI3キナーゼ経路（後述）を活性化する．肥満に由来するインスリン抵抗性や糖尿病の発症において，このIRSが活性化されにくくなる機構が知られている（「臨床のトピック」参照）．

IRSと結合して活性化された**PI3キナーゼ**（phosphatidylinositol 3-kinase）は，PIのイノシトール環の3位（図12）にリン酸を結合させる酵素である．PI(4, 5)P$_2$にPI3キナーゼによってリン酸が付加されたPI(3, 4, 5)P$_3$は，その下流にあるPDKやAktといったキナーゼ群を活性化させる．これらのキナーゼにもさまざまな働きがあるが，特に重要なものとして，筋肉や脂肪組織においてグルコースの取り込みを促進させる作用があげられる．グルコースの取り込みは，グルコース輸送体というタンパク質によって行われる．いくつかあるグルコース輸送体のうち，**GLUT4**とよばれるものは，筋肉細胞や脂肪細胞においてインスリンの刺激がないときには細胞内の小胞に存在する（図18）．インスリンの刺激があるとPI3-Aktの経路を介してこの小胞が細胞表面に移行して細胞膜と融合し，GLUT4が細胞表面に露出する．これにより食後に増加したグルコースが各組織で有効に取り込まれることになる．

E. サイトカイン受容体

サイトカインには，インターロイキン類（IL），インターフェロン類（IFN），腫瘍壊死因子類（TNF），コロニー形成因子，エリスロポエチン，成長ホルモンなどがある．それらの受容体は，チロシンキナーゼ，セリン/トレオニンキナーゼ型受容体などもあるが，そのほか特に重要なものとして，JAK-STAT系およびNF-κBを介する経路がある．

1）JAK-STAT系

JAK-STAT系を介する受容体として，ILのいくつかやIFN，エリスロポエチン，成長ホルモン，プロラクチン，レプチンの受容体がある．これらの情報伝達経

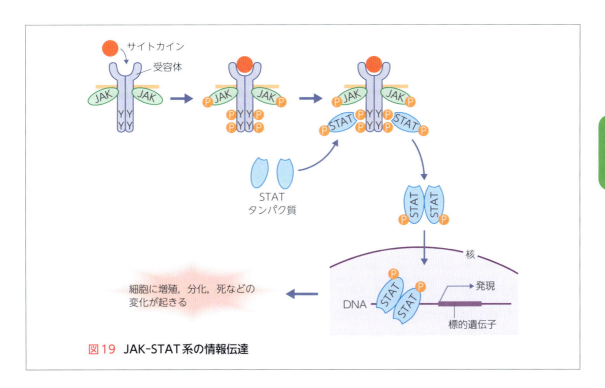

図18 インスリンによるグルコース取り込みの促進

図19 JAK-STAT系の情報伝達

路も，チロシンキナーゼ型受容体と同様に，チロシンのリン酸化が最初のステップとなるが，これらの受容体自身はチロシンキナーゼ活性をもっていない（図19）．受容体にリガンドが結合すると，受容体に結合していた**JAK**（Janus kinase）というチロシンキナーゼが活性化されて，これが受容体のチロシンをリン酸化する．次に**STAT**（signal transducer and activator of transcription）という転写因子が受容体のリン酸化チロシンに引き寄せられて結合する．STATはJAKの作用によってリン酸化を受け，2分子が会合して二量体となる．こうして活性型となったSTATは核内に移行して，標的遺伝子の転写を制御する．7種のSTATが存在し，受容体ごとに使い分けられている．

2) NF-κB

さまざまなストレスや炎症，細胞の増殖やアポトーシスなどに関連する信号としてNF-κB（nuclear factor kappa B）の調節を介するものがある（図20）．IL-1やTNF-αの受容体，リポポリ多糖などをリガンドとするToll様受容体の情報伝達にNF-κBが関与する．NF-κBは，刺激がないときには，IκB（inhibitor of NF-κB）と結合しており，細胞質に存在している．受容体からのシグナルにより，IκBキナーゼ（IKK）が活性化されると，IKKはIκBをリン酸化する．IκBは，リン酸化を受けると，ユビキチン化されて分解され，それによりNF-κBは核内へ移行して，さまざまな遺伝子の転写を調節する．カプサイシン，イソフラボン，クルクミン，EGCG（カテキン類の一種）など，NF-κBの経路を調節するさまざまな食品因子も見出されており，それらの成分の抗炎症や抗がん作用はこの経路で一部説明ができると考えられる．

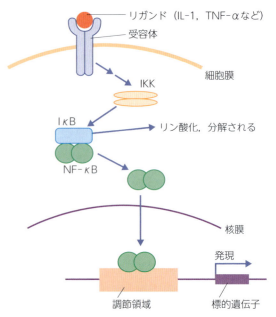

図20　NF-κBを介した情報伝達

臨床のトピック　2型糖尿病解明への道

糖尿病には，膵臓β細胞の破壊によりインスリンが欠乏する1型糖尿病と，インスリン分泌の低下とともにインスリンの作用が弱くなる（インスリン抵抗性）2型糖尿病などがある．現在2型糖尿病が95％以上を占めるといわれ，遺伝的要因と過食や運動不足，肥満がその要因とされる．肥満によってインスリン抵抗性が生じるのはなぜだろうか．

肥満では脂肪細胞が肥大化するとともに，脂肪組織にマクロファージが浸潤する．そうなると脂肪細胞やマクロファージからTNF-α（腫瘍壊死因子α）やレジスチンなどの"悪い"サイトカインが分泌され，また血中の遊離脂肪酸が増える．TNF-αは，受容体に結合するとJNK（c-Jun N-terminal kinase）というセリン/トレオニンキナーゼを活性化して，それによりIRSタンパク質のセリンリン酸化を促進する．セリンがリン酸化されてしまったIRSは，インスリンの情報伝達に必要なチロシンリン酸化が起こりにくくなる．

インスリン抵抗性誘導の機構は実際にはより複雑であり，他にもさまざま報告されているので，興味があったらぜひ文献などで調べてほしい．

文献
- 「基礎から学ぶ生物学・細胞生物学（第4版）」（和田 勝/著），羊土社，2020

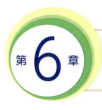

チェック問題

問題

- □ □ **Q1** 核内受容体の作用機構について述べよ．
- □ □ **Q2** セカンドメッセンジャーの種類と働きについて述べよ．
- □ □ **Q3** キナーゼについて説明し，細胞内情報伝達において重要なものの例をあげよ．
- □ □ **Q4** チロシンキナーゼが重要な役割を担う受容体の情報伝達の概略を説明せよ．

解答&解説

A1 核内受容体は転写因子であり，標的遺伝子の応答配列に結合して転写を活性化したり抑制したりする．核内受容体のリガンドは脂溶性分子なので細胞膜を通り抜けて細胞内に入る．ER，AR，GRなどのステロイドホルモン受容体はホモ二量体を形成して働くが，RAR，VDR，PPAR，TRはRXRとのヘテロ二量体として働く．標的遺伝子は，核内受容体の結合配列（応答配列）をもっており，リガンドが結合した核内受容体の作用により，その部分におけるコリプレッサーやコアクチベーターといった転写共役因子との結合の変化やクロマチン構造の変化が生じて，転写が制御される．

A2 受容体の働きを仲介するセカンドメッセンジャーのうちcAMPは，プロテインキナーゼAを活性化し，活性化されたプロテインキナーゼAはさまざまな酵素タンパク質をリン酸化することで，それらの活性を変化させる．cGMPは眼の光受容において重要な役割を果たしている．DGとIP$_3$は，ホスファチジルイノシトール二リン酸がPLCにより切断されて生じる．IP$_3$は小胞体の膜上のIP$_3$受容体に結合して，小胞体内のCa^{2+}を細胞質に放出させる．増加したCa^{2+}は，カルモジュリンと結合してこれを活性化させ，カルモジュリン依存性プロテインキナーゼを活性化させる．またDGおよびCa^{2+}は，プロテインキナーゼCを活性化させる．

A3 キナーゼは主にATPのγ位のリン酸をほかの分子に転移させる酵素である．キナーゼの基質には糖，脂質，タンパク質などさまざまなものがあるが，特にタンパク質をリン酸化するキナーゼを総称して，プロテインキナーゼとよぶ．セリンやトレオニンをリン酸化するキナーゼには，プロテインキナーゼA，プロテインキナーゼC，MAPキナーゼ，ホスホリラーゼキナーゼ，IκBキナーゼなどがある．チロシンキナーゼには，さまざまなチロシンキナーゼ型受容体やJAKがある．また多くのがん遺伝子もチロシンキナーゼ活性を有する．脂質をリン酸化するキナーゼの1つに，PI3キナーゼがある．

A4 受容体自身がチロシンキナーゼ活性を有するものとして，さまざまな細胞増殖因子（成長因子）の受容体やインスリン受容体などがある．このタイプの受容体にリガンドが結合すると，受容体自身がもつチロシンキナーゼ活性によってまず受容体内のチロシンが自己リン酸化を受ける．リン酸化されたチロシンを認識するタンパク質がそこに結合して，リン酸化を受けて活性化される．さらにそのタンパク質によりほかのさまざまなタンパク質が活性化されるカスケードによって情報が伝わっていく．

第7章 さまざまな生命現象と遺伝子

Point

1. すべての細胞は，同じ遺伝子をもっているが，働いている遺伝子と働いていない遺伝子が細胞によって異なるため，細胞特有の形態，性質をもつことを理解する
2. 老化は，遺伝子やタンパク質が傷害を受け，その傷害が蓄積されること，細胞分裂のたびに遺伝子末端のテロメアの長さが短くなることなどによって引き起こされる現象であることを理解する
3. アポトーシスは，生体防御のための細胞自らの死であり，多くの遺伝子に制御されていることを理解する
4. 抗体をつくり出すリンパ球では，分化の過程で遺伝子の組換えが行われていることを理解する

概略図 生命現象と遺伝子

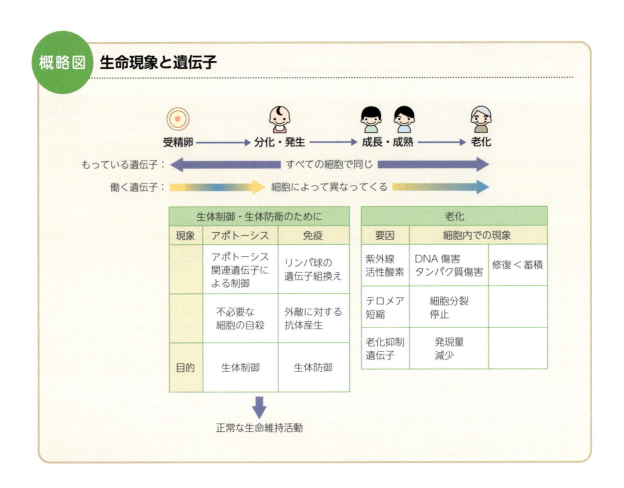

われわれの身体は成人で約37兆個もの細胞からできている．細胞の種類は約200種類であり，それらは形，性質ともにバラエティに富んでいるが，みな同じ遺伝子をもっている．ただ，働いている遺伝子が違うだけである．働く遺伝子・働かない遺伝子の取り決めは，すでに遺伝子にインプットされており，分化・発生の過程で計画的に遺伝子のオン・オフがなされた結果である．また，発生の過程や，成熟した生体でみられるアポトーシスも生体を正常に維持していくために，多くの遺伝子によって巧妙に制御されている．老化の過程や免疫システムについても遺伝子による制御のしくみがわかってきた．さらにそこには，栄養素がかかわっていることも解明されつつある．

中にある造血幹細胞という1つの細胞から必要に応じて分化してつくられている（第2章 図9参照）．また，栄養素の吸収の役割を担う小腸の吸収上皮細胞は，腸管上皮幹細胞が4種類の腸管上皮細胞（吸収上皮細胞，杯細胞，内分泌細胞，パネート細胞）に分化したものの1つである（第2章 図7参照）．

1 分化・発達

われわれの身体は，もとは1つの受精卵であった細胞が，最終的に約37兆個，約200種類の細胞に分化し，組織・器官を形成して身体をつくりあげている．**分化**（differentiation）とは，同じ遺伝子をもった細胞が，さまざまな形態と働きをもつ細胞になることをいう．また，**発生**（development）とは受精卵が卵割・分裂・分化し，形態を形成して個体として生まれるまでの過程を，**発達**（growth）とは発生した個体が成長して，成熟した形態や機能をもつようになることをいう．分化は発生過程だけでなく，生まれてからも起こる．例えば，赤血球や白血球などの血液細胞は，骨髄

A. 遺伝子のオン・オフ

身体各部を構成する筋肉の細胞，皮膚の細胞，神経の細胞，肝臓の細胞などは，形態も働きも異なっているが，これらの細胞がもっている遺伝子（DNA）はすべて同じである．細胞の形態や働きが異なるのは，すべてのDNA情報のうち，必要な部分からのみ転写・翻訳・発現が行われているからである．細胞が分化する過程で，働く遺伝子，働かない遺伝子が決められ，特定の機能のみ発揮するようになるのである．これは，遺伝子にプログラムされた遺伝子の秩序正しい発現変化によるものである（図1）．

ヒトの場合，受精卵は卵割して2日目には2細胞，4細胞，3日目には桑実胚となる（図2）．何度も細胞分裂をくり返して胚をつくるが，まだ，細胞の性質は決まっておらず，未分化な状態にある．このときは，ほとんどの遺伝子が働ける状態である．さらに分裂をくり返すと，やがてさまざまな特徴ある組織・器官をつくり出していく．19日目には神経管が，25日目くらいから消化管ができ，消化管から肝臓や膵臓などの内臓ができていく．この発生の過程は，細胞が分化していく段階であり，必要な遺伝子のみが働くよう調節が

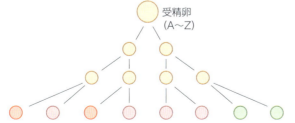

遺伝子 (A~Z) (A~Z) (A~Z) (A~Z) (A~Z) (A~Z) (A~Z) (A~Z)
発現遺伝子　　A, B, C, D　　　　A, B, G, H, I　　　A, B, M, N, O

　　肝臓の細胞　　　　膵臓の細胞　　　　神経細胞

図1　遺伝子の等価性概念図
受精卵は分裂をくり返し，さまざまな細胞に分化する．すべての細胞が1つの個体に必要なすべての遺伝子をもっている（遺伝子A~Z）．このなかから，細胞ごとに必要な遺伝子のみ発現する（肝臓の細胞ならA, B, C, D）ことで，それぞれの細胞に分化することができる

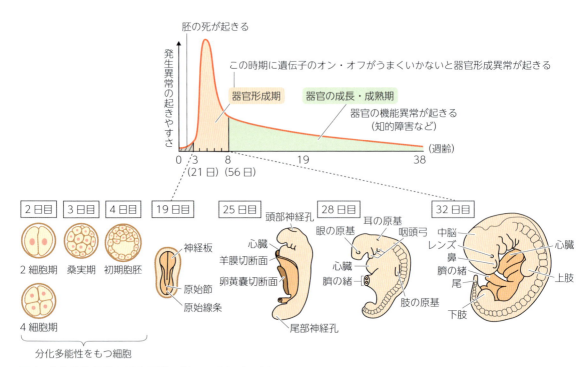

図2 分化発生段階と発生異常の起きやすさ（ヒト）
「分子生物学講義中継 Part3」（井出利憲/著），羊土社，2004を参考に作成

行われている．もっている遺伝子は同じでも，働ける遺伝子が，肝臓の細胞と脾臓の細胞では異なっているのである．この遺伝子のオン・オフの調節は，DNAのメチル化やヒストンタンパク質のメチル化・アセチル化によって調節されている．特定の遺伝子のプロモーター部分がメチル化されるとその遺伝子の転写ができないこと，また，ヒストンタンパク質のメチル化によりクロマチン構造が凝集されるため，その領域は，遺伝子の読み込みができず，働かない遺伝子となる．一方，ヒストンタンパク質のアセチル化は，クロマチン構造を緩め，遺伝子の働きをオンにすることが知られている（第5章6-A）．

未分化な胚の時期は，メチル化している遺伝子はほとんどないが，分化が進むとメチル化している遺伝子が増加し，メチル化していない特定の遺伝子のみ発現されるため独自の特徴をもつ細胞となる（図3，4）．この分化・発生段階でみられる遺伝子のメチル化が正常に進まないと，器官形成異常が起こったり，組織の機能に異常がみられたりすることがある．

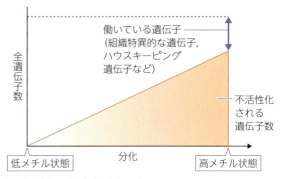

図3 分化・発生とメチル化
ハウスキーピング遺伝子：すべての細胞で一定量発現し，機能している遺伝子

B. 栄養素による調節

メチル化とはメチル基が結合することであり，これには，ビタミン，アミノ酸，微量元素など，多くの栄養素が関与しているが，代表的な栄養素は，**葉酸**（folic acid），**ビタミンB$_{12}$**（vitamin B$_{12}$），**メチオニン**（methionine）である（図5）．分化・発生の段階で，これらの栄養素が不足するとメチル化が進まず，遺伝

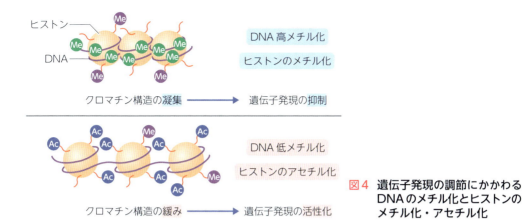

図4 遺伝子発現の調節にかかわるDNAのメチル化とヒストンのメチル化・アセチル化

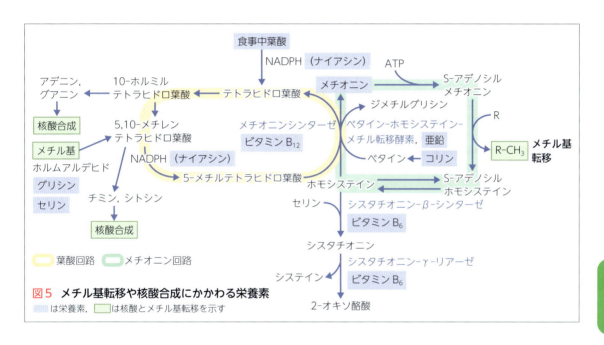

図5 メチル基転移や核酸合成にかかわる栄養素
　　は栄養素，　　は核酸とメチル基転移を示す

子のオン・オフの調整に問題が生じて正常な分化・発生がなされない．また，葉酸は，体内でアデニン，グアニンやチミン，シトシンに合成されて核酸の合成に利用されるため，細胞分裂に重要な栄養素とされている．妊娠初期に葉酸が不足すると二分脊椎症などの**神経管閉鎖障害**の発症が高まる[※1]．

　また，妊娠初期のビタミンAの過剰摂取と口蓋裂や小耳症の発症，先天性心疾患の発症[1)]リスクとの関係も知られている．ビタミンAである**レチノイン酸**は，分化・発生の段階で，情報伝達物質として細胞分化にかかわっているためである（第10章2B）．ニワトリの胚の将来的に足になる部分や羽になる部分に，レチノイン酸を浸したろ紙を貼り付けると，対称的な重複肢となったり，羽が倍になったりする形成異常がみられる．

　カルシウムも受精直後に情報伝達物質として働いている．卵子に精子が入ると，精子が入った箇所のカルシウム濃度が高まり，それが，卵全体に広がっていくとともに，受精膜が形成され，ほかの精子が入れなくなる．

※1　厚生労働省は，神経管閉鎖障害のリスク低減のために，妊娠を計画している女性は，食品に加えて，いわゆる栄養補助食品（葉酸のサプリメント）から1日0.4 mgの葉酸を摂取することが望ましいとしている．

2 老化

多くの動物は，生殖によって子孫に遺伝子を引き継ぐという使命を終えると，短期間で死んでしまうため，老化現象が現れるまで生きるということはない．蝉や鮭など，昆虫や魚類は，このようなケースが多い．一方，哺乳類は，子育てに時間がかかるため，生殖が終わってからも生きる必要性があり，さらには，環境の変化・改善により老化現象が現れるまで生きられるようになった．

ヒトでは老化が進むと，体内の各器官の代謝が低下し，免疫力も低下するため，病気にかかりやすくなる．外見上では白髪が生えてきたり，髪の毛が薄くなったり，皮膚のしわやシミが増えたりする．

老化の原因に関しては，多くの考え方があるが，大別すると**エラー蓄積説**と**プログラム説**の2つに分けられる．エラー蓄積説は，紫外線，化学物質，体内代謝産物などによって生体分子が傷害され，その傷害が徐々に蓄積されるという説であり，プログラム説は，遺伝子という内的要因によって老化がプログラムされているという説である．実際には，両者がからみあった現象だと考えられている．

A. エラー蓄積説

1）DNAの損傷

紫外線や化学物質，活性酸素種（過酸化水素，スーパーオキシド，ヒドロキシラジカルなど）などでDNAが損傷されると，遺伝子の発現異常や変異タンパク質の合成，細胞機能の異常，組織や臓器の機能異常へとつながる．特にわれわれは，酸素を消費して生命活動を行っているため，常に体内では**活性酸素**（reactive oxygen）が生じており，活性酸素の影響を受けやすい状況にある．

DNAは活性酸素などで常に損傷を受けているが，大部分は損傷を修復する酵素によって修復されている．しかし，修復しきれないエラーや修復時のエラーが時間経過とともに徐々に蓄積されてしまう．

例えば，活性酸素の**ヒドロキシラジカル**（・OH）は，DNAのグアニン塩基に傷害を与えやすい．グアニン塩基がヒドロキシラジカルに反応して，8-ヒドロキ

シグアニン（8-OHG）になると，これを鋳型にしてできた遺伝子に変異が生じる．正常では，グアニン（G）：シトシン（C）の塩基対であったものが，ヒドロキシラジカルによって8-OHG：シトシン（C）塩基対になると，8-OHG：アデニン（A）を経て，チミン（T）：アデニン（A）塩基対に変異する（**図6**）．G：CからT：Aへの変異は老化やがんにつながる．DNAの損傷の指標として，血中・尿中の**8-ヒドロキシ-デオキシグアノシン（8-OH-dG）**値が用いられている．

DNAは核内だけでなくミトコンドリアにもあるが，ミトコンドリアDNAの方が損傷を受けやすく，エラーの蓄積もされやすい．ミトコンドリアは，酸素を消費する主要な細胞小器官であるため，活性酸素が大量に生産されていること，核内DNAのようなクロマチン構造をもたないため活性酸素に接触しやすいこと，損傷の修復系も不十分なことが理由にあげられる．それゆえ，高齢になるとDNAの損傷がひどくなり，ミトコンドリアの機能自体が低下する．特に，骨格筋や神経細胞のようなエネルギー代謝が大きく，細胞分裂しない細胞のミトコンドリアには異常が蓄積しやすい．

2）タンパク質の損傷

タンパク質が活性酸素と反応すると，断片化や架橋が形成され高次構造に変化が起こる（**図6**）．大部分の異常タンパク質は分解処理されるが，分解処理されなかったタンパク質は蓄積し，機能低下を引き起こす．例えば，皮膚のコラーゲンやエラスチンでは，架橋が増えて不溶性が増すと，柔軟性や弾力性が低下し，しわの原因となる．

3）抗酸化物質

老化を促進する大きな原因となっている活性酸素に対して，抗酸化作用をもつビタミンC，カロテノイド，ビタミンE，グルタチオンおよび尿素などは，活性酸素の生成あるいは活性酸素による傷害を防ぎ，老化防止に有用であるとされている．また，スーパーオキシドの分解を促進する**スーパーオキシドジスムターゼ（SOD）**[2]，過酸化水素の分解を促進する**カタラーゼ**（catalase）[3]や**グルタチオンペルオキシダーゼ**（glutathione peroxidase）[4]などの酵素も活性酸素による傷

---

[2] **スーパーオキシドジスムターゼ（SOD）**：スーパーオキシド（O_2^-）とプロトン（H^+）から過酸化水素と酸素を生成する酵素．$2O_2^- + 2H^+ \rightarrow H_2O_2 + O_2$．SODは，Cu，Zn，Mnなどを補因子とする．

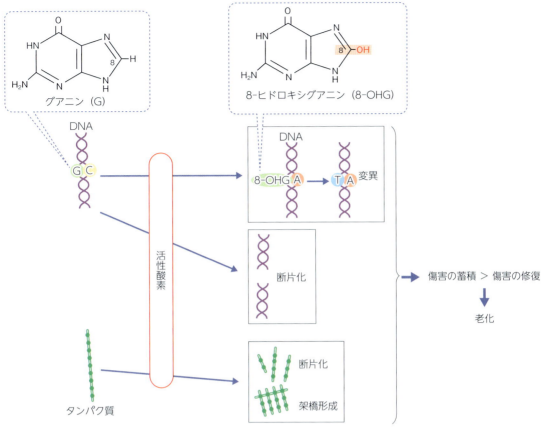

図6 活性酸素によるDNA，タンパク質の損傷と老化

害を防ぐ．銅，亜鉛，マンガン，鉄およびセレンなどの微量元素は，これらの酵素の補因子あるいは構成成分となっている．SOD遺伝子をノックアウトすると寿命が短縮し，SOD遺伝子を導入して高発現させると寿命が延長することがショウジョウバエや線虫で報告されている．

活性酸素などで損傷を受けたDNAの修復能力と寿命とは正の相関があることが示されており，これは，DNAの損傷の蓄積が老化に重要な役割を果たしていることを意味している（図7）．

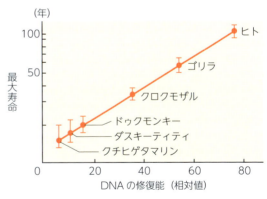

図7 ヒトと他の霊長類の遺伝子修復能と最大寿命の関係

「分子生物学講義中継 Part3」（井出利憲/著），p181，羊土社，2004より引用

※3 **カタラーゼ**：すべての動物と植物に存在しており，過酸化水素を水と酸素に分解する酵素．$2H_2O_2 \rightarrow O_2 + 2H_2O$．Feを含むヘムタンパク質である．

※4 **グルタチオンペルオキシダーゼ**：還元型グルタチオン存在下で過酸化水素や過酸化脂質を水またはアルコールに還元する．セレン含有酵素．

B. プログラム説

1) テロメア

老化はすでに遺伝子にプログラムされており，決められているという説がある．例えば，体細胞の分裂回数には制限があり，それは胎児のときにすでに決められているというものである．体細胞の分裂回数を決めているものは，染色体末端部にある**テロメア**（telomere）である（図8）．ヒトのテロメアは，5′-TTAGGG-3′という6塩基の配列が数千回くり返されたものであり，生まれたときは，10〜16 kb[※5]程度の長さをもっている．テロメアは，細胞分裂のたびに50〜100塩基ずつ短くなり，一定の長さになると細胞分裂はストップする．分裂がストップした細胞は老化細胞となるため，組織は萎縮してしまう．テロメアの短縮速度は活性酸素の存在により速くなることが知られている．

2) 早老症

老化と関連する遺伝子の探索は，ヒトの遺伝的早期老化症候群（早老症）の原因遺伝子を探ることから行われている．

早老症の主なものとして，**ハッチンソン・ギルフォード症候群**[※6]，**ウェルナー症候群**[※7]，**コケイン症候群**[※8]があげられる．

ハッチンソン・ギルフォード症候群の原因遺伝子は，ラミンAという遺伝子である．ラミンAタンパク質は主に核膜の骨格維持にかかわっているほか，染色体構造の維持や，複製や転写にも関与している．ラミンA遺伝子の変異によってつくられたタンパク質は核膜の物理的な強度を下げるだけでなく，DNAの安定化にも悪い影響を与え，早い老化を起こすと考えられている．

ウェルナー症候群やコケイン症候群の原因遺伝子は，DNAヘリカーゼという二本鎖DNAを1本にほぐす酵素の遺伝子である（第3章2参照）．この遺伝子は，DNAの機能や構造の根幹にかかわっているため，この遺伝子の異常は，DNAの正常性維持を低下させ，染色体異常を起こし，生体維持機構にも影響を及ぼす．老化現象に特異的にかかわっているわけではないが，結果として生体機能が低下し，老化が進む．

3) 長寿遺伝子

「腹八分に医者要らず」，「Light suppers make long life.（軽めの夕食は長寿の源）」ということわざがあるように，カロリー制限をすると健康によく，寿命も延長することは古くからいわれている．このことは，ショウジョウバエやマウスを使って実験的にも確かめられている．霊長類でもこのことが証明され，この現象を制御している遺伝子に関する研究が活発になっている．注目を集めている老化抑制遺伝子（長寿遺伝子）は，サーチュイン（*Sirtuin*）という遺伝子のグループである．サーチュインはNAD$^+$依存性脱アセチル化酵素であり生体のさまざまな生理機能を制御している．哺乳類では，*Sirt1*から*Sirt7*まで同定されており，カロリー制限をすると*Sirt1*の発現量が高まり寿命が延長すること，SIRT6タンパク質を大量に発現させたマウスは寿命が延長することなどが報告されている[2,3]．また，老化と関連する疾患，例えば動脈硬化，アルツハイマー型老年認知症，骨粗鬆症および骨格筋減少症がサーチュイン遺伝子と関係していることも報告されている[4]．サーチュイン遺伝子を発現させる薬の開発や，食品機能成分の探索がさかんに行われており，サーチュイン遺伝子を活性化させるというさまざまなサプリメントが市販されている．

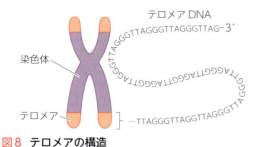

図8　テロメアの構造

[※5] kb：キロベース．1,000塩基を意味し，DNAなど核酸の長さをあらわす．

[※6] ハッチンソン・ギルフォード症候群（Hutchinson-Gilford syndrome）：生まれたときはほとんど異常がなく，1歳くらいで成長の遅れや歯の生え遅れなどの症状が現れてくる．身長は1mを超えず，性成熟もしない．4歳くらいまでに頭髪が抜けるなど健常人の10倍の速度で老化が進行すると言われている．平均寿命は13歳程度で，主な死因は心臓発作や脳卒中である．知能障害や低下はみられない．

[※7] ウェルナー症候群（Werner syndrome）：常染色体潜性遺伝病である．思春期を過ぎた頃から発症し，加齢に伴って起きる症状が健常人の約2倍の速度で進行する．早期白髪，白内障，高脂血症，動脈硬化症など，普通の老化に伴い起こる疾患や異常が生じる．40〜50歳で死に至ることが多い．主な死因は悪性腫瘍か動脈硬化性疾患である．

[※8] コケイン症候群（Cockayne syndrome）：2歳から4歳までの段階で，発育障害が現れ，知能の発達も止まる．低身長，低体重，小頭を呈し，白内障，聴力低下，高血圧，生殖機能低下など，老人性変化がみられる．平均寿命は20歳前後である．

3 アポトーシス

A. アポトーシスとネクローシス

生物は，生体を正常に維持するため，計画的に不必要な細胞を積極的に死に至らしめるしくみをもっている．これを**アポトーシス**（apoptosis：自死）[※9]という（表1）．

アポトーシスは，発生の段階で頻繁にみられ，すでに遺伝子にプログラムされたものである．オタマジャクシの尾の消失（図9）や手足の指ができる過程は，代表的な例である．ニワトリとアヒルの肢指の発生過程では，両者ともまず，大まかな肢の形（うちわ状）がつくられ，その後，指の間の細胞がアポトーシスによって死んでいく．ニワトリに比べ，アヒルはアポトーシスがあまり起こらないので，細胞が残ったままとなり水かきとなる（図10）．ヒトの指も同じような発生段階をたどり5本の指ができる．神経細胞も多めにつくられ，末梢の標的細胞と連結できなかったものは，ア

※9　**アポトーシス**（apoptosis）：apo（off：離れて）とptosis（falling：落ちる）の合成語で，「葉が木から落ちる」を意味するギリシャ語が語源となっている．

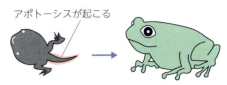

図9　オタマジャクシからカエル（尾のアポトーシス）

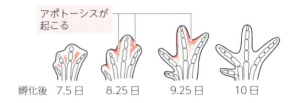

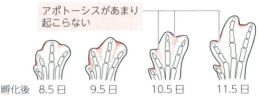

図10　ニワトリとアヒル（肢指形成におけるアポトーシス）

表1　アポトーシスの事象

生理的現象	
発生過程	
昆虫や両生類の変態	変態における不要な組織・器官の脱落
指の形成	指の形成における指間細胞の消失
口蓋の形成	口蓋原基組織が融合するときの余分な細胞の除去
生殖器の形成	ウォルフ管またはミューラー管の退化
神経ネットワークの形成	シナプスを形成しなかった神経細胞の除去
正常細胞の交替	血球細胞，表皮細胞，小腸や胃の上皮細胞の交替
内分泌系	去勢（アンドロゲン除去）による前立腺の萎縮
免疫系	自己に反応するT細胞や一度増殖したリンパ球の除去 細胞傷害性T細胞によるウイルス感染細胞やがん細胞の除去
病理的現象	
ウイルス感染	インフルエンザウイルスやHIV感染による細胞死
がん	がん組織内でのがん細胞死
薬物や毒物	制がんや細菌毒素などによる細胞死
放射線	放射線に感受性が高い胸腺細胞や小腸クリプト細胞の細胞死
熱	温熱療法によるがん細胞死

「分子生物学講義中継 Part3」（井出利憲/著），p119，羊土社，2004より引用

ポトーシスにより間引きされる．アポトーシスは発生段階だけでなく，成熟した生体においてもみられる．例えば，皮膚の表皮細胞や胃や小腸の上皮細胞では，老化した細胞がアポトーシスによって除去されている（図11）．

一方，**ネクローシス**（necrosis）とは，けがや火傷などで細胞が何らかの損傷を受けたり，酸素の供給が不足したりしたときにみられる細胞死をいう．アポトーシスでは徐々にしぼんでいき死に至るのに対し，ネクローシスでは，徐々に膨らみ，ミトコンドリアも膨らんでやがて崩壊する．細胞膜も破れて内容物が溶出して白血球が集まるため，炎症反応が引き起こされる（図12）．

アポトーシスの場合は，ネクローシスとは異なり，細胞は急に縮み，核は凝縮し，その後，核の断片化，細胞の断片化が起こり，アポトーシス小体が形成され

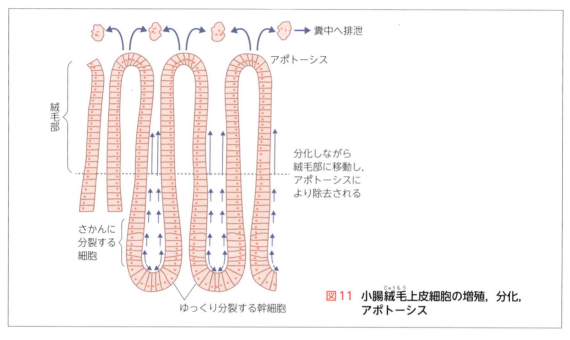

図11 小腸絨毛上皮細胞の増殖，分化，アポトーシス

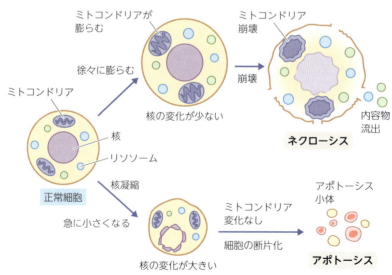

図12 アポトーシスとネクローシスの形態の比較

106 ● 栄養科学イラストレイテッド

る．細胞の内容物が溶出する前に，直ちにマクロファージや隣接する食細胞により消去されるため，炎症は起こらない．アポトーシスではミトコンドリアに変化がないため，ATPも供給され，短時間のうちに整然と進む（表2）．DNAもランダムでなく，酵素によりヌクレオソーム単位（約180～200塩基対）で分断される．一方，ネクローシスの場合は，ランダムに崩壊する．

B. アポトーシスの分子機構

アポトーシスに関与する分子は多種にわたる．これらの分子が，互いに連携し，複雑に制御されたなかで，アポトーシスの過程は進んでいく（図13）．

アポトーシスの中心となる経路は，**カスパーゼ**（caspase）[※10]（複数のタンパク質分解酵素の総称）のカスケード反応である．カスパーゼには，中継型（誘導型）カスパーゼと実行型カスパーゼがある．アポトーシス誘導のきっかけがあると，まず，中継型カスパーゼが活性化され，そして，実行型カスパーゼが活性化される．活性化された実行型カスパーゼは，DNA分解酵素（エンドヌクレアーゼ：DNase）を活性化してDNAを分断する．さらに，さまざまな標的タンパク質も分解し，アポトーシスを進めていく．

アポトーシス誘導のきっかけには，細胞外からのものと細胞内からのものがある．細胞外からのものは，サイトカインの一種である腫瘍壊死因子（tumor necrosis factor：TNF）やマクロファージの表面にあ

※10 **カスパーゼ**：細胞死や炎症を含む多数のプロセスにおいて中心的な役割を果たすタンパク質分解酵素の総称．活性部位にシステイン残基をもち，基質となるタンパク質のアスパラギン酸残基の後ろを切断するので caspase（cysteine aspartate-specific protease）という．

表2 アポトーシスとネクローシスの特徴

	アポトーシス	ネクローシス
要因	・生理的，病理的 ・ホルモン異常，増殖因子の除去 ・細胞傷害性T細胞の攻撃 ・HIV感染，放射線，温熱，制がん剤	・病理的，非生理的 ・火傷，毒物，虚血，補体攻撃 ・溶解性ウイルス感染 ・過剰な薬物投与や放射線照射
過程	・細胞体積の縮小 ・ヌクレオソーム単位のDNA断片化 ・細胞表面の微絨毛の消失 ・細胞の断片化	・ミトコンドリアや小胞体の膨潤 ・イオン輸送系の崩壊 ・細胞の膨潤と溶解 ・細胞内容物の流出
特性	・組織内で散在的に発現 ・短時間に段階的に進行 ・能動的自壊過程	・組織内で一斉に発現 ・長時間に漸次進行 ・受動的崩壊過程

「分子生物学講義中継 Part3」（井出利憲/著），p118，羊土社，2004より引用

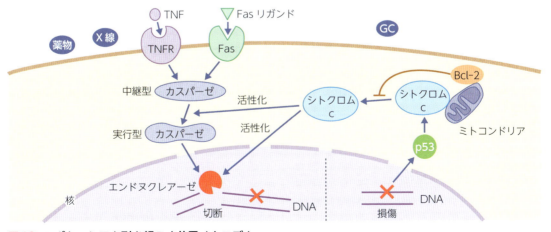

図13 アポトーシスを引き起こす分子メカニズム
GC：グルココルチコイド

るFasリガンドといったデス（death）リガンドと総称される分子である．これらが細胞表面の特異的な受容体に結合すると，その情報が細胞内の中継型カスパーゼに伝わる．また，細胞同士は接着タンパク質でつながっているが，何らかの理由で接着が解除された場合も，この情報が細胞内タンパク質に伝わり，さらには中継型カスパーゼに伝えられる．一方，細胞内からのものには，DNAの損傷や合成されたタンパク質の異常がある．

これらアポトーシス誘導のきっかけとなる因子は，がん関連因子（c-myc，c-fos，Bcl-2など）や細胞周期の調節にかかわる因子（p53，p21，サイクリン/Cdk，Rbなど）と連携して，カスパーゼやエンドヌクレアーゼを活性化している．

例えばDNAが損傷するとp53がそれを察知し，ミトコンドリアに伝える．するとミトコンドリアから**シトクロムc**（cytochrome）[11]が遊離され，これが中継型カスパーゼに伝えられる．直接ミトコンドリアが傷ついてシトクロムcが遊離される場合もあり，シトクロムcもアポトーシスの中心的な役割を果たしている．**Bcl-2**はミトコンドリアの外膜にあり，シトクロムcがミトコンドリアから遊離することを抑制している．シトクロムcが遊離されないとカスパーゼも活性化されず，DNAの切断もなされない．例えば，DNAが損傷されたために，この細胞をアポトーシスで消去したいとき，Bcl-2がシトクロムcの遊離を抑制してしまうと，アポトーシスの行程が進まず，この細胞は生き残り，がん誘発の原因となる可能性が高まる．

C. アポトーシスの意義

アポトーシスの生理的役割は，「生体制御」と「生体防御」である．「生体制御」としての役割は，発生過程や成熟した生体で，余分な細胞や，十分に機能を果たして老化した細胞などを除去することによって果たされている．この除去がうまくなされないと，形成異常

や神経精神疾患，ホルモン異常症，免疫不全となる．一方，「生体防御」としての役割は，生体にとって有害となるがん細胞やウイルスに感染した細胞を排除することによって果たされている．いずれも生体にとって好ましくない細胞に自ら死んでもらう機構であり，すでに遺伝子に組込まれているものである．この機構によって生体は正常な生命活動を維持しているのである．

4 免疫系

A. 生体防御の種類

われわれは，外界に存在する病原体から生体を守るために，幾重もの防御機構をもっている．この防御機構は，大まかに3つのステージに分けられる（図14）．

最初の防御は，病原体が体内に入ってくること自体を防ぐことである．ヒトの体は皮膚で覆われており，傷口がない限り，病原体は体内に入ってこない．また，口，鼻，目，耳および肛門などの穴も病原体の進入を防ぐよう工夫されている．例えば，口や鼻の内側には粘膜があり，粘膜にとらえられた病原体は，粘液中のリゾチーム[12]によって殺菌され，胃まで到達した病原体は，胃酸によって分解される．肺に到達した場合も，粘液と一緒に痰として吐き出され排除される．

しかし，最初の防御をくぐり抜け，体内に入ってきた病原体は，免疫反応という2番目，3番目の防御機構にかけられる．免疫反応は，生体が病原体のような外来性の物質に対して自己か非自己かを識別し，非自己を攻撃して身体を守る一連の反応のことをいう．

2番目の防御機構は，**好中球**（neutrophil）や**マクロファージ**（macrophage），樹状細胞（dendritic cell）による貪食である．これらの細胞は，食細胞ともいわれる．貪食の過程には，ヒスタミン[13]，プロスタグランジン[14]，補体タンパク質，サイトカインなど多くの

※11　**シトクロムc**（**チトクロムc**）：ミトコンドリア内膜の膜間側に存在する電子伝達系を構成するタンパク質．ミトコンドリアから細胞質に放出されるとカスパーゼを活性化させる．
※12　**リゾチーム**：粘液中に存在する酵素．細菌の細胞壁を構成する糖タンパク質中の多糖類を加水分解する能力をもつ．細菌を溶かすようにみえるため，溶菌酵素ともいわれる．
※13　**ヒスタミン**：活性アミンの一種．生体に広く存在するが，好塩基球や肥満細胞（マスト細胞）に多く貯蔵されている．L-ヒスチジンから

合成される．組織傷害を受けると放出される．血管透過性亢進，血圧低下，気管支平滑筋収縮，胃酸分泌，心拍数亢進作用がある．血管透過性を亢進するため，好中球やマクロファージが血管から組織に出ていくことができる．
※14　**プロスタグランジン**（prostaglandin：PG）：炭素数20の脂肪酸から合成される一群の生理活性物質．PGA～PGJまで多種存在する．血圧降下または上昇，血管拡張または収縮，抗腫瘍作用，免疫抑制など，種々の作用をもつ．PGの種類によってその作用は異なる．

108　●　栄養科学イラストレイテッド

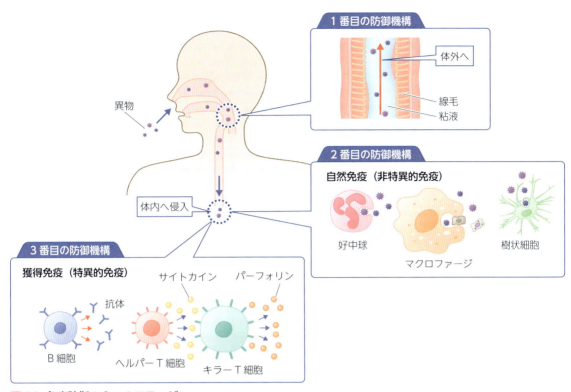

図14 免疫防御の3つのステージ
ヘルパーT細胞：免疫反応の調整役であり，病原体などの異物（抗原）を認識後，サイトカインを分泌して，キラーT細胞やB細胞を活性化させる
キラーT細胞：細胞傷害性T細胞ともいう．活性化されたキラーT細胞は，体内の異常な細胞や病原体に感染した細胞を排除する
サイトカイン：主に免疫細胞から分泌される低分子タンパク質．生理活性物質の総称．細胞同士の情報伝達作用をもち，免疫反応の増強・制御，細胞増殖・分化の調節などを行う
パーフォリン：キラーT細胞から分泌される細胞傷害性顆粒の1つ．標的細胞に孔を開けるタンパク質

物質がかかわっている．好中球は白血球中の顆粒球の1つ，マクロファージは白血球中の単球が組織に入り分化したものである．樹状細胞は体内に侵入した病原体などの異物の断片を取り込み，自らの細胞表面に目印を出して，異物の特徴を他の細胞に教える役割をする．この2番目の貪食による防御機構は「自然免疫」または「非特異的免疫」ともよばれる．

病原体の増殖が速く，貪食しきれなかった場合，3番目の防御機構にかけられる．この防御機構は，脊椎動物固有のものである．1番目と2番目の防御機構は，病原体が体内に入るのを物理的に防いだり，入ってきても食べてしまったりという消極的な手法であるが，3番目の防御機構は，病原体である抗原に対する抗体を作り，病原体と戦い，死滅させるという攻撃的な手法であり，「獲得免疫」または「特異的免疫」ともよばれる．

B. 抗体と遺伝子再編成

非自己であるウイルスや細菌などの外敵が体内に進入すると，**抗体**（antibody）がこれを認識して攻撃をする．抗体が認識する非自己の物質を**抗原**（antigen）という（図15）．1つの抗体は1種類の抗原しか認識できない．抗原は無数に存在するため，それに対応する抗体も無数，そして，抗体の設計図である遺伝子も無数に必要となる．しかし，われわれがもっている遺伝子には限りがある．それに対応する対策として，抗体をつくる白血球中のリンパ球の1つ，B細胞では，遺伝子を組換えて新しい遺伝子をつくるという特殊な方法をとっている．この遺伝子の組換えは，骨髄の幹細胞がB細胞に分化する過程の未分化の細胞で行われている．

抗体は2つのペプチドが架橋し，Y字型をしており，

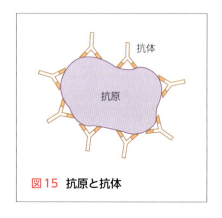

図15 抗原と抗体

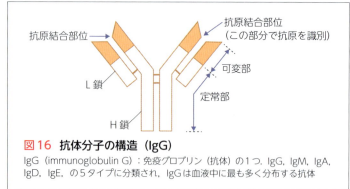

図16 抗体分子の構造（IgG）
IgG（immunoglobulin G）：免疫グロブリン（抗体）の1つ．IgG, IgM, IgA, IgD, IgE, の5タイプに分類され，IgGは血液中に最も多く分布する抗体

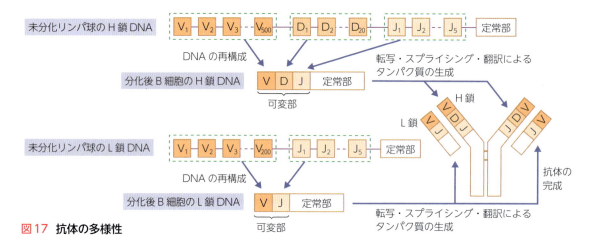

図17 抗体の多様性

Y字のふたまた部分は短いペプチドが架橋して二重になっている．Y字部分をH（heavy）鎖，ふたまたの短い部分をL（light）鎖といい，H鎖，L鎖ともに可変部と定常部がある．可変部が抗原に結合する部分で，この部分のアミノ酸配列をバリエーションに富むものにするために遺伝子の組換えが起こっている（図16）．

抗体の可変部のアミノ酸配列を決める遺伝子は，H鎖では3つのグループ，L鎖では2つのグループに分かれて存在し，各グループから1つずつ遺伝子断片が選択されて再構成されるという遺伝子の組換えがなされている．例えば，H鎖の可変部になるV，D，Jの3つのグループでは，Vグループに約500個，Dグループに約20個，Jグループに約5個の遺伝子がある．V, D, Jの各グループから1つずつ遺伝子断片が選択されると，その組合わせは500×20×5＝50,000通りできる．L鎖の可変部（Vグループに約200個の遺伝子，Jグループに約5個の遺伝子がある）でも同様に考えると約1,000通りできるため，H鎖とL鎖の組合わせは，約50,000×1,000通りと膨大な数となる（図17）．これに加え，再構成されるときに遺伝子に新たに塩基が追加されたり，突然変異を起こしたり，抗原と出合った後に再編成されたりするため，抗体遺伝子の種類はさらにこの何百倍にもなる．それゆえ，無数に存在する抗原は，それぞれにマッチする抗体で認識され，処理されるしくみが成り立っている．

リンパ球のT細胞もB細胞と同じようなしくみでつくられ，非自己の多様性に対応している．

「われわれの体内の細胞はすべて同じ遺伝子をもっている」が定説であるが，B細胞とT細胞は，分化の過程で**遺伝子組換えと再構成**が起こっているため，もとの受精卵にはなかった新しい遺伝子をもっているのである．

臨床のトピック 超高齢社会における老化予防と寿命遺伝子

老化は，遺伝子に組込まれた現象であり回避できないものであるが，老化の進行を遅らせ寿命を延ばすことは，われわれの願いである．寿命遺伝子であるサーチュイン遺伝子を活性化させると，DNA損傷や老化の原因である酸化や炎症が抑制され，寿命が延びることが報告されている．サーチュイン遺伝子を活性化するにはどうしたらよいだろうか．

カロリー制限をしたラットでは，カロリー制限をしなかったラットに比べ寿命が延び，脳や肝臓などの組織においてサーチュイン遺伝子の発現量が増加すること，霊長類のアカゲザルでも30％のカロリー制限によって老化が抑えられたことが報告されている．ヒトにおいても，肥満男性が7週間のカロリー制限をしたところサーチュイン遺伝子の発現量が増加したというデータもあり，カロリー制限による老化の抑制，寿命の延伸が期待されている．ただし，高齢者が，カロリー制限をすると低栄養状態になり，体重や筋肉量の低下を招きフレイルの原因となるため，注意が必要である．

その他，サーチュイン遺伝子を活性化するものとしてNMN（ニコチンアミド・モノヌクレオチド）があげられる．NMNは，さまざまな代謝にかかわる重要な補酵素であるNAD（ニコチンアミド・アデニン・ジヌクレオチド）の前駆体であり，加齢に伴い低下するといわれている．NMNを摂取するとNADに変換されサーチュイン遺伝子が活性化することが報告されており，マウスにNMNを投与した実験では，老化が抑制されたという結果を得ている．近年，ヒトにおいてもNMNの老化抑制効果が報告されている．NADは水溶性ビタミンであるナイアシンからできるため，ナイアシンを含む食品を摂取すれば，NMN摂取と同様な効果が期待できるが，効果が現れるほどのナイアシンを食品から摂取することは難しいことから，サプリメントが市販されている．ただし，ナイアシンの過剰摂取は血管拡張，下痢や嘔吐，肝障害，消化管の疾患を起こす危険性があるため，サプリメントを摂取する際は，注意が必要である．また，ポリフェノールの一種であるブドウなどに含まれるレスベラトロールやザクロに含まれるエラグ酸の腸内細菌代謝産物であるウロリチンAがサーチュイン遺伝子を活性化させることも報告されているが，ヒトでの検証結果はまだ報告されていない．これらについてもサプリメントが販売されている．

文　献

1) Kawai S, et al：Association Between Maternal Factors in Early Pregnancy and Congenital Heart Defects in Offspring：The Japan Environment and Children's Study. J Am Heart Assoc, 12：e029268, 2023

2) Bordone L & Guarente L：Calorie restriction, SIRT1 and metabolism：understanding longevity.Nat Rev Mol Cell Biol, 6：298-305, 2005

3) Kanfi Y et al：The sirtuin SIRT6 regulates lifespan in male mice. Nature, 483：218-221, 2012

4) Rajman L, et al：Therapeutic Potential of NAD-Boosting Molecules：The In Vivo Evidence. Cell Metab, 27：529-547, 2018

第7章 チェック問題

問 題

□ □ **Q1** すべての細胞は同じ遺伝子をもっているが，形態や性質が異なるのは，なぜか．

□ □ **Q2** アポトーシスとネクローシスの違いを述べよ．

□ □ **Q3** 老化を活性酸素の面から述べよ．

□ □ **Q4** 多数存在する抗原に対して，抗体をつくるリンパ球はどのような手段で対応しているか述べよ．

解答&解説

A1 細胞によって働く遺伝子と働かない遺伝子が決められており，その遺伝子情報をもとにつくられるタンパク質も異なるため．分化が進むにつれて，働く遺伝子が少なくなり，その細胞の個性が強くなる．働く遺伝子，働かない遺伝子，すなわち遺伝子のオン・オフは，主にDNAやヒストンタンパク質のメチル化によって調節されている．

A2 アポトーシスは，細胞が自ら死んでいく現象であり，発生の過程でつくられる余分な細胞，がん化する可能性のある細胞や，ウイルスに感染した細胞などを除く手法である．細胞の収縮，核の凝縮，核の断片化，細胞の断片化と続いて起こる．断片化された細胞は，マクロファージに取り込まれ除去される．この過程は急速に進むため，炎症を起こさない．ネクローシスは，細胞が損傷を受けたり，酸素不足になったりした場合に死んでしまう現象である．細胞は，徐々に膨張し，ミトコンドリアも膨張するため，崩壊する．最終的に細胞膜も破れて細胞内容物が流れ出るため，炎症を起こす．

A3 生体内では，常に活性酸素が産生されており，活性酸素はDNAやタンパク質に傷害を与える．DNAが傷害を受けると発現異常や変異タンパク質が合成される．タンパク質が活性酸素の傷害を受けると，タンパク質の断片化や架橋が形成される．DNAやタンパク質の傷害は，修復機能により修復されるが，修復しきれないものは蓄積していき，細胞機能，組織機能，器官機能の異常，老化へとつながる．活性酸素はテロメアを早く短くしてしまうため，老化を促進させる．

A4 図17参照．抗体の抗原を認識して結合する部分は，可変部とよばれ，この可変部をつくり出す遺伝子は，分化の過程で組換えが行われ，そのバリエーションは膨大な数となる．

112 ● 栄養科学イラストレイテッド

第8章 ヒトの遺伝子

Point

1. ヒトゲノムの構成を理解する
2. 遺伝子バリアントの種類を理解する
3. 非コードRNAの機能を理解する
4. X染色体の不活性化機構とゲノムインプリンティングについて理解する

概略図 ヒトの核型

ヒトの細胞の核内には22対の常染色体と1対の性染色体があり，遺伝情報が蓄えられている．この遺伝情報を担っているのがDNAであり，これがヒトゲノムの実体である

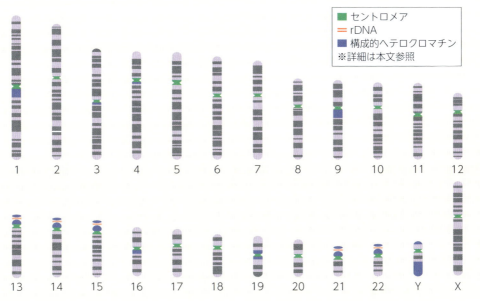

「ゲノム 第4版」（石川冬木，中山潤一/監訳），p163（図7.6），メディカル・サイエンス・インターナショナル，2018より引用

1 ヒトゲノム

ゲノムとは，遺伝子「gene」とすべてを意味する接尾辞「-ome」を合わせた造語で，1つの生物体がもつさまざまなDNA分子の完全なセットをいう．ヒトゲノムの大部分は核内にあり，**核ゲノム**という．また，ミトコンドリア内にも**ミトコンドリアゲノム**がある．核内のDNAはヒストンタンパク質などと結合しクロマチン構造をとっており（第3章参照），クロマチンは凝縮の程度により**ヘテロクロマチン**（heterochromatin）と**ユークロマチン**（euchromatin）に分けられる．ヘテロクロマチンは高度に凝縮し転写が抑制されている遺伝子を含みS期後期に複製される．ユークロマチンはクロマチンが凝縮しておらず転写にかかわるタンパク質がDNAに結合しやすいため転写が活性化している遺伝子を含みS期早期に複製される．2003年にヒトゲノム全遺伝子配列が発表されたが[1]，この時決定されたのはユークロマチン領域の遺伝子配列で，多くのヘテロクロマチン領域の配列は当時の技術では解読できず未決定であった．2022年にはヘテロクロマチン領域を含む完全なヒトゲノム配列が報告された[2]．

A. ヒトゲノムの構成

ヒトゲノムは核ゲノムとミトコンドリアゲノムからなる（**図1**）[3]．核ゲノムは核内の染色体に含まれており，ヒトの大部分の体細胞は二倍体であるので，核内には46本の染色体が存在する．染色体とは原意では細胞周期の分裂期に入ると核内にみられる棒状の構造物を指すが，広意にはDNAとタンパク質の複合体を指す．ゲノムとは最小の1セットをいうので25種類のDNAになる．核内にあるのは1番から22番までの常染色体と性染色体であるX染色体，Y染色体であり，直鎖状DNAである．ミトコンドリアには1種類の環状DNAがある．核ゲノムとミトコンドリアゲノムでは多くの点で違いがある．

1）ミトコンドリアゲノム

ミトコンドリアゲノムはほとんどの細菌のゲノムと同じように環状の二本鎖DNAであり，16,569塩基対からなる（**図2A**）[3]．このミトコンドリアの形態は独立生活を営む細菌が真核生物の祖先である細胞と共生というかたちで融合したという細胞内共生説を支持する．

環状二本鎖DNAはミトコンドリアのマトリックスに存在し（第2章 図5）核ゲノムの複製とは独立して複製し，1細胞あたり数千コピーになることもある．37遺伝子がありそのうち13遺伝子がタンパク質をコード

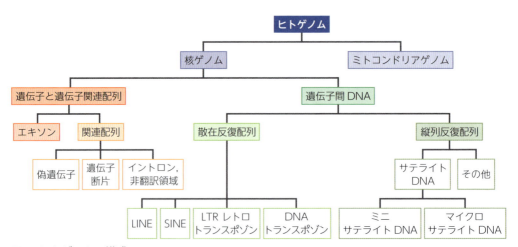

図1 ヒトゲノムの構成
LINE：long interspersed nuclear element（長鎖散在性反復配列），SINE：short interspersed nuclear element（短鎖散在性反復配列），LTR：long terminal repeat
「ゲノム 第4版」（石川冬木，中山潤一／監訳），p168（図7.13），メディカル・サイエンス・インターナショナル，2018を参考に作成

しており，すべて電子伝達系にかかわるタンパク質の遺伝子である．エキソン-イントロン構造をもたない点が核ゲノムの遺伝子と異なる．残り24遺伝子はrRNAとtRNAの遺伝子であり，rRNAは55Sミトコンドリアリボソームを構成しミトコンドリアDNA由来のmRNAの翻訳の場となり，ミトコンドリア由来の22種類のtRNAを用いて翻訳反応が行われる．真核細胞のリボソームが80Sなのに対しミトコンドリアでは違うサイズのリボソームによって翻訳が行われている．また，核の遺伝暗号は61のアミノ酸コドンと3つの終止コドンであるが（第4章 図9），ミトコンドリアの遺伝暗号は異なり，60のアミノ酸コドンとUAA，UGA，AGA，AGGの4つが終止コドンである．また，22のtRNAのうち8つはコドンの3番目が4種類の塩基のいずれであっても認識できるアンチコドンをもち，残りの14のtRNAはコドンの3番目がプリン塩基かピリミジン塩基かで2つのアンチコドンを認識する（図2B）．

2）核ゲノム

ミトコンドリアゲノムは小型で約66%にタンパク質の情報を含む配列（タンパク質コード遺伝子）をもつのに対し，核ゲノムは約30億塩基と長いが，そのうちタンパク質をコードする配列は約1%である．タンパク質コード遺伝子は転写開始点から終結部位までが転写され，ヘテロ核RNA（hnRNA，本章1-B参照）となり，スプライシングによってイントロンが除かれて成熟RNAになる．このように核ゲノムのタンパク質コード遺伝子は一部の例外を除きエキソン-イントロン構造をもつ．遺伝子から転写されたRNAのうち，機能をもちタンパク質に翻訳されないRNAを非コードRNAといい（本章3），その情報をもつ遺伝子をRNA遺伝子という．RNA遺伝子の多くもエキソン-イントロン構造をもつ．

遺伝子と遺伝子の間の多くを占め，ゲノムの約半分を占めるのが反復配列である．反復配列は**散在反復配列**（interspersed repeat）と**縦列反復配列**（タンデムリピート）に大別される（図1，3）．散在反復配列は分散した反復非コードDNAで**トランスポゾン**に由来する（後述）．セントロメアや他の構成的ヘテロクロマチ

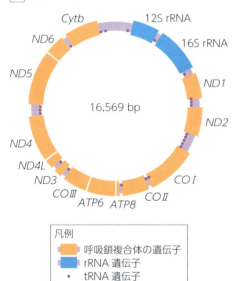

図2 ミトコンドリアゲノム

A)「ゲノム 第4版」（石川冬木，中山潤一/監訳），p204（図8.15），メディカル・サイエンス・インターナショナル，2018より引用

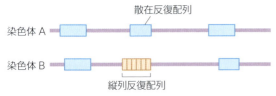

図3 反復配列

ン領域に位置するコピー数の多い縦列反復配列は**サテライトDNA**とよばれる．25塩基対以下の反復配列単位が最大2万塩基続くものを**ミニサテライト**，13塩基対以下の反復配列単位が150塩基対以下続くものを**マイクロサテライト**という．ミニサテライトの例としては，染色体の両末端の**テロメア**があり，5′-TTAGGG-3′の6塩基が数百コピー続く縦列反復配列である（第7章 図8）．セントロメアは171塩基対の縦列反復配列からなりαサテライトとよばれる．ヒトのマイクロサテライトで最も一般的なのは2塩基のくり返しで，ゲノム全体で約150万コピー存在する．3塩基のくり返しも100万コピーを超える．マイクロサテライトの反復回数には個体差があり，個人識別に用いられる．

B. タンパク質をコードする遺伝子

ヒトゲノム上のタンパク質をコードする遺伝子は2万前後といわれている．なぜ，正確な数が出せないかというと，1つの遺伝子から1つのmRNA，1つのタンパク質ができれば数を数えるのは簡単であるが，1つの遺伝子から複数のmRNAが生じるからである．

ヒトの遺伝子のほとんどはイントロンを含むため，遺伝子から転写されたhnRNAから選択的スプライシングによって，異なったエキソンの組合せによるさまざまなmRNAがつくられる．選択的スプライシングは稀なことでなく，タンパク質をコードする遺伝子の75％，2つ以上のイントロンを含むタンパク質をコードしている遺伝子に限れば95％で行われている．

1）1つの遺伝子から複数のタンパク質が生じるしくみ

1つの遺伝子から2つのタンパク質が生じる例としては，カルシトニンとカルシトニン遺伝子関連ペプチド（calcitonin gene-related peptide：CGRP）がある．スプライシングの違いによって，甲状腺ではエキソン1〜4が連結されカルシトニンmRNAができカルシトニンはホルモンとして働くが，神経組織ではエキソン1〜3と5，6が連結されCGRP mRNAができCGRPは神経伝達物質として働く（図4A）．また，隣接する2つの遺伝子から**読み過ごし転写**（read-through transcription）が起こり，各遺伝子由来のmRNAだけでなく，1つ目の遺伝子から2つ目の遺伝子までつながったmRNAが転写される場合もあり，**結合遺伝子**（conjoined gene）という概念が生じ，さらに正確な遺伝子数を数えることが困難となった（図4B）．

2）タンパク質コード遺伝子の長さ

核ゲノムのタンパク質コード遺伝子の平均のエキソンの長さは268塩基（中央値は129塩基），1遺伝子あたり平均9つのイントロンが含まれる．また，スプライシング後の成熟mRNAの開始コドンより5′側と終止コドンより3′側には非翻訳領域が存在する．非翻訳領域を含むエキソンを除いた翻訳領域のエキソンの平均長は147塩基（中央値は121塩基）であるが，イントロンの長さは多様であり，数塩基から長いものは10万塩基以上となる．タンパク質コード遺伝子で最長は230万5千塩基の*CNTNAP2*である．筋ジストロフィーの原因遺伝子であるジストロフィン遺伝子も非常に長く，224万2千塩基79エキソンからなり，3,685アミノ酸からなるタンパク質となる．例外的にイントロンを含まない遺伝子も少数あり，例としては男性の性決定遺伝子である*SRY*遺伝子はイントロンをもたず204アミノ酸からなる小型のタンパク質である．

C. 偽遺伝子

偽遺伝子（pseudogene）とはタンパク質コード遺伝子と配列が似ているが機能をもたない遺伝子をいい，「非プロセス型偽遺伝子」「プロセス型偽遺伝子」「ユニタリー型偽遺伝子」に分けられる．

ヒトの偽遺伝子の約4分の1を占める**非プロセス型偽遺伝子**はDNAレベルで重複などにより直接複製されたものであり，調節配列やイントロンを含んでいる（図5A）．残りの約4分の3を占めるのが**プロセス型偽遺伝子**で，タンパク質コード遺伝子から転写されたmRNAがゲノムに組込み可能なcDNA[※1]に変化しゲノムに組込まれたものであり，調節配列やイントロンを

※1　**cDNA**：mRNAを鋳型として，逆転写により合成されたDNA．

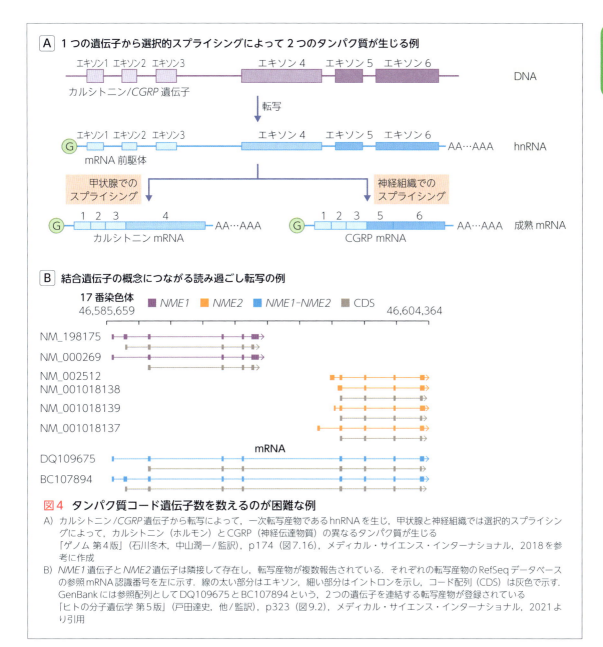

図4 タンパク質コード遺伝子数を数えるのが困難な例
A) カルシトニン/CGRP遺伝子から転写によって，一次転写産物であるhnRNAを生じ，甲状腺と神経組織では選択的スプライシングによって，カルシトニン（ホルモン）とCGRP（神経伝達物質）の異なるタンパク質が生じる
「ゲノム 第4版」（石川冬木，中山潤一／監訳），p174（図7.16），メディカル・サイエンス・インターナショナル，2018を参考に作成
B) NME1遺伝子とNME2遺伝子は隣接して存在し，転写産物が複数報告されている．それぞれの転写産物のRefSeqデータベースの参照mRNA認識番号を左に示す．線の太い部分はエキソン，細い部分はイントロンを示し，コード配列（CDS）は灰色で示す．GenBankには参照配列としてDQ109675とBC107894という，2つの遺伝子を連結する転写産物が登録されている
「ヒトの分子遺伝学 第5版」（戸田達史，他／監訳），p323（図9.2），メディカル・サイエンス・インターナショナル，2021より引用

欠いている（図5B）．**ユニタリー型偽遺伝子**はかつて機能していた遺伝子が進化の過程で機能を失ったものをいい（図5C），ヒトの例としてはL-グロノラクトン酸化酵素遺伝子偽遺伝子がある．多くの哺乳動物はL-グロノラクトン酸化酵素の作用でアスコルビン酸（ビタミンC）が体内合成されるが，ヒトはこの遺伝子が偽遺伝子となっているため**アスコルビン酸**を食事から摂取する必要がある．

D. 遺伝子ファミリー

1) rRNA遺伝子

ヒトゲノム塩基配列が明らかになると同じ配列や似た配列をもつ遺伝子群の存在が明らかになった．**rRNA遺伝子**（rDNA）は多数の遺伝子をもっており，5S RNA遺伝子は1番染色体上に数千の**遺伝子クラスター**を形成している．18S，5.8S，28S RNA遺伝子はつながって存在し（図6），13番，14番，15番，21番，22

番染色体短腕にこのセットが数百コピー存在し（**概略図**），核小体形成域（nucleolus organizer region：NOR）とよばれる．rRNAはタンパク質合成の場であるリボソームの構成成分であり，多くのrRNAが必要となるため遺伝子がクラスターとして存在していると考えられている．

2）グロビン遺伝子

グロビン遺伝子は祖先の遺伝子が何回も遺伝子重複を起こすことにより遺伝子ファミリーを形成しており，5つの染色体に分かれて存在している．多数のグロビン遺伝子が存在することにより，異なる遺伝子調節配列をもち機能分化が可能になったと考えられている．

発生の初期には全ゲノム重複により，単量体で働くニューログロビン（神経細胞など），サイトグロビン（線維芽細胞など），ミオグロビン（筋肉），アンドログロビン（精巣）が生じた．それぞれ14番，17番，22番，6番染色体に遺伝子が存在し，組織特異性をもつ発現パターンを示し，特定の組織で発現することによりさらに付加的な機能をもつタンパク質に進化している．

その後進化過程のより最近に起きた縦列重複により16番染色体に α グロビン様遺伝子ファミリーと11番染色体に β グロビン様遺伝子ファミリーがクラスターとして存在するようになった（**図7**）．このクラスターには機能をもたない偽遺伝子も含まれる．遺伝子ファミリー由来のタンパク質は異なる2種類のサブユニットからなる四量体として働くが，発生時期によって異なる四量体のヘモグロビン（Hb）が酸素を結合し輸送タンパク質として働くように進化した．ヒトの初期発生時期には16番染色体由来の ζ （ゼータ）グロビンが発現し，その後，α グロビンに置き換わる．11番染色体からは胎生期型の ε （イプシロン）グロビンや γ グロビンが発現し，その後 β グロビンに置き換わる．こうして成人のヘモグロビンは α ヘモグロビン2本，β ヘモグロビン2本からなる四量体となる．胚子期，胎児期に発現するヘモグロビンは酸素運搬を担う機能が強く，低酸素環境下に適していると考えられている．

E. 遺伝子同士の重複

ゲノムの配列が明らかになると，ヒトのタンパク質コード遺伝子の約9％が他の遺伝子と重なっており，重なっている遺伝子の90％以上は反対側のDNA鎖から転写されていることが明らかになっている．11番染色体上に存在する Δ 5（デルタ）不飽和化酵素遺伝子（fatty acid

A 非プロセス型偽遺伝子

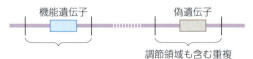

B プロセス型偽遺伝子

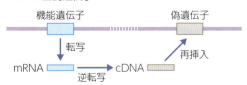

C ユニタリー型偽遺伝子

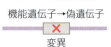

図5 偽遺伝子

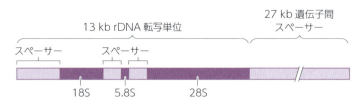

図6 rRNA遺伝子

18S rRNA, 5.8S rRNA, 28S rRNAは長さ13kbのrRNA遺伝子に1つの転写単位としてコードされている．この転写単位は約40kbの縦列反復単位の中にあり，転写単位と転写されない27kbのスペーサー配列（隙間の配列）が縦列して存在する．13, 14, 15, 21, 22番染色体上に存在し本章**概略図**のrDNAにあたる．RNAポリメラーゼⅠによって生じた45S rRNAは転写後の切断反応を受け，最終的に，18S rRNA, 5.8S rRNA, 28S rRNAとなり，リボソームの構成成分となる．
「ヒトの分子遺伝学 第5版」（戸田達史，他/監訳），p28（図1.24），メディカル・サイエンス・インターナショナル，2021より引用

desaturase1：*FADS1*）は反対側の鎖に存在するΔ6不飽和化酵素遺伝子（*FADS2*）と5′側が重なっている（図8）．

RNA遺伝子はタンパク質コード遺伝子や長鎖非コードRNA遺伝子内によく存在し，多くの場合は重なっている大きな遺伝子と同じ鎖にあり，発現調節は重なっている大きな遺伝子のプロモーターによって調節される．

F．トランスポゾン

ゲノム上の位置を変える塩基配列を**トランスポゾン**（transposon）という．ヒトゲノムの約半分を占める散在反復配列はトランスポゾンに由来する．トランスポゾンは「カットアンドペースト」機構で移動するものと「コピーアンドペースト」機構で移動するものに分かれる．

「カットアンドペースト」機構で移動するものを**DNAトランスポゾン**といい両末端の配列（terminal inverted repeat：**TIR**）とトランスポザーゼという酵素を使って配列をコピーすることなく直接移動する．ヒトゲノムには4％程度存在するが，進化の過程でトランスポザーゼ遺伝子が欠損か変異しており，現在は転移ができなくなっている（図9A）．

「コピーアンドペースト」機構で移動するものは**レトロトランスポゾン**とよばれ，レトロウイルスゲノムの両端に存在する**LTR**（long terminal repeat）をもつものともたないものに分類され，LTRをもたないものは長さにより全長で6,000塩基を超える長鎖散在反復配列（long interspersed nuclear element：**LINE**），全長が400塩基以下である短鎖散在反復配列（short interspersed nuclear element：**SINE**）に分けられる（図9B）．

LTRをもつ**LTRレトロトランスポゾン**は，LTRの他にレトロウイルスの *gag, pol, env* 遺伝子をもつヒト内在性レトロウイルス（human endogenous retrovirus：HERV）であり（図9C上），感染したレトロウ

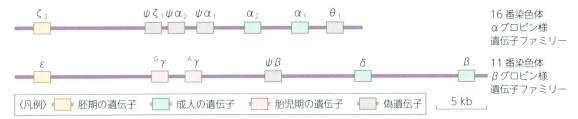

図7 グロビン遺伝子

いずれの遺伝子ファミリーも発生過程の異なる段階で発現する遺伝子（胚期，胎児期，成人）と偽遺伝子を含んでいる．α鎖様グロビン遺伝子であるζ_2遺伝子の発現は胚期にはじまり胎児期まで続く．偽遺伝子のうちθ_1遺伝子は転写するがその翻訳タンパク質は活性をもたない．その他の偽遺伝子は転写もしない．

「ゲノム 第4版」（石川冬木，中山潤一／監訳），p178（図7.19），メディカル・サイエンス・インターナショナル，2018より引用

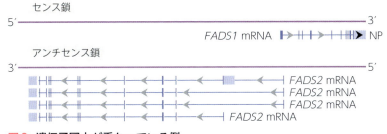

図8 遺伝子同士が重なっている例

11番染色体上に存在するΔ5不飽和化酵素遺伝子（*FADS1*）とΔ6不飽和化酵素遺伝子（*FADS2*）は5′側が重なり反対側の鎖に存在している

National Library of Medicine：FADS1 fatty acid desaturase 1[Homo sapiens (human)]．（https://www.ncbi.nlm.nih.gov/gene/3992）より引用

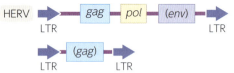

図9 トランスポゾン
A) 末端に逆方向反復配列（TIR）をもち，トランスポザーゼによってDNA配列を切り出し，その後，ゲノムの他の場所に挿入する「カットアンドペースト」機構を用いて移動する
B) RNA転写産物が逆転写酵素によってcDNAコピーとなり，cDNAコピーがゲノムDNAの他の場所に挿入されたものなので，翻訳領域（open reading frame：ORF）と両端に非翻訳領域（untranslated region：UTR），poly（A）尾部をもつ
C) レトロウイルスに特徴的なLTRと遺伝子（gag, pol, env）をもつ．LTRを保持していても遺伝子を失っているものある

イルスが長い年月をかけ宿主の生殖細胞に入り込んだものと考えられている．gag, pol, env遺伝子を欠いておりLTRだけを有するものもある（図9C下）．HERVはすべて増殖活性はもたないと考えられている．

LINEはヒトゲノムの21％を占めLINE-1，LINE-2，LINE-3に分類され，おもにユークロマチン領域に存在しAT含量が高いため，染色体分染法※2ではGバンド※3にあたる．機能をもつLINE-1はRNA結合タンパク質と酵素タンパク質（エンドヌクレアーゼ活性と逆転写酵素活性）をつくり，酵素タンパク質は核内に移動しDNAの切断，挿入を招く．LINE-1のうち約100コピーが現在でも転移活性をもち，転移した位置によっては遺伝子発現に異常をきたし疾患を引き起こ

すこともある．SINEは自律的に転移できないが近傍のLINEと一緒に転移することがある．霊長類に特異的なAlu反復配列はヒトゲノムのなかで最も多い配列で約280塩基からなり，100万コピーほど存在する．Alu反復配列は比較的GC含量が高くユークロマチン領域に散在しており，染色体分染法ではRバンド※4にあたる．Alu反復配列が遺伝子内に存在する場合は，イントロンと非コード領域に局在する．

2 遺伝子バリアント

従来，DNAの配列が変化することを遺伝子突然変異，染色体が変化することを染色体突然変異といっていた．突然変異（mutation）は野生型が変異型に変化することをいうが，多くの遺伝子配列が明らかにされるとどの配列が野生型かという問題が生じるようになった．したがって，遺伝子の配列の違いを多様性と捉え**遺伝子バリアント**（variant）が使われるようになった．従来，遺伝子突然変異のなかで集団における頻度が1％以上で疾患を引き起こさないものを**多型**（polymorphism）とよんでいたが，Human Genome Variation Society（HGVS）では多型もバリアントの1つとし，多型という表現は使わないようになってきている．**一塩基多型**（single nucleotide polymorphism：**SNP**）も**一塩基バリアント**（single nucleotide variant：**SNV**）と言い換えられている．集団における頻度による分類では，5％を超えるものを**コモンバリアント**，0.5～5％を**低頻度バリアント**，0.5％に満たないものを**レアバリアント**という※5．

A. 一塩基バリアント

1）バリアントの種類

アミノ酸コード領域にSNVが生じた場合，コドンの変化によりアミノ酸が変わる場合を**ノンシノニマス**

※2 **染色体分染法**：細胞分裂期の染色体をいくつかのバンドに染めたり（G染色法，R染色法），特定部位を染めたりする方法の総称．
※3 **Gバンド**：最も一般的なG染色法で現れるバンドで，濃いバンドはDNA塩基のAT対が多い領域にあたる．
※4 **Rバンド**：Rは「reversed」の頭文字でGバンドと濃淡関係が逆転した分染像で濃いバンドはDNA塩基のGC対が多い領域にあたる．
※5 **バリアントの具体例**：日本においてのコモンバリアントの例としては，ABO式血液型の原因遺伝子やアルコールに強いか否かを決める

ALDH2遺伝子のエキソン12に存在するSNV「p.Glu504Lys」がある（次頁参照）．ABO式血液型はA型40％，B型20％，O型30％，AB型10％と頻度が高い．ALDH2は，Gluホモ50％強，Glu/Lysヘテロ40％弱，Lysホモ5％程度である．レアバリアントとしては，フェニルケトン尿症の原因になるフェニルアラニン水酸化酵素遺伝子変異の頻度は8万人に1人と低い．また，病気を引き起こすので病的バリアントといえる．

〔non-synonymous, 非同義的（ミスセンス）〕, 変わらない場合をシノニマス〔synonymous, 同義的（サイレント）〕, 終止コドンに変わる場合をナンセンス（nonsense）という（図10）. ノンシノニマスによりアミノ酸の極性や電荷が変わらない場合, タンパク質の機能は変化しないことが多いが, 変わる場合は機能喪失や機能獲得が起こる場合が多い.

遺伝子発現を調節するプロモーター領域のバリアントは, 転写因子結合配列が変わり転写因子が結合できなくなるため, 転写が阻害され病気の原因となる場合がある. βサラセミアのある病型では, CACCCボックス（c. −101C>T）やTATAボックス（c. −30T>A）のSNVが報告されている. イントロンは両末端のGU…AG配列を使ってスプライソソーム[※6]が認識することによりスプライシングが起こる（第4章 図8）. この部位にバリアントを生ずるとスプライシングバリアントを生じ, タンパク質の機能喪失が起こる.

2) 遺伝子バリアントの記載法

配列バリアントの記載法はHGVSで勧告されており, 参照配列に対してどのように変化したかを記載する. コード領域のバリアントは開始コドンのATGのAを1とし, 5′非翻訳領域（5′-UTR）に向かっては−1と数える. 例えば, 前述の「c. −30T>A」は転写開始点より30塩基5′側にあるTATAボックスの配列内にTからAに変わるバリアントがあることを示している（「c.」は「coding DNA」の頭文字）.

※6 **スプライソソーム**：スプライシングにおいて, GU-AG, AU-ACの配列を使ってイントロンを除去するRNA-タンパク質複合体のこと.

シノニマスバリアントの例としては, アルデヒド脱水素酵素2（aldehyde dehydrogenase 2：*ALDH2*）のエキソン12に存在するSNVは遺伝子開始コドンから数えると1,510番目の塩基のGがAに変わるので, 「c.1510G>A」と記載する. タンパク質でいうと504番目のグルタミン酸がリシン（リジン）に変化するので「p.Glu504 Lys」と記載する（「p.」は「protein」の頭文字）.

また, データベース「dbSNP（https://www.ncbi.nlm.nih.gov/snp/）」には個々のSNVに番号が付されており, *ALDH2*のエキソン12のSNVは「rs671」である.

B. 欠失・挿入

アミノ酸コード領域における3の倍数以外でのヌクレオチドの**挿入**（insertion）や**欠失**（deletion）は**フレームシフト**（frameshift）を引き起こすことになる（図10）. 挿入や欠失が起こった部位以降のアミノ酸配列が変化し, 64のコドンのうち3つが終止コドンのため（第4章 図9）, フレームシフトが起こったmRNAは通常すぐに終止コドンが来るようになる. 50塩基対以下の欠失と挿入の両方を意味する言葉として**インデル**（Indel）が使われるようになってきている.

C. コピー数バリアント

50塩基対以上の反復単位のコピー数が異なるバリアントを**コピー数バリアント**（copy number variant：**CNV**）という. ゲノムのなかには2塩基, 3塩基のく

	12	13	14	15	16		21			
参照配列	CTG ロイシン	CAG グルタミン	GCA アラニン	TAC チロシン	ACT トレオニン	GAA グルタミン酸	GTG バリン	AAA リシン	ACT トレオニン	
シノニマス バリアント	CTG ロイシン	CAG グルタミン	GCA アラニン	TAC チロシン	ACT トレオニン	GAA グルタミン酸	GT**T** バリン	AAA リシン	ACT トレオニン	21番目のG→T アミノ酸は変わらない
ノンシノニマス バリアント	CTG ロイシン	CAG グルタミン	GCA アラニン	TAC チロシン	ACT トレオニン	**A**AA リシン	GTG バリン	AAA リシン	ACT トレオニン	16番目のG→A アミノ酸も変化
ナンセンス	CTG ロイシン	CAG グルタミン	GCA アラニン	TA**A** 終止	ACT	GAA	GTG	AAA	ACT	12番目のC→A 終止コドンに変化
フレーム シフト	CTG ロイシン	CAG グルタミン	GCA アラニン	TAC チロシン	A アルギニン	GA アルギニン GT セリン	AGT セリン GAA グルタミン酸	GAA グルタミン酸 AAC アスパラギン	AAC T	14, 15番目のCTが欠失 以降読み枠がずれ アミノ酸が変化

図10 アミノ酸コード領域のSNVと欠失バリアント

分子栄養学　改訂第2版　121

り返し配列のコピー数のバリアントがあるが，これは
短いインデルとして扱う．

D. 染色体構造バリアント

染色体構造バリアントには，**均衡型構造バリアント**
と**不均衡型構造バリアント**がある．均衡型構造バリ
アントでは構造変化の前後で同じ染色体量を有するがゲ
ノム内の位置が異なっている．**逆位**（inversion）では
DNAの二本鎖切断が2カ所起き，生じたDNA断片が
180°回転して再結合する（**図11A**）．**転座**（transloca-
tion）では異なる2本の相同染色体において二本鎖切
断がそれぞれ起き，切れた断片が異なる相同染色体に
結合する（**図11B**）．ともに染色体量の増減はない．一
方，欠失や挿入によって染色体量が異なる場合は，不
均衡型構造バリアントという．

3 非コードRNA

RNAには多くの種類があるが，タンパク質の情報を
コードしているmRNAを**コードRNA**，それ以外を**非
コードRNA**（noncoding RNA：ncRNA）という
（第4章 表2）．ncRNAのなかでもタンパク質の翻訳の
ときにアミノ酸の輸送にかかわるtRNAやリボソーム
を構成し翻訳の場となるrRNAはよく知られていたが，
その他にも機能をもつncRNAが存在することが明ら

かになってきている．

RNA遺伝子から転写されてスプライシングを受けた
最終RNA産物（mature RNA）の長さによって200塩
基未満の**短鎖非コードRNA**（**short ncRNA**）と
200塩基以上の**長鎖非コードRNA**（**long ncRNA：
lncRNA**）に分けられる．この分類ではrRNAの長い
もの（細胞質の28S rRNAと18S rRNA，ミトコンド
リアの16S rRNAと12S rRNA）はlncRNA，それ以外
のrRNAは短鎖ncRNAに分けられてしまうのでrRNA
は別に扱う．

A. 短鎖非コードRNA（short ncRNA）

7つの主要なサブファミリーがあり，そのうち4つは
さまざまな細胞に発現しているユビキタスRNA（ubiq-
uitous RNA），あとの3つは制御性RNAのサブファミ
リーである

ユビキタスRNAのうちの核内低分子RNA（small
nuclear RNA：snRNA）はタンパク質と複合体を形
成しRNAスプライシング反応などにかかわる．核小
体低分子RNA（small nucleolar RNA：snoRNA）
は核小体に局在しタンパク質と複合体を形成しrRNA
のメチル化やシュードウリジン化[*7]の化学修飾を行う．

※7 **シュードウリジン化**：リボースとウラシルが結合したウリジンの
異性体．リボースとウラシルはグリコシド結合のN-C結合で結合してい
るが，C-C結合に置き換わったものをシュードウリジン（Ψ）という．
ウリジンにΨ-合成酵素が作用すると生じる．

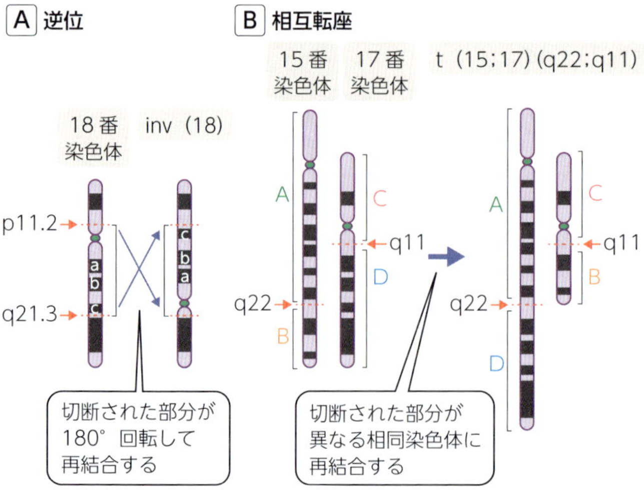

A 逆位　　　B 相互転座

図11 構造バリアント

核型記載の方法は，染色体の短腕を「p」長腕を「q」と
し，セントロメアからテロメアに向けて領域番号，バン
ド番号が大きくなる．「p11.2」は「短腕第1領域1.2バ
ンド」を示す．逆位はinversion「inv」，相互転座は
translocation「t」と示す

A）18番染色体の切断点「p11.2」「q21.3」で逆位が
起こった場合は，18番染色体の逆位は「inv（18）」，
切断点を示す場合は「inv（18）（p11.2q21.3）」と
記す

B）15番染色体の切断点「q22」と17番染色体の切断
点「q11」間で相互転座が起こった場合は，「t（15;17）
（q22;q11）」と記す．この転座は急性前骨髄球性白
血病（M3）にみられる染色体異常で15q22には
*PML*遺伝子，17q11にはレチノイン酸受容体α
（*RARA*）遺伝子が存在し，*PML::RARA*融合遺伝子
ができることが病因である．この白血病はレチノ
イン酸を経口投与する分化誘導療法により寛解する

122　●栄養科学イラストレイテッド

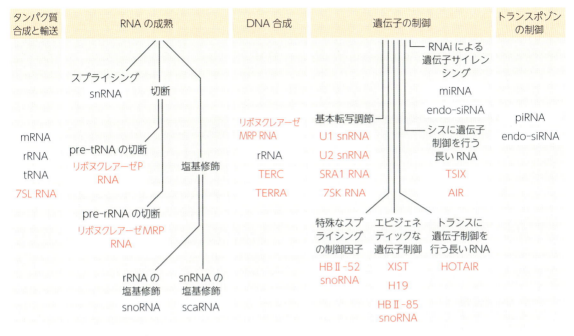

図12 RNAの機能的多様性
「ヒトの分子遺伝学 第5版」（戸田達史，他/監訳），p324（図9.3），メディカル・サイエンス・インターナショナル，2021より引用

カハール小体低分子RNA（small Cajal body-specific RNA：**scaRNA**）はカハール小体※8に局在し，snRNAのメチル化やシュードウリジン化を行う．tRNA（転移RNA）はアミノ酸を結合しmRNAに運ぶ．

制御性RNAのうちマイクロRNA（micro RNA：**miRNA**）は相補的な配列をもつmRNAと結合し翻訳反応を阻害したり，mRNAの分解を誘導したりする．**piRNA**（PiWi-interacting RNA）は生殖細胞に多く発現しPIWIタンパク質と複合体を形成しトランスポゾンRNAの切断や転写の抑制によりトランスポゾンの転移防止に働く．内在性**siRNA**（endogenous small interfering RNA：**endo-siRNA**）は低分子二本鎖RNAでアルゴノート複合体と結合し，**RNA干渉**，すなわち転写の抑制やmRNAの切断を起こす．siRNAも生殖細胞におけるレトロトランスポゾンの制御にかかわる．

B. 長鎖非コードRNA（lncRNA）

lncRNAのなかには制御性に働くものがある．核内のlncRNAはクロマチン修飾によるエピジェネティックな制御にかかわったり，アンチセンスRNAとして転写制御にかかわったりする．細胞質のlncRNAも転写レベルの制御にかかわる．後述のX染色体の不活性化にかかわる*XIST*（X-inactive specific transcript）もlncRNAである．

4 性と遺伝子，インプリンティング

A. X染色体とその不活性化

男性は性染色体としてX染色体とY染色体（XY），女性はX染色体を2本（XX）有しているが，X染色体由来のタンパク質量は男性と女性で同じであることが知られており，この遺伝子量を揃える機構を遺伝子量補償といい，生物によって異なる機構が存在する．哺乳動物の場合は，複数存在するX染色体の1本以外を不活性化する〔この機構を実験的に証明したLyon博

※8 **カハール小体**：核内に存在する0.1〜2μmの構造体で1から数個存在する．

士の名からライオニゼーション（Lyonization）ともよばれる〕．具体的にはX染色体長腕のq13に位置するX染色体不活性化中心（X-inactivation center：XIC）から転写される約1万9千塩基の長鎖非コードRNAである**XIST**（X-inactive specific transcript）が不活性化するX染色体全体を覆い不活性化させる．X染色体の不活性化は胚性初期に細胞ごとに独立かつ無作為に起こり，一度不活性化されるとその情報は細胞分裂後の娘細胞に伝えられる．したがって，女性の体細胞は父由来のX染色体が発現している細胞と母由来のX染色体が発現している細胞によるモザイクとなる（図13）．また，不活性化されたX染色体は高度に凝縮し構成的ヘテロクロマチンとなり，間期細胞の核膜周辺に塩基性色素で濃染されるバー小体として観察される．

B. 偽常染色体領域

生殖細胞系列で起こる減数分裂では，第一減数分裂前期に父由来，母由来の染色体が対合し，交差による組換えが起こる（第3章 図17, 19）．女性の場合はX染色体が2本あるので，この2本が対合するが，男性の場合は大きさも配列も異なるX染色体とY染色体の2本で対合が起こる．性染色体の両末端には全く同じ配列が存在し，この領域を使って対合，組換えも起こるため**偽常染色体領域**（pseudoautosomal region：**PAR**）とよばれ，短腕の末端をPAR1，長腕の末端をPAR2とよぶ（**図14**）．PARはX染色体の不活性化を免れており両アレルから相同遺伝子が発現している．

C. Y染色体

X染色体が1億5千5百万塩基からなり800個以上のタンパク質をコードする遺伝子をもつのに対し，Y染色体は5千9百万塩基でその大部分は遺伝子として機能をもたない構成的ヘテロクロマチンである．また，タンパク質をコードする遺伝子は40個あるがいくつかは重複遺伝子である．性染色体のPAR以外の領域を性特異的領域といい，Y染色体は複数存在することはないため，この領域は相同組換えが起きず，雄性特異的領域（MSY）とよばれる．PAR1近傍の雄性特異的領域に存在する**雄性決定遺伝子SRY**（Sex-determining region of the Y chromosome）（**図14**）にコードされているタンパク質は精巣の発生に必要となる遺伝子を活性化する転写因子である．胚発生過程で生殖腺は，雄，雌のいずれにも分化できるような両能性をもつが，雌性から雄性に切り替えるのがSRYである．

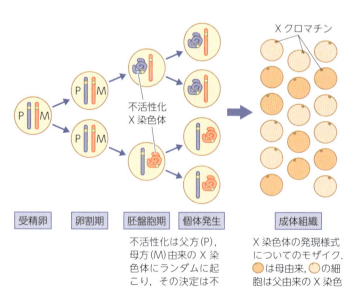

図13 X染色体の不活性化と女性体細胞でのモザイク概念図

「最新臨床検査学講座 遺伝子・染色体検査学」（奈良信雄，他/著），p138（図4-5），医歯薬出版，2015より引用

D. ゲノムインプリンティング

1) ゲノムインプリンティングと片親性ダイソミー

ヒトは二倍体で母親由来と父親由来の相同染色体をもち，両アレルからは同じように遺伝子が発現している．しかし，約100の遺伝子に関しては生まれながらに母由来アレルを使用するか父由来アレルを使用するか決まっており，この現象を**ゲノムインプリンティング（ゲノム刷り込み）**という．インプリンティングは可逆的でエピジェネティクスによる．また，インプリンティングは一部の組織や発生のある時期に限定される．両親のゲノムが全く同じではないということは，母由来または父由来のみの二倍体の接合子が正常に発生せず，卵巣奇形腫や胞状奇胎を引き起こすことから明らかになっていた．また，ある染色体だけ片親から由来する片親性ダイソミー（uniparental disomy：**UPD**）は，多くの染色体に関しては疾患を引き起こさないが，6，7，11，14，15番染色体については疾患の原因となる．ヒトのUPDの多くはトリソミーレスキュー[※9]によって引き起こされる．

2) インプリンティングの機序

インプリンティングでは，DNAメチル化状態が異なる短い配列がみられたり，アンチセンスの非コードRNAの発現がみられたりすることが多い．DNAのメチル化はCpG配列のシトシン塩基に限定されている．受精卵では母由来と父由来のアレルでメチル化状態が異なるため，胚盤胞に至る初期胚においては，一度，ゲノム全体の脱メチル化反応が起こるが，インプリンティングにかかわる遺伝子ではこの脱メチル化が起こらない．

3) アンジェルマン症候群（AS）とプラダー・ウィリー症候群（PWS）

15番染色体はUPDや微小欠失によって，アンジェルマン症候群（Angelman syndrome：**AS**）やプラダー・ウィリー症候群（Prader-Willi syndrome：**PWS**）を引き起こす．15q11から15q13の領域では母アレルと父アレルのメチル化状態が異なっており，母アレルのCpGアイランド[※10]はメチル化されており，

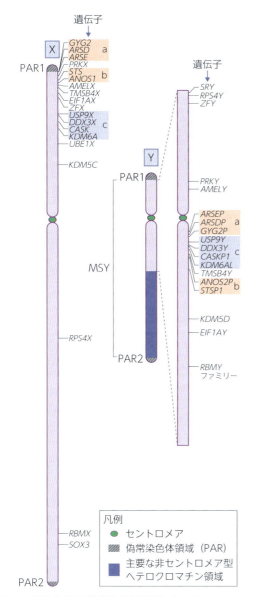

図14　性染色体と偽常染色体領域（PAR）

X染色体とY染色体の短腕末端にあるPAR1と長腕末端にあるPAR2は全く同じ配列で減数分裂時に対合し，交差による組換えが起こる．X染色体とY染色体にはPAR領域以外にも相同性を示す領域a，b，cがある．遺伝子記号の後のX，Yは相同遺伝子がどちらの染色体にあるかを示している（*USP9X*, *USP9Y*）．また，Y染色体上の相同遺伝子のいくつかは偽遺伝子（pseudogene）になっており遺伝子記号後のP（*ARSEP*）は偽遺伝子であることを示している
「ヒトの分子遺伝学 第5版」（戸田達史，他/監訳），p501（図13.16），メディカル・サイエンス・インターナショナル，2021より引用

[※9] **トリソミーレスキュー**：トリソミー細胞から余剰染色体が失われて，核型正常細胞が生み出される現象．
[※10] **CpGアイランド**：塩基配列のうちシトシン（C）の次にグアニン（G）が来るジヌクレオチド配列のクラスターで，CpGのpは，ヌクレオチドとヌクレオチドをつなぐリン酸ジエステル結合を示す．CpG配列のCはメチル化酵素であるシトシンメチルトランスフェラーゼの標的塩基となり，メチル化により5-メチルシトシンとなる．CpGアイランドは転写が活発な領域に存在し，プロモーター領域に多く存在する．

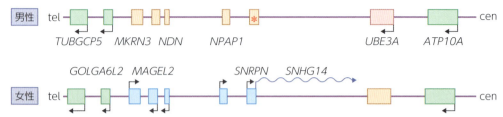

図15 ゲノムインプリンティングにかかわる領域
発現するアレルが，母親由来は■，父親由来は■，両方発現は■，発現していないものは□で示している．＊は親由来に依存してメチル化に差のあるインプリンティング制御領域を示す．cen：セントロメア，tel：テロメア
「ヒトの分子遺伝学 第5版」（戸田達史，他／監訳），p385（図10.18），メディカル・サイエンス・インターナショナル，2021より引用

SNHG14という長鎖非コードRNAの発現が抑制されている．父アレルからは長鎖非コードRNAが発現されており，近傍に存在する*UBE3A*遺伝子の発現は抑制される（図15）．このインプリンティングは脳でのみ起こっており，正常な場合，*UBE3A*遺伝子は脳では母アレルのみ発現しその他の組織では両アレルから発現する．15番染色体が2本とも父親由来の場合や母由来染色体の*UBE3A*遺伝子に欠失や変異がある場合にASを発症し，15番染色体が2本とも母由来の場合や父由来染色体の変異により*SNHG14* RNAが欠如するとPWSが発症する．

臨床のトピック　民族による遺伝子バリアント

アミラーゼはデンプンを加水分解する酵素で唾液腺と膵臓で合成されアイソザイムがある．唾液腺アミラーゼの*AMY1*遺伝子はデンプンをたくさん食べる習慣がある民族では遺伝子増幅によりコピー数が増えていることが知られている．チンパンジーは*AMY1*遺伝子を1つしかもたないが，ヒトの集団ではデンプンを摂取しない民族のコピー数は少なく，多い民族ではコピー数が多い，すなわち，コピー数バリアント（CNV）が存在する（図16）[5]．

乳糖を加水分解する酵素であるラクターゼ遺伝子（*LCT*）の発現に関しても民族差が知られている．哺乳類では乳糖は母乳に含まれているため，哺乳期には酵素活性が高いが，離乳に従い遺伝子の発現が抑制され，酵素活性がなくなる．しかし，ある民族においてはウシなどの動物の乳を飲む文化があるため大人になっても遺伝子の発現が持続され，ラクターゼ酵素活性を有する．この表現型はヨーロッパ北東部には多く，90％以上のヒトがラクターゼ活性を持続的にもつ．*LCT*遺伝子のエンハンサー領域にはバリアントが存在し，このいくつかがラクターゼ活性持続の原因であると報告されている[6]．

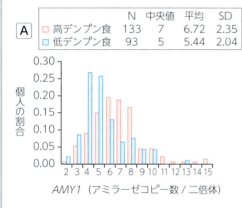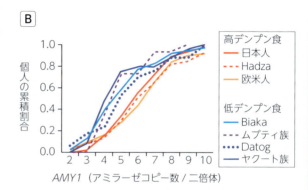

図16　高デンプン食と唾液アミラーゼのCNV（AMY1A，1p21）

A）伝統的に高デンプン食（□），あるいは低デンプン食（□）を摂取する集団における，唾液アミラーゼ（*AMY1*）遺伝子のCNVの比較．二倍体あたりのコピー数分布の割合を示している．
B）Aで用いたそれぞれの集団における*AMY1*遺伝子の二倍体あたりのCNVにおける累積割合．例えば，日本人（高デンプン食）では，CNV＝4以下の割合は20％に満たないが，ヤクート族（低デンプン食：北東アジア）は50％程である．なお，Hadza，Biaka，ムブティ族，Datogはそれぞれ食の異なるアフリカの民族を示す
Perry GH, et al：Diet and the evolution of human amylase gene copy number variation. Nat Genet, 39：1256-1260, 2007／「栄養科学イラストレイテッド 分子栄養学」（加藤久典，藤原葉子／編），p124，羊土社，2014より引用

文　献

1）International Human Genome Sequencing Consortium：Finishing the euchromatic sequence of the human genome. Nature, 431：931-945, 2004
2）Nurk S, et al：The complete sequence of a human genome. Science, 376：44-53, 2022
3）「ヒトの分子遺伝学 第5版」（戸田達史，他／監訳），メディカル・サイエンス・インターナショナル，2021
4）「ゲノム 第4版」（石川冬木，中山潤一／監訳），メディカル・サイエンス・インターナショナル，2018
5）Perry GH, et al：Diet and the evolution of human amylase gene copy number variation. Nat Genet, 39：1256-1260, 2007
6）Itan Y, et al：A worldwide correlation of lactase persistence phenotype and genotypes. BMC Evol Biol, 10：36, 2010

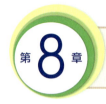

第8章 チェック問題

問題

Q1 ヒトゲノムの配列が明らかになってもタンパク質をコードする遺伝子数が決められない理由を述べよ．

Q2 以下の2つのmRNAの配列をアミノ酸配列に変換せよ．また，SNVによるアミノ酸の変化の有無とタンパク質の機能への影響を述べよ．
　参照配列　　　　5´—AUGGCAUACACUGAAGUGAAA—3´
　バリアント配列　5´—AUGGCAUACACUAAAGUGAAA—3´

Q3 X染色体の不活性化にかかわる非コードRNAと不活性化のしくみについて述べよ．

Q4 15番染色体の父性ダイソミーと母性ダイソミーで表現型異常を生じるのはなぜか述べよ．

解答&解説

A1 1つの遺伝子から転写されるmRNAが1つとは限らず，またエキソン-イントロン構造をもつため選択的スプライシングによって複数のmRNAがつくられる場合があるため．また，隣接した2つの遺伝子からつながったmRNAが読まれている例もあるため．

A2 参照配列：メチオニン－アラニン－チロシン－トレオニン－グルタミン酸－バリン－リシン
バリアント配列：メチオニン－アラニン－チロシン－トレオニン－リシン－バリン－リシン
一塩基の置換によってアミノ酸の配列が変わっているのでノンシノニマスバリアントといえる．また，アミノ酸が酸性アミノ酸から塩基性アミノ酸に変わっているため，タンパク質の高次構造に影響を与えることが考えられる．

A3 X染色体長腕のq13に位置するX染色体不活性化中心（X-inactivation center：XIC）から転写される長鎖非コードRNAである*XIST*（X-inactive specific transcript）が不活性化するX染色体全体を覆い不活性化させる．

A4 15番染色体上にはゲノムインプリンティングされている遺伝子が存在するため，父由来，母由来の染色体が1本ずつでないと遺伝子の発現量に差が生じてしまうため．

第9章 疾患と遺伝子

Point

1. 疾患には遺伝要因と環境要因が寄与することを理解する
2. 単一遺伝子疾患の遺伝様式〔常染色体顕性遺伝，常染色体潜性遺伝，X連鎖（伴性）遺伝〕と代表的な疾患について理解する
3. 多因子疾患には生活習慣病など多くの疾患が含まれることを理解し，特にがんと遺伝子変異について理解する
4. 疾患遺伝子および疾患感受性遺伝子の探索方法について理解する
5. エピジェネティクスと疾患のかかわりを理解する

概略図 疾患と要因

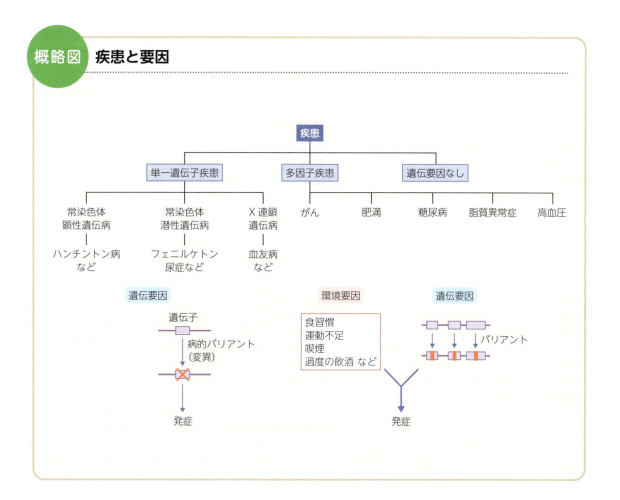

疾患を遺伝要因の寄与で大別すると，単一遺伝子疾患，多因子疾患，そして遺伝要因が全く関与しない疾患に分けられる（**概略図**）．単一遺伝子疾患は，1つの遺伝子の異常な変異が原因となり発症する疾患で，遺伝病ともよばれる．これらは，種類は多いものの個々の有病率は低い．一方で，生活習慣病とよばれる疾患の発症にも，食事や運動といった環境要因だけでなく，遺伝要因もかかわっている．このような有病率の高い疾患（common disease）のほとんどは多因子疾患であると考えられている．

本章では，単一遺伝子疾患の遺伝様式から遺伝学の基礎を固めるとともに，代表的な疾患（特に栄養とのかかわりが深い代謝異常症）について理解を深め，さらに近年急速に明らかになりつつある多因子疾患と遺伝子のかかわりについて学ぶ．遺伝要因が明らかになることで，個人の遺伝子に合わせて治療や予防法を効果的に選択できる，いわゆるテーラーメイド医療，テーラーメイド栄養指導につながるものと期待されている．さらにもう一歩ふみこんだプレシジョン医療（精密医療），プレシジョン栄養（精密栄養，13章）が提唱され，個人の体質や健康状態に最適化された医療や栄養による疾患予防に挑む時代がやってこようとしている．

1 疾患と発症要因

疾患は，遺伝要因と環境要因がそれぞれある割合で関与し，発症する（**図1**）．ある単一の遺伝子の変異に原因を求めることができる疾患を**単一遺伝子疾患**といい，図の左端に位置する．一方，怪我や交通事故による外傷，中毒などは遺伝要因の関与はなく，図の右端に位置する．その中間に位置する疾患は，遺伝要因と環境要因の両方が寄与する疾患であり，生活習慣病など多くの疾患が含まれる．こうした疾患の遺伝要因には，複数の遺伝子が関与し，個々の遺伝子の関与の程度は比較的低いと考えられている．このような疾患を**多因子疾患**という．

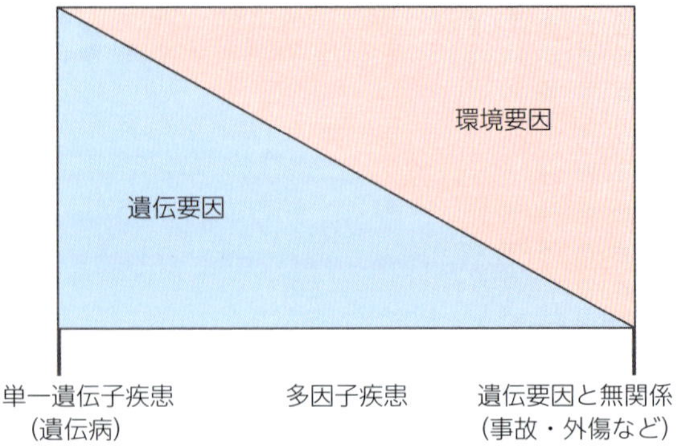

図1 疾患にかかわる遺伝要因と環境要因の寄与

約30億塩基対あるヒトのゲノムには，個人間で配列の違いが0.1％程度認められ，これを遺伝的多様性という．標準塩基配列（Ref Seq）と差がある配列の変化をバリアントといい，置換，欠失，挿入，重複，逆位，欠失挿入などがある（第8章2）．また一般的に，その生物の集団のなかで，頻度が1％以下のものは変異といい，それ以上のものは多型といわれていたが，近年は"バリアント"と総称されるようになってきている．

2 単一遺伝子疾患

単一遺伝子疾患はメンデル遺伝病ともいわれ，メンデルの法則[※1]にしたがった様式で遺伝する．そのため，家系図のなかでどのように発症するかを調べることで，その疾患が単一遺伝子疾患か否かを判別することができる．単一遺伝子疾患は，遺伝様式によって**常染色体顕性遺伝病**（autosomal dominant inheritance），**常染色体潜性遺伝病**（autosomal recessive inheritance），**X連鎖（伴性）遺伝病**（X linked recessive inheritance）の3つの種類に分類される．メンデル遺伝にしたがうヒトの形質をまとめた「Online Mendelian Inheritance in Man（OMIM）」（https://www.omim.org/）というウェブサイトがあり，分類体系は遺伝疾患の統一された索引として広く利用されている．

※1 **メンデルの法則**：メンデル（George Lohann Mendel）が1865年に発表したエンドウの交雑実験の論文に基づき，後代の学者が遺伝現象の基本的な法則にまとめたもの．対になる形質のものを交配すると，雑種第一代では顕性形質が顕在して潜性形質が潜在するという"顕性の

法則"，雑種第二代では顕性・潜性の形質をもつものの割合が3対1に分離して現れるという"分離の法則"，異なる形質が2対以上あってもそれぞれ独立に遺伝するという"独立の法則"の3つからなる．

130 ● 栄養科学イラストレイテッド

A. 常染色体顕性遺伝病

常染色体の2つのアレル[※2]のうち，どちらかに変異があると発症する場合を常染色体顕性遺伝という．両親のどちらかが罹患者であるときに，変異のあるアレルを受け継いだ子どもが発症し，その確率は性別に関係なく1/2である（図2A）．顕性遺伝病の多くでは，変異アレルを受け継いだ場合でも，発症の割合や重症度は疾患の種類や家系により異なることが多く，変異アレルを受け継いだ場合に症状をもつ割合を疾患の浸透度，疾患の重症度の程度を表現度であらわす．ハンチントン病や家族性アミロイドポリニューロパチーなどがこの様式にあたる．

B. 常染色体潜性遺伝病

アレルの一方の変異のみでは発症せず，両方のアレルに変異のある場合にのみ発症する様式を常染色体潜性遺伝という．特徴は，疾患の発症確率が子ども4人に1人であること，罹患者の両親はともに保因者であること，性別に関係なく発症することである．罹患者の子どもたちはいずれも保因者となる（図2B）．この形式を示す疾患にはフェニルケトン尿症などの先天代謝異常症をはじめとして多数の疾患が属する．

C. X連鎖（伴性）遺伝病

性染色体は，男性でXY，女性でXXとなっている．その結果，性染色体上の遺伝子変異による疾患は，性に依存した遺伝様式を示し，**X連鎖（伴性）遺伝**とよばれる．通常はX連鎖潜性遺伝の疾患である．母親が変異アレルを1つもつ保因者の場合，その男児は1/2の確率で変異アレルをもつX染色体を受け継ぐが，男児

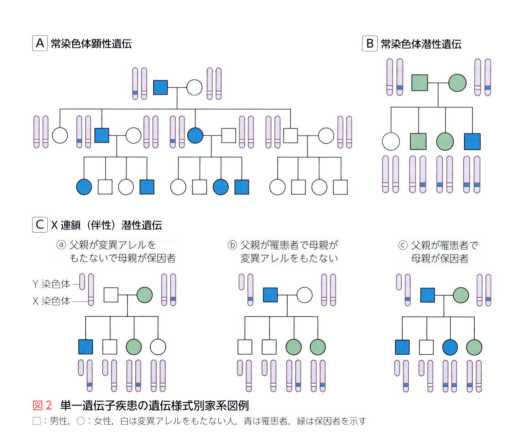

図2　単一遺伝子疾患の遺伝様式別家系図例
□：男性，○：女性，白は変異アレルをもたない人，青は罹患者，緑は保因者を示す

※2　**アレル**：父親由来と母親由来の2本の相同染色体の同じ座位に存在する2つの遺伝子をアレル（allele）という（第3章1-B）．これまでalleleは対立遺伝子と訳されていたが，2009年に日本人類遺伝学会は「allele＝アレル（アリル，アリール）」との用語の改訂を行っている．「対立」という言葉から，機能的に異なる遺伝子を想像しがちであるが，同一配列の完全に同じ遺伝子でもアレルという．同一アレルを2つもつ場合を"ホモ接合"，異なるアレルをもつ場合を"ヘテロ接合"という．

にはX染色体が1本しかないため，その機能欠失を補えずに発症する（**図2C ⓐ**）．女児はもう1本のX染色体上の遺伝子が機能を補うため，発症せず1/2の確率で保因者となる．父親が罹患者で母親が変異アレルをもたない場合は，男児はすべて正常アレルをもつこととなり，女児はすべて保因者となる（**図2C ⓑ**）．父親が罹患者で母親が保因者の場合，男児は1/2の確率で発症し，女児は保因者と罹患者が1：1となる（**図2C ⓒ**）．デュシェンヌ型筋ジストロフィーや血友病は，この遺伝様式をとる．

D. 先天性代謝異常症

小児期における単一遺伝子による疾患の多くは，いわゆる先天性代謝異常症（inherited metabolic diseases）と言われるものである．この疾患は，酵素欠損に起因し，古くから知られている代表的な遺伝性（先天性）疾患であり，多くは常染色体潜性遺伝，一部はX連鎖遺伝形式をとる．数千ともいわれる種類の障害が存在するがその大半はきわめて稀であり，影響を受ける基質（アミノ酸，糖質，脂肪酸など）によって分類されるのが一般的である．フェニルケトン尿症等の先天性代謝異常は，放置すると知的能力障害などの症状をきたすため，早期に発見しその後の治療・生活指導などにつなげることが重要である．

わが国では，1977年より血液による**新生児マススクリーニング検査**が行われている．2011年まではフェニルケトン尿症，メープルシロップ尿症，ホモシスチン尿症，ガラクトース血症と，先天性甲状腺機能低下症，先天性副腎過形成の6疾患が対象であったが，多項目を同時測定できるタンデムマス法の開発により，さらに多くの疾患を対象に加えることが可能となり，2012年からは19疾患，2018年度からはさらに1疾患が追加され20疾患となっている（**表**）．

1）アミノ酸代謝異常
①フェニルケトン尿症 (phenylketonuria：PKU)

フェニルケトン尿症は，血清フェニルアラニンの上昇による精神発達遅滞の臨床症候群で，遺伝形式は常染色体潜性である．

正常の場合は過剰な食事性フェニルアラニンはフェニルアラニン水酸化酵素によってチロシンに変換されるが，この反応には補助因子としてテトラヒドロビオプテリン（BH4）が不可欠となる．大部分の症例は，フェニルアラニン水酸化酵素遺伝子の異常に起因するが，BH4の合成あるいは再生にかかわる酵素遺伝子に異常がある場合も，フェニルアラニンが蓄積しうる．フェニルアラニン水酸化酵素の活性低下により，食事

表 日本における新生児マススクリーニング対象疾患

分類	疾患
アミノ酸代謝異常	• フェニルケトン尿症 • メープルシロップ尿症（楓糖尿症） • ホモシスチン尿症 • シトルリン血症1型 • アルギニノコハク酸尿症
糖代謝異常	• ガラクトース血症
有機酸代謝異常	• メチルマロン酸尿症 • プロピオン酸血症 • イソ吉草酸血症 • メチルクロトニルグリシン尿症 • ヒドロキシメチルグルタル酸（HMG）血症 • 複合カルボキシラーゼ欠損症 • グルタル酸尿症1型
脂肪酸代謝異常	• 中鎖アシルCoA脱水素酵素（MCAD）欠損症 • 極長鎖アシルCoA脱水素酵素（VLCAD）欠損症 • 三頭酵素（TFP）欠損症 • カルニチンパルミトイルトランスフェラーゼ1（CPT-1）欠損症 • カルニチンパルミトイルトランスフェラーゼ2（CPT-2）欠損症
内分泌疾患	• 先天性甲状腺機能低下症 • 先天性副腎過形成症

性フェニルアラニンが蓄積し，主として脳が障害を受ける．過剰なフェニルアラニンの一部がフェニルケトンに代謝され，これが尿中に排泄されることから，フェニルケトン尿症という用語が用いられている．治療は生涯にわたる食事性フェニルアラニンの摂取制限である．

② メープルシロップ尿症
(maple syrup urine disease：MSUD)

分枝2-オキソ酸（分岐鎖α-ケト酸）脱水素酵素の異常により，分枝アミノ酸であるバリン，ロイシン，イソロイシン由来の分枝オキソ酸（分岐鎖ケト酸）の代謝が障害される．この酵素はE1α，E1β，E2，E3の4つの遺伝子によってコードされる複合体である．

臨床症状としては，メープルシロップに似た体液臭と出生当日からのきわめて重篤な病状があげられ，嘔吐と嗜眠からはじまり，痙攣，昏睡へと進行し，無治療の場合は死に至る．生化学的所見は著明なケトン尿と酸性血症で，診断は血漿分枝アミノ酸（特にロイシン）高値を確認することによる．

③ ホモシスチン尿症 (homocystinuria：HCU)

ホモシステインはメチオニン代謝における中間産物の1つであるが，これは再メチル化によりメチオニンに戻る場合と，一連の硫黄転移反応のなかでセリンと結合し，シスタチオニン，さらにシステインへと変換される場合がある（第7章 図5）．システインはその後，亜硫酸塩，タウリン，グルタチオンへと代謝される．再メチル化または硫黄転移において種々の障害が発生すると，ホモシステインの蓄積により症状を呈する．古くから知られているのは，ホモシステインとセリンからのシスタチオニン形成を触媒するシスタチオニンβ合成酵素の常染色体潜性の欠損症である．全身性に神経障害や血栓症による症状が現れ，病型により骨格異常，眼症状，血液異常が加わる．水晶体脱臼，知的能力障害，骨粗鬆症を伴うことが多い．

2）糖代謝異常
① 糖原病 (glycogen storage disease：GSD)

糖原病はグリコーゲンの合成または分解に関与する酵素の欠損によって引き起こされ，低血糖や，異常な量または種類のグリコーゲン（またはその中間代謝産物）の組織への沈着を引き起こす．

糖原病は障害を受けた酵素の発現部位により肝型・筋型・全身型に分類される．肝型糖原病にはⅠ，Ⅲ，Ⅳ，Ⅵ，Ⅸ（Ⅷ）型がある．Ⅰ型はグルコース-6-ホスファターゼもしくは小胞体の輸送系酵素（グルコース-6-リン酸トランスロカーゼ），Ⅲ型はグリコーゲン脱分枝酵素であるアミロ-1,6-グルコシダーゼ，Ⅳ型はグリコーゲン分枝酵素であるアミロ1,4→1,6トランスグルコシラーゼ，Ⅵ型は肝グリコーゲンホスホリラーゼ，Ⅸ（Ⅷ）型はホスホリラーゼキナーゼの欠損によりそれぞれ糖代謝が障害され，グリコーゲンの蓄積と糖合成不全が起こる．遺伝形式は，Ⅸ（Ⅷ）型がX連鎖（伴性）をとるほかは，すべて常染色体潜性である．

食事療法として，乳糖，ショ糖除去，果糖の制限，特殊ミルクの使用，コーンスターチの摂取（特に夜間頻回または持続補給）が行われる．

② ガラクトース血症 (galactosemia)

ガラクトース血症はガラクトース代謝にかかわる酵素の遺伝性欠損または活性低下によってガラクトースや，中間代謝産物であるガラクトース-1-リン酸の蓄積が生じる疾患である．ガラクトース-1-リン酸ウリジルトランスフェラーゼ欠損症（Ⅰ型），ガラクトキナーゼ欠損症（Ⅱ型），UDPガラクトース-4-エピメラーゼ欠損症（Ⅲ型）に分類され，いずれも常染色体潜性である．

哺乳開始後から不機嫌，食欲不振，下痢，嘔吐などの消化器症状，体重増加不良がみられる．治療法は食事からのガラクトースの除去であるが，とりわけガラクトース源であるラクトースの除去が重要であり，ミルクベースの乳児用調整食や甘味料などに注意が必要となる．

3 多因子疾患

1つの遺伝子の変異だけで説明できるのは，前述のような限られた単一遺伝子疾患であり，ほかの多くの疾患には遺伝要因と環境要因が寄与している．

多因子疾患は，疫学的に遺伝要因の関与が明らかな疾患であるが，単一遺伝子疾患のようなメンデル遺伝様式をとらない．これは，複数の遺伝子変異が関与していること，個々の遺伝子の疾患への寄与が低いこと，また環境要因も関与するために，原因となる変異をもっ

ていても発症する場合としない場合があると考えられている．多因子疾患の罹患率は，がんや糖尿病などの生活習慣病を例にあげても，一般的にかなり高いことから，発症に寄与する変異アレルの頻度は比較的高いと想定される．

このように，身近な疾患には，深刻で稀な遺伝子変異ではなく，遺伝子の機能が少し影響されるような変異が多数関与するのではないかと考えられており，このような考え方を"common disease common variant仮説"という．単一遺伝子疾患においては，特定の遺伝子変異が発症に必要条件であることから，**原因遺伝子**あるいは**責任遺伝子**とよばれるのに対して，多因子疾患においては，発症の危険率の上昇を意味することから**感受性遺伝子**とよばれる．

A. がん

がん（cancer）は，体細胞の変異が積み重なって生じる遺伝子の病気である．がん関連遺伝子は，**がん原遺伝子（proto-oncogene）**と**がん抑制遺伝子（tumor suppressor gene）**の2種類に分けられる．車に例えると，がん原遺伝子はアクセル，がん抑制遺伝子はブレーキの役割があり，それぞれに異常をきたすと，車の暴走，すなわちがん化が起こる．がんの発生や進展において直接的な役割を果たす，がん原遺伝子やがん抑制遺伝子は，ドライバー遺伝子とよばれる．がん抑制遺伝子は，チェックポイントを司り，細胞増殖を調整するゲートキーパー遺伝子と，DNA損傷の修復を司るケアテイカー遺伝子に分類されることもある．

1）がん原遺伝子

がん原遺伝子の多くは正常な細胞の増殖や分化にかかわる遺伝子であるが，変異を起こすと，**がん遺伝子（oncogene）**となる．①増殖因子（*Sis*, *Wnt*, *EGF*など），②増殖因子の受容体（*ErbB*, *Fms*など），③細胞分裂のシグナル伝達因子（*Grb2*, *Sos*, *Ras*, *Raf*, *MAPK*など），④転写因子（*Fos*, *Jun*など）があり，これらに異常が生じることで，細胞増殖のシグナルが常に入った状態となり，がん細胞としての形質が獲得される（図3）．*ErbB1*に代表されるEGFR（epidermal growth factor receptor）ファミリーでは，細胞外領域の欠失により，増殖因子がなくても活性化する例が知られている．またアミノ酸配列に変化を生じる変異でなくとも，遺伝子コピー数が増幅されて発現が増加する結果，シグナルが亢進される例も多くのがんでみられる．がん原遺伝子からがん遺伝子への変異は，基本的に機能獲得型であるため，がん遺伝子は顕性で，1つのアレルの変異により，がん化がもたらされる．

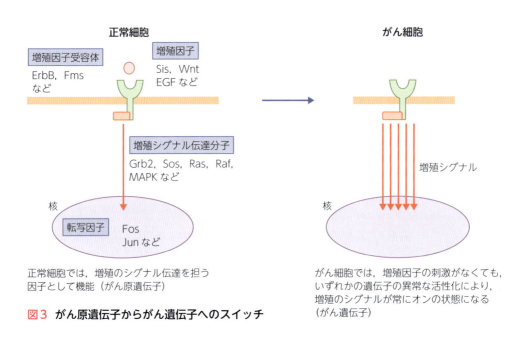

図3　がん原遺伝子からがん遺伝子へのスイッチ

2）がん抑制遺伝子

一方，がん抑制遺伝子としては，細胞死や細胞増殖抑制を制御する*TP53*（p53）や*Rb*，DNA修復にかかわる*MLH1*などが知られており，これらに異常があり，抑制機構が働かないと，DNAの変異が娘細胞に受け継がれてしまうことになる．またゲノム変異ではなく，メチル化などのエピジェネティックな要因によってもがん抑制遺伝子の機能喪失が起きることもある．がん抑制遺伝子の機能喪失が発がんにかかわる機序として，Knudsonの「**2ヒット説**」が知られている．がん抑制遺伝子に，変異やエピジェネティックなサイレンシングなどが起こり，両方のアレルの機能が欠損することで，発がんにつながるとされている（図4）．

3）遺伝性（家族性）腫瘍

血縁者に同じがんの発生率が高いという場合には，その要因としてまず遺伝子の類似性（遺伝要因）が考えられるが，生活習慣の類似性（環境要因）についても考慮する必要がある．家族に腫瘍（がん）が集積して発生する腫瘍性疾患を遺伝性（家族性）腫瘍という．遺伝性（家族性）腫瘍の大部分は，がん抑制遺伝子の変異によると考えられている．主なものとして，Lynch症候群（*MSH2*，*MLH1*遺伝子），家族性大腸腺腫症（*APC*遺伝子）や，遺伝性乳がん・卵巣がん（*BRCA1*，*BRCA2*遺伝子）などが知られている．Li-Fraumeni症候群は，がん抑制遺伝子として最も有名な*TP53*（p53）遺伝子の変異により，肉腫，副腎皮質腫瘍，脳腫瘍，白血病，乳がんなど，多くの臓器にがんが多発するほか，胃がん，大腸がん，肺がんの頻度も高いといわれている．

4）がんの発症にかかわる環境要因と関連する遺伝子バリアント

①環境要因

前述のような遺伝性（家族性）腫瘍，いわゆる「遺伝するがん」の頻度はそれほど高くなく，全体の5～10％程度と考えられており，がんのなりやすさについては，遺伝要因と環境要因の両方を考える必要がある．がんの発症にかかわる環境要因としては，喫煙，食事，運動，飲酒が大きな割合を占めている．

世界がん研究基金（WCRF）とアメリカがん研究協会（AICR）の2018年の報告において，「関連が確実」と判定された項目は，①飲酒で口腔，咽頭，喉頭，食道，大腸，肝臓，乳房の各がんのリスクが高くなること，②加工肉の摂取により大腸がんのリスクが高くなること，③運動で大腸がんのリスクが低くなること，④肥満で食道，膵臓，肝臓，大腸，乳房（閉経後），子宮体部，腎臓の各がんのリスクが高くなること，「おそらく関連が確実」と判定された項目は，①全粒穀物や食物繊維を含む食品，乳製品，カルシウムサプリメントの摂取により大腸がんのリスクが低くなること，②赤肉の摂取により大腸がんのリスクが高くなること，③塩蔵品の摂取により胃がんのリスクが高くなること，④コーヒーの摂取により肝臓，子宮体部の各がんのリスクが低くなること，⑤運動で乳房，子宮内膜の各がんのリスクが低くなることなどであり，生活習慣の改善でリスクの低減が可能であることがわかる．

②環境要因にかかわる遺伝子バリアント

また近年，環境要因による発がんリスクを強める，もしくは弱める遺伝子バリアントについても，研究成果が蓄積されつつある．がん原性物質の代謝酵素，ホルモンの合成もしくは分解酵素，抗酸化酵素などが候補遺伝子としてあげられている．これまで環境要因による発がんリスクの差が研究されてきたが，今後，環境要因に加えて関連する遺伝子バリアントによって発がんリスクがどう変わるかを調べるために，ゲノム情報を取り入れた疫学研究を実施し，遺伝子-環境相互作用を理解することが課題となっている．こうした遺伝疫学に欠かせない手法が**メンデルのランダム化**（Mendelian randomization）**解析**である（図5）．これは「対立形質が無作為に遺伝する」という仮定に基づき，曝露因子と疾病との間の因果関係について推測

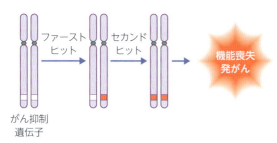

図4　2ヒット説

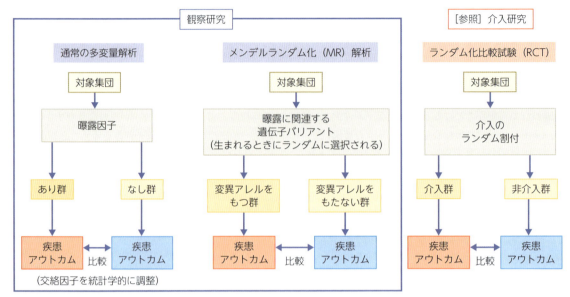

図5 メンデルのランダム化解析

する解析法である．一例として，この手法を用いてBMIと大腸がんの関連を日本人で解析した研究では，BMIに関連する複数の一塩基バリアント（SNV）の情報から，遺伝的に予測されるBMIと大腸がんリスクとの関連が解析され，BMIが大腸がんリスクと関連することが示された．図5では，1つの遺伝子バリアントについて「リスクあり群」と「なし群」にわかれているが，実際には，曝露（ここではBMI）に関連することが報告されている複数の遺伝子バリアントのアレルごとに，関連の強さに基づいて遺伝的リスクがスコア化される．

5）がんの薬物療法

がんの薬物療法は，がん種ごとに承認された化学療法剤（抗がん剤）を用いた治療が中心であったが，EGFR阻害薬のように特定の遺伝子の異常を標的とした薬剤（**分子標的薬**）も使われるようになった．2010年代に入ると特定の分子標的薬の効果を事前に調べる検査（**コンパニオン診断**）が導入され，より効果的な使用につながっている．さらに検査技術の進歩により，数十から数百個の遺伝子の異常を一度に調べる検査（**がん遺伝子パネル検査**）が開発され，わが国では2019年から，がん遺伝子パネル検査が保険適用されるようになった．ただし，保険適用の対象となるがんは，標準治療がない固形がん，または局所進行もしくは転移があり，標準治療が終了，または終了見込みの固形がんに限定されている．

B．肥満

肥満の成因を分類すると，原発性肥満（単純性肥満）が肥満の約95％を占め，残りの5％は内分泌異常や遺伝性，薬物性などさまざまな要因が含まれる．肥満とは脂肪が過剰に蓄積した状態であり，体脂肪の分布から，内臓脂肪型肥満と皮下脂肪型肥満に分類される．わが国では，BMI（body mass index）25以上が肥満と診断され，肥満に起因する健康障害を有するか，健康障害が生じやすい内臓脂肪蓄積型肥満を**肥満症**（obesity disease）と定義している．内臓脂肪型肥満は**メタボリックシンドローム**の診断基準の必須項目であり，ウエスト周囲径が男性で85 cm以上，女性で90 cm以上が内臓脂肪面積100 cm^{2}以上に該当するとしてカットオフ値になっている．

内臓脂肪型肥満が脂質異常症，高血圧，糖尿病の発症リスクを高める原因として，脂肪細胞から分泌される**アディポサイトカイン**と総称される一連の生理活性物質の役割が明らかにされている．肥大化した脂肪細胞からは，血圧調節にかかわるアンジオテンシノーゲン，インスリン抵抗性を惹起するTNF-α，遊離脂肪酸などの放出が増加し，逆に善玉であるアディポネク

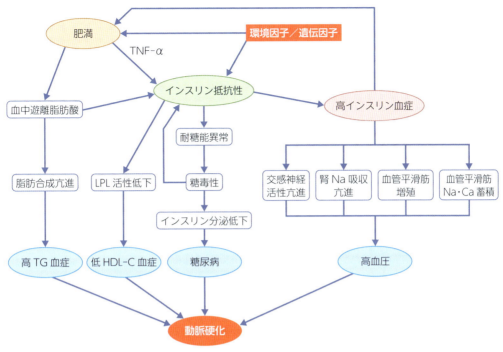

図6 メタボリックシンドロームの病態
TG：トリグリセリド，HDL：high density lipoprotein，LPL：lipoprotein lipase
「メタボリックシンドロームと生活習慣病」（島本和明／編），診断と治療社，2007より引用

チンの放出が減少する．インスリン抵抗性を基盤とした代謝異常から，脂質異常症（高トリグリセリド血症，低HDLコレステロール血症），耐糖能異常，高血圧といった危険因子が集積することで，動脈硬化が促進される（図6）．

1）肥満にかかわる遺伝子
①レプチン

遺伝性肥満マウスを用いて，肥満の原因となるホルモンとその遺伝子が明らかにされたのは1994年のことで，ギリシャ語の「やせた」という言葉に由来して**レプチン**（leptin）と名付けられた．レプチンは脂肪細胞において特異的に合成，分泌され，食欲の調節やエネルギー消費の増加などを介して，抗肥満的に作用する．レプチン発見の1年後に，レプチン受容体遺伝子も明らかにされた．当初，視床下部で発見されたが，末梢組織にも広く発現していることがわかり，レプチンの作用が多彩であることが示された．レプチン遺伝子，レプチン受容体遺伝子は，それぞれ *ob/ob*，*db/db* マウスという遺伝性肥満マウスの原因遺伝子であり，

これらは肥満モデルとして研究に多く用いられている．実際に，ヒトにおいてレプチン遺伝子異常，レプチン受容体遺伝子異常，レプチンの作用経路の下流に存在する4型メラノコルチン受容体遺伝子異常などの家系が発見され，著しい肥満症を呈することから，レプチンの作用不足の病的意義が明らかになっている．一方，ほとんどの肥満者において，血中レプチン濃度は体脂肪量に比例して上昇しており，肥満者はレプチン抵抗性によるレプチン作用不足の状態にあると考えられている．

②アドレナリンβ3受容体遺伝子

肥満の原則は，エネルギーの摂取量と消費量の不均衡であるが，ヒトの肥満は遺伝性肥満マウスとは異なり，多くの遺伝子がかかわり発症する（図7）．肥満になりやすい遺伝要因の例として，**アドレナリンβ3受容体遺伝子**（*ADRB3*）のバリアントが有名である．アドレナリンβ3受容体は脂肪組織に存在し，アドレナリンの脂肪燃焼作用を脂肪細胞に伝える働きをするため，同遺伝子に特定のバリアントがあると肥満になり

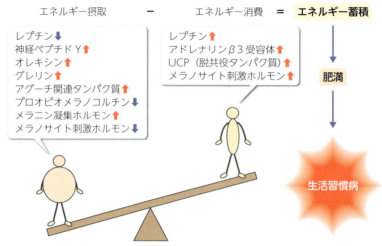

図7　エネルギーバランスの調節における遺伝子の関与
「栄養と遺伝子のはなし（第2版）分子栄養学入門」（佐久間慶子，福島亜紀子/著），技報堂，2006より引用

やすくなることがわかっている．このバリアントは最初アメリカのピマインディアンで発見され，都市部に移ったピマインディアンの成人の大部分が肥満を発症したことで，肥満との関連が明らかとなった．日本人もこのバリアントの頻度は約35％とピマインディアンに次いで多い．このバリアントを有する人は，バリアントをもたない人より消費エネルギーが1日200 kcal程度少なく，肥満になりやすい体質となる．

③ 脱共役タンパク質

　脱共役タンパク質（uncoupling protein：UCP）はミトコンドリア内膜での酸化的リン酸化反応を脱共役させ，エネルギーを熱として散逸する機能をもっており，UCP1は褐色脂肪細胞[※3]において熱産生を担っている．アドレナリンβ3受容体のアゴニスト（作動薬）は，白色脂肪細胞[※3]での脂肪分解を促すと同時に，UCP1を活性化して遊離した脂肪酸を熱に変え，最終的に体脂肪を減少させることで，エネルギー消費の側から肥満軽減に働くとして期待されている．

また第3の脂肪細胞として，白色脂肪組織中に出現するベージュ脂肪細胞[※3]が見出された．ベージュ脂肪細胞は，褐色脂肪細胞と同様に寒冷や，アドレナリンβ3受容体刺激によって誘導され，熱産生を活発に行う一方で，褐色脂肪細胞とは由来する前駆細胞が異なる細胞であり，褐色脂肪細胞と同様に肥満や生活習慣病の治療標的として注目されている．

④ PPARγ
（ペルオキシソーム増殖剤活性化受容体ガンマ）

　PPARγは主に白色脂肪細胞に発現する核内受容体であり，活性化により脂肪細胞分化を促進させ（第6章1-B），インスリン感受性が良好な小型の脂肪細胞の数を増やすことが示されている．内因性のリガンドとしては，多価不飽和脂肪酸やプロスタグランジンJ2などがあげられる．インスリン抵抗性を改善する2型糖尿病治療薬であるチアゾリジン誘導体はPPARγと高い親和性をもつ．脂肪細胞からはさまざまなアディポサイトカインが分泌されるが，PPARγのアゴニスト

※3　**白色脂肪細胞・褐色脂肪細胞・ベージュ脂肪細胞**：哺乳類には余剰なエネルギーを蓄積する白色脂肪組織（white adipose tissue：WAT）と，エネルギーを消費し熱を産生する褐色脂肪組織（brown adipose tissue：BAT）の2種類の脂肪組織が存在する．白色脂肪細胞（white adipocyte）は，細胞の大部分が大きな脂肪滴で満たされている．余剰エネルギーを中性脂肪として貯蔵する役割をもつとともに，アディポサイトカインを分泌する．褐色脂肪細胞（brown adipocyte）は，細胞内に多数のミトコンドリアをもち，褐色を呈する．脱共役タンパク質（UCP）を高発現し，活発に熱産生を行う．褐色脂肪組織は，ヒトでは新生児には多く存在するものの，加齢に伴い減少する．近年，長期間の寒冷刺激等で，白色脂肪組織中に褐色脂肪細胞に似た性質の脂肪細胞が出現することが明らかとなり，この細胞をベージュ脂肪細胞（beige adipocyte）とよび，第3の脂肪細胞ととらえるようになっている．

は，インスリン抵抗性を惹起する物質（遊離脂肪酸，TNF-α，レジスチンなど）の分泌を減少させ，インスリン感受性を改善する物質（アディポネクチン）の分泌を増加させることが示されている．また，PPARγアゴニストの長期刺激によって，脂肪細胞のベージュ化が誘導されることも知られている．

⑤その他

食欲調節の面からは，食欲促進因子として，神経ペプチドY，アグーチ関連タンパク質（AgRP），オレキシン，メラニン凝集ホルモン（MCH），グレリン，抑制因子としては，プロオピオメラノコルチン（POMC），メラノサイト刺激ホルモン（MSH），レプチンなどが明らかになり，肥満との関連が注目されている．

2）治療法

肥満症の主な治療法は，食事療法を筆頭に，運動療法，行動療法を組合わせた生活習慣の改善指導であり，低エネルギー食療法を行う場合は，不可欠アミノ酸（必須アミノ酸）やビタミン，ミネラルの不足に注意が必要になる．

C. 糖尿病

糖尿病（diabetes mellitus）はインスリン合成・分泌の異常，また末梢組織におけるインスリン感受性の異常によって生じる．その成因としては，「1型糖尿病」「2型糖尿病」「遺伝子変異によるもの」「ほかの疾患・条件に伴うもの」「妊娠糖尿病」などに分類される．遺伝要因と環境要因の割合は，糖尿病の型によっても異なり，また同じ型であっても個々の家系や症例で異なる可能性がある．

1型糖尿病は，HLA（ヒト白血球抗原）など**自己免疫を含む膵β細胞破壊にかかわる複数の遺伝子バリアント**に，ウイルス感染などが環境要因として加わって発症するとされる．一方，わが国の糖尿病の大部分を占める2型糖尿病では，**インスリン分泌やインスリン抵抗性，肥満などインスリン作用不足をきたす遺伝子バリアント**に，過食や運動不足といった環境要因が加わっている．遺伝要因が強ければ，比較的弱い環境要因が加わっただけでも糖尿病の発症に至る．日本人のインスリン分泌能は欧米人の半分程度とされており，肥満などのインスリン抵抗性要因が軽度であっても，発症しやすい遺伝要因をもっている．2型糖尿病の発

症にかかわる臓器としては，インスリン分泌臓器である膵臓，インスリン感受性臓器である肝臓，筋肉，脂肪組織があげられる．

1）血糖値の調節

インスリン分泌は，グルコース濃度により制御されており，血糖値が上昇すると，膵臓のランゲルハンス島β細胞のグルコース輸送体（GLUT2）により細胞内にグルコースが取り込まれ，ATP濃度の上昇，Ca^{2+}の流入を介して，インスリンが分泌される．また，食物の摂取が刺激となり，消化管より分泌される**インクレチン**とよばれるホルモンにより，インスリン分泌が促進される経路も存在し，十二指腸から分泌されるGIP（gastric inhibitory polypeptide）と小腸から分泌されるGLP-1（glucagon-like peptide-1）がよく知られている．分泌されたインスリンは，インスリン受容体に結合すると，IRS-1（insulin receptor substrate-1，インスリン受容体基質1）をはじめとする基質をリン酸化し，シグナルを伝達する．リン酸化したIRS-1はPI3キナーゼ（phosphatidyl-inositol 3-kinase）を介してGLUT4の細胞膜への移行を誘導し，糖の取り込みを促進し，肝臓での糖新生や糖新生にかかわる酵素を制御したり，MAPキナーゼを活性化し細胞増殖に働くなど，多彩な作用を発揮する（第6章 図17，18参照）．

2）糖尿病発症にかかわる遺伝子

2型糖尿病発症に関連する遺伝子の例としては，インスリン作用に関するもの（インスリン受容体，IRS-1，グリコーゲン合成酵素），β細胞のインスリン合成・分泌に関するもの（インスリン，アミリン，グルコキナーゼ），肝臓における糖代謝に関するもの，肥満との関連（アドレナリンβ3受容体，PPARγ，UCP1）などが報告されている（図8）．

一方，単一遺伝子型の糖尿病は全体の数％と稀である．

家族性若年糖尿病（MODY）は，メンデル遺伝様式（常染色体顕性）で発症する若年糖尿病であり，現在までにMODY1からMODY12の分類があり，12種類の原因遺伝子が同定されている．これらにはインスリン合成や分泌に関連する遺伝子や，その発現レベルを制御する転写因子が含まれる．MODYは非肥満のインスリン分泌不全を特徴とし，2型糖尿病でみられるイン

分子栄養学 改訂第2版 ● 139

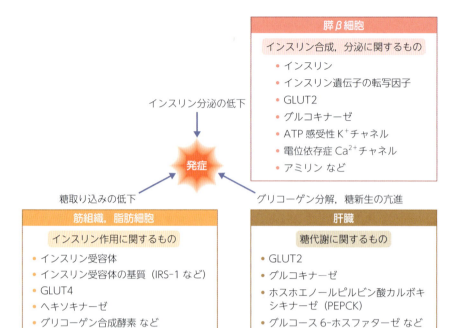

図8 多因子疾患型糖尿病の候補遺伝子
解糖系にかかわる酵素：グルコキナーゼ
糖新生にかかわる酵素：グルコース6-ホスファターゼ，ホスホエノールピルビン酸カルボキシキナーゼ（PEPCK）
「栄養と遺伝子のはなし（第2版）分子栄養学入門」（佐久間慶子，福島亜紀子/著），技報堂，2006を参考に作成

スリン抵抗性は原則として認めないが，糖尿病以外にも原因遺伝子が発現している種々の組織に関連した多様な症状を呈する．

また，ミトコンドリア遺伝子の異常は，β細胞におけるATP産生を障害してインスリン分泌を障害し，糖尿病発症につながる．

3）治療法

1型糖尿病では，治療の基本はインスリン補充であり，食事療法・運動療法はこれを補うものである．2型糖尿病では，食事療法・運動療法が基本で，コントロールが不良な場合には経口血糖改善薬ないしはインスリンによる薬物療法が行われる．肥満が存在する場合には，エネルギー制限により適正体重に近づけることにより，内臓脂肪蓄積の低下，アディポサイトカインの改善を介し，インスリン抵抗性の改善を図る．また，糖質制限によりインスリン需要を低下させ，β細胞の負荷を軽減することも重要である．

D. 脂質異常症

脂質異常症（dyslipidemia）はその成因により，血清脂質やリポタンパク質の代謝系に内在する異常（多くは，遺伝子異常）から発症している「原発性脂質異常症」と，ほかの外因や疾患に続発して起きている「二次性脂質異常症」に大別される．原発性脂質異常症には，リポタンパク質の受容体，リポタンパク質の構成成分であるアポリポタンパク質，コレステロール，トリグリセリド，リン脂質などの消化管からの吸収や生成系，リポタンパク質リパーゼ（LPL）やコレステロールエステル転送タンパク質（CETP）などの代謝系にかかわる酵素など，多くの因子が複雑に影響しており，2）にあげたような多くの疾患が知られている．

1）リポタンパク質の代謝

リポタンパク質の代謝は，食事由来の外因性と，肝臓で合成される内因性に分けて考えることができる．食事由来の脂質は，小腸でアポリポタンパク質B48（**ApoB-48**）とともに**カイロミクロン**となり，リンパ

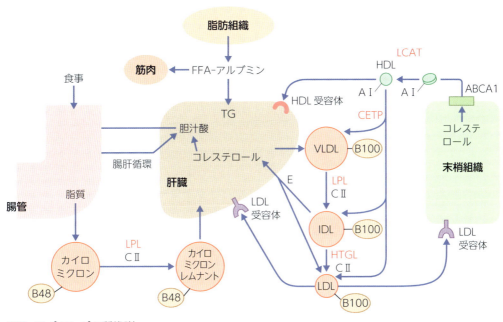

図9　リポタンパク質代謝
ＡⅠ，B48，B100，CⅡ，Eはそれぞれアポリポタンパク質の種類をあらわす．赤字は酵素
HTGL：肝性トリグリセリドリパーゼ，FFA：遊離脂肪酸
「疾病の成り立ちⅡ．臓器別の病気」（近藤和雄，他／著，森田 寛／編），東京化学同人，2006を参考に作成

管を介して血中に出現する．カイロミクロンは**LPL**によって，アポリポタンパク質ＣⅡ（**Apo CⅡ**）を介して分解され，**カイロミクロンレムナント**となり，肝臓で処理される．

　一方，内因性のリポタンパク質は，肝臓でアポリポタンパク質B100（**ApoB-100**）とともに**VLDL**（超低密度リポタンパク質）として合成される．VLDLはLPLにより分解され，中間型のリポタンパク質（**IDL**）になる．さらに，IDLは肝性トリグリセリドリパーゼ（**HTGL**）により分解され，**LDL**（低密度リポタンパク質）となり，主に肝臓の**LDL受容体**にて処理される．

　末梢組織のコレステロールを肝臓に運搬する経路はコレステロール逆転送系とよばれている．ABC（ATP binding cassette タンパク質）A1（**ABCA1**）からアポリポタンパク質ＡⅠ（**Apo AⅠ**）に渡されたコレステロールは，レシチンコレステロールアシルトランスフェラーゼ（**LCAT**）の作用で，コレステロールエステルになる．HDL（高密度リポタンパク質）のコレステロールエステルは，**CETP**によって，VLDL，LDLに転送され，最終的にはLDL受容体を介して肝臓に取り込まれ，処理される（図9）．

2）原発性脂質異常症
①家族性高コレステロール血症

　家族性高コレステロール血症（familial hypercholes-terolemia：FH）は，出生時より高LDLコレステロール血症が持続する遺伝性疾患である．臨床診断されたFHの6〜8割程度で疾患原性変異が同定され，そのほとんどはLDL受容体遺伝子（*LDLR*）である．近年，一部はApoB-100（*APOB*）や，LDL受容体の分解にかかわるproprotein convertase subtilisin/kexin-type 9（*PCSK9*）遺伝子の変異が原因であることが明らかにされた．*LDLR*，*APOB*，*PSCK9*によるFHは常染色体顕性遺伝形式を示し，FHホモ接合体は遺伝子診断で2つの病原性変異を有する．多くは*LDLR*遺伝子の両アレルに変異を有するが，一部は2種の遺伝子（*LDLR*変異と*PSCK9*変異など）の組合せによる（ダブルヘテロ接合体）と報告されている．非常に稀であるが，LDL受容体の肝細胞におけるアダプターであるLDL receptor adaptor protein 1（*LDLRAP1*）の機能

喪失型変異により，常染色体潜性形式でホモ接合体性FHの病態をとる疾患が存在し，常染色体潜性高コレステロール血症（autosomal recessive hypercholesterolemia：ARH）とよばれている．FHホモ接合体は著明な高コレステロール血症，高LDLコレステロール血症，腱黄色腫，早発性冠動脈疾患などを発症する．

FHヘテロ接合体は500人に1人，ホモ接合体は100万人に1人とされてきたが，近年の研究で，日本を含む多くの国々でヘテロ接合体が200〜300人に1人程度，ホモ接合体は17〜30万人に1人程度と，以前の想定より高頻度であることがわかってきた．

FHヘテロ接合体例は，無治療では若年死のリスクがある疾患であり，早期発見・早期治療が非常に有効である．FHホモ接合体例はLDLコレステロールがさらに高値で，スタチンなど既存治療薬の有効性も低く，生命予後がさらに不良であるため，LDLアフェレシス※4が治療の中核をなす．

②家族性複合型高脂血症

家族性複合型高脂血症（familial combined hyperlipidemia：FCHL）は，LDLコレステロールとトリグリセリドがともに増加し，心血管疾患に罹患しやすい疾患である．一般人口の1％程度と頻度が高い．常染色体顕性遺伝の単一遺伝子疾患と考えられていたが，現在では多因子性で，*LPL*遺伝子，*USF1*遺伝子，*APOB*遺伝子，*APOC3*遺伝子，*APOA1/C3/A4*遺伝子群のほか，*LDLR*遺伝子，*PCSK9*遺伝子など多くの関連遺伝子が報告され，遺伝的要因に過栄養・肥満・身体活動不足などの要因が加わり発症すると考えられている．

③原発性高カイロミクロン血症

原発性高カイロミクロン血症（primary chylomicronemia：PCM）の原因として，LPL欠損症，ApoC-Ⅱ欠損症，Apo-AV欠損症，GPIHBP1欠損症，LMF1欠損症，原発性Ⅴ型高脂血症が知られている．いずれも血清トリグリセリド上昇により，急性膵炎の発症リスクが高くなる．LPL欠損症は常染色体潜性遺伝を示し，患者となるホモ接合体は50〜100万人に1人とされる．治療法は，脂肪制限（1日20g以下，もしくは総カロリーの15％以下）で，小腸におけるカイロミク

ロン形成に関与しない中鎖脂肪酸油の使用も有効である．

④家族性Ⅲ型高脂血症

家族性Ⅲ型高脂血症は，カイロミクロンレムナントなどのレムナントが蓄積し，動脈硬化性疾患を高率に合併する．原因はアポリポタンパク質E（*APOE*）遺伝子の異常であり，E2/E2のホモ接合体の患者に，肥満や糖尿病，甲状腺機能低下症などの異常が合併することにより発症する．

⑤シトステロール血症

シトステロール血症（sitosterolemia）は，*ABCG5*ないしは*ABCG8*遺伝子の機能喪失型変異に起因し，植物ステロールの吸収亢進と排泄低下により，血中植物ステロール濃度が上昇し，高コレステロール血症と類似した症状を示す疾患で，植物ステロールの摂取制限が必要となる．

⑥原発性高HDLコレステロール血症

CETP欠損症では，HDLからVLDL，LDLへのコレステロールエステルの転送が障害され，高HDLコレステロール血症をきたすが，動脈硬化予防的に働くかどうかの見解は一致していない．

これまで，原発性脂質異常症の病態解析が遺伝子レベルでさかんに行われてきたが，基本的には単一遺伝子の異常解析であった．しかしFHを例にとっても患者間で病態にかなりのばらつきがあることから，ほかのいくつかの脂質代謝関連遺伝子異常が合併して本来の病態を修飾している可能性が指摘されている．2015年に「難病の患者に対する医療等に関する法律（難病法）」が施行され，原発性脂質異常症のなかでは，家族性高コレステロール血症（ホモ接合体）に加え，LCAT欠損症，シトステロール血症，タンジール病，原発性高カイロミクロン血症，脳腱黄色腫症，無βリポタンパク質血症が，指定難病に指定された．

3) 食事療法

食事療法としては，摂取エネルギー量と栄養素配分の適正化，コレステロール，飽和脂肪酸の制限，食物繊維の摂取，n-3系多価不飽和脂肪酸の摂取，アルコール摂取制限などが，病態に応じて行われる．

※4　**LDLアフェレシス**：血液を体外で循環させ，血液あるいは血漿を吸着カラムに通すことでLDLコレステロールを除去する治療法．

E. 高血圧

　高血圧症（hypertension）は生活習慣病のうち最多の疾患として日本において4,300万人，世界全体では12億人以上の人が罹患していると推定される．高血圧症の約90％が原因不明の高血圧症（本態性高血圧症）であり，その成因は3～4割の遺伝要因と，6～7割の環境要因が関与していると考えられている．高血圧は食塩摂取，アルコール摂取，運動などの生活習慣の影響を受けるとともに，肥満，インスリン抵抗性とも深くかかわるため，遺伝子解析は複雑である．

1）血圧の調節

　血圧は，心拍出量と総末梢血管抵抗との積にて規定される．これらの調節には，自律神経系，**レニン-アンジオテンシン-アルドステロン（RAA）系**を代表とするホルモン系，および腎臓における水・ナトリウム代謝などが関与する．交感神経刺激が持続すると，アドレナリンの血中濃度が増加し，心拍数の増大，末梢血管抵抗の上昇が引き起こされる．レニン-アンジオテンシン-アルドステロン系は，末梢血管抵抗の増大と循環血液量の増加にかかわる血圧調節の重要な機構である．腎還流圧の低下などに刺激され腎臓の傍糸球体細胞からレニンが分泌されると，アンジオテンシノーゲンに作用してアンジオテンシンⅠが遊離する．アンジオテンシンⅠは**アンジオテンシン変換酵素（ACE）**により活性の高いアンジオテンシンⅡに変換され，これがアンジオテンシンⅡ（AT1）受容体を介して，副腎でのアルドステロンの分泌，血管壁の収縮，近位尿細管での水・ナトリウムの再吸収亢進を引き起こす．ACEは，ブラジキニンを代謝して血管拡張作用と腎臓からのナトリウム排泄作用をもつ**カリクレイン-キニン系**を抑制することでも，血圧上昇に作用する（図10）．腎機能が低下すると，腎臓におけるナトリウム排泄に障害が生じ，水分・塩分の貯留をきたし，体液量依存性の高血圧を発症する．肥満が血圧上昇につながる機構としては，レプチン上昇によるRAA系の活性亢進や，インスリン抵抗性による代償的な高インスリン血症により，腎ナトリウム貯留や血管平滑筋細胞増殖が亢進することなどがあげられる．

2）高血圧にかかわる遺伝子

　単一遺伝子異常による高血圧の頻度は低いが，原因遺伝子の多くは腎ナトリウム代謝に関係するものである．代表的なものに，鉱質コルチコイドの過剰産生につながる17αもしくは11β-水酸化酵素（*CYP17A/CYP11B1*）欠損や，鉱質コルチコイド受容体に関する異常として11β-ヒドロキシステロイド脱水素酵素（*HSD11B1*）欠損，腎尿細管における電解質輸送異常であるLiddle症候群，Gordon症候群などがある．

　一方，多因子疾患としての本態性高血圧では，多くの候補遺伝子があげられている．そのなかには，血圧や体液量の調節を担うレニン-アンジオテンシン-アルドステロン系にかかわるもの（レニン，アンジオテンシノーゲン，アンジオテンシンⅡ受容体，ACE，アル

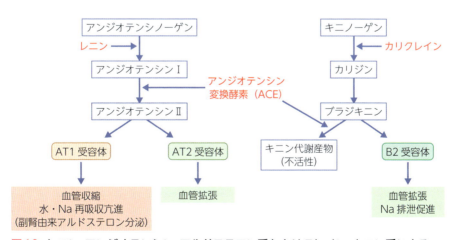

図10　レニン-アンジオテンシン-アルドステロン系とカリクレイン-キニン系による血圧調節

ドステロン合成酵素）や，カリクレイン-キニン系にかかわるもの（図10），アドレナリン受容体などがある．このような遺伝子にバリアントをもつ患者では，ACE阻害薬やβ遮断薬といった降圧薬の効果に影響が出る場合がある．

また，食塩感受性高血圧について，遺伝子バリアントとの関連が注目されている．食塩感受性は，白人よりもアフリカ黒人で頻度が高く，日本人はその中間で，高血圧患者の30〜50％，正常血圧者でも20％程度は食塩負荷により血圧が上昇するといわれている．2011年の20万人以上の欧米人サンプルと約3万人の東アジア人，約2.4万人の南アジア人，約2万人のアフリカ人のサンプルを用いた大規模なゲノム解析では，欧米人で28種，東アジアで9種，南アジア人で6種の遺伝子が血圧と関連することが明らかにされた．

3）食事療法

高血圧に対する食事療法としては，食塩制限と，肥満がある場合にはエネルギー制限により適正体重の維持を図る．アルコールの過剰摂取は交感神経亢進，体液増加につながるため制限する．

4 疾患遺伝子および疾患感受性遺伝子の探索方法

疾患遺伝子の同定は多くの時間と労力を要する作業であったが，次世代シークエンサー（第12章5-B）の技術進歩により，作業工程が飛躍的に短縮され，多くの疾患遺伝子が明らかとなってきた．

A. 単一遺伝子疾患の解析

疾患の原因遺伝子の単離には，従来**ポジショナルクローニング**と**ファンクショナルクローニング**の2つのアプローチ法が用いられてきた．

ポジショナルクローニングの流れは，「疾患患者の家系収集」「遺伝子マーカーの整理」「連鎖解析」「座位の決定」「候補遺伝子の単離」「疾患原因遺伝子の同定」となる．ゲノムプロジェクトや完全長cDNAプロジェクトが完了し，染色体座位の決定から候補遺伝子のクローニングまでが非常にスピードアップされ，ポジショナルキャンディデートクローニング（後述）が主流になった．一方，ファンクショナルクローニングの流れ

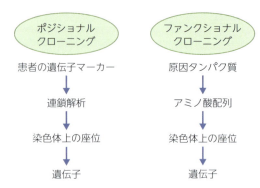

図11 疾患原因遺伝子の同定方法

は，「疾患患者の家系収集」「疾患原因タンパク質情報から候補遺伝子の同定」「疾患原因遺伝子の同定」となる（図11）．

現在では新たなアプローチとして，次世代シークエンサーを用いたエキソーム解析が大きな成果をあげている．2010年にはじめて次世代シークエンサーで単一遺伝子疾患の原因遺伝子が同定されて以降，飛躍的な発展をとげている．

1）ポジショナルクローニング

ポジショナルクローニング（positional cloning）は**遺伝子マーカーを用いた連鎖解析に基づき，疾患原因遺伝子を探索する方法**である．疾患をゲノム上に位置づけるためには，ゲノムを地図としてあらわす必要があり，そのためにゲノム上の特定の座位を**遺伝マーカー**として区別し利用している．現在主に用いられている遺伝マーカーは，**SNV**（一塩基バリアント）または**SNP**（一塩基多型）とよばれる1塩基の置換，**マイクロサテライト**（第8章1-A），**VNTR**（variable number of tandem repeat）[※5]などである．連鎖解析のもとになる考え方は，減数分裂の際に，同じ染色体上にある2つの遺伝子の間で組換えが起こる頻度は，大まかには2つの遺伝子間の物理的距離に比例するというものである．これを利用し，同一の遺伝病家系において，「疾患」と「遺伝マーカーとの間での組換え」の頻度を計算し，疾患を染色体ゲノム上に位置づける作業が**連鎖解析**（linkage analysis）である．

※5　VNTR：ヒトゲノム内にはタンデムリピートとよばれる同じ塩基配列が縦列にくり返されている領域が多数存在する．タンデムリピートのうち，7〜40塩基程度の反復単位から構成される反復配列をVNTR（variable number of tandem repeat）と呼ぶ．VNTRにおけるくり返しの回数は人によって異なる．ミニサテライトともいう．

また，すでに明らかにされたヒトゲノム配列の情報を生かし，データベース検索を行い，既知遺伝子やマーカーをマッピングし，疾患原因遺伝子に迫る方法を**ポジショナルキャンディデート法**といい，迅速な同定が可能となる．

2）ファンクショナルクローニング

ファンクショナルクローニング（functional cloning）は，病因となるタンパク質の機能障害を解明し，そのタンパク質のアミノ酸配列や抗体などを利用して，DNA配列を推察し，疾患原因遺伝子を遺伝子ライブラリーからスクリーニングする方法である．つまり，**疾患を引き起こす原因タンパク質が知られているような疾患に対して，力を発揮する．**

3）全ゲノム解析，全エキソーム解析

次世代シークエンサーの登場によって可能になった方法で，非常に稀で，解析に適した家系がなく，連鎖解析の対象とならない単一遺伝子疾患についても，解析が可能になった．全エキソーム解析は，全ゲノムのうちエキソン配列のみを網羅的に解析する手法である．エキソンはタンパク質に翻訳される領域であることから機能的に重要であり，全ゲノムの1.5％程度の部分しか占めないが，遺伝性疾患の多くがエキソン領域の変異により引き起こされると推定されている．全エキソン配列を決定し，対照者には存在せず，同一疾患の患者に共通に認められる変異として，疾患の原因遺伝子を同定することができるようになり，さかんに実施されるようになった．一方，全ゲノム解析のコスト低下に伴って，全エキソーム解析のメリットは失われつつある．全ゲノム解析では，イントロンや調節領域，ゲノム構造など，全エキソーム解析では得ることができない情報の集積が可能となるため，がん領域や難病領域で推進されつつあり，厚生労働省は「全ゲノム解析等実行計画」を策定し，研究・創薬などへの活用，新たな個別化医療の導入を進めようとしている．

B．多因子疾患の解析法

多因子疾患では複数の遺伝子が関与することを考慮し，関連解析とよばれるアプローチで原因となる遺伝子変異の探索を行う．これは，多数の集団のなかで，疾患群と対照群のアレル頻度の偏りを探索する方法である．2つの群間で頻度の差が認められるアレルは，感受性遺伝子を規定する変異である場合のほか，その近傍にあって強く連鎖しているバリアントの可能性もある．

ヒトゲノム全体に渡り，多数のアレルバリアントについてその頻度の偏りを探索する方法を**ゲノムワイド関連解析**（genome wide association study：**GWAS**）という．国際HapMapプロジェクトにより，膨大な数のSNPが収集され，GWASによる多因子疾患の関連遺伝子探索が飛躍的に進んだ．GWASでは，疾患の成因からは予測できなかった新たな因子の関与が明らかになることがあり，疾患の解明や，新たな治療戦略に役立つ可能性がある．しかし2型糖尿病に関与する感受性遺伝子が60以上も同定されたにもかかわらず，これらは遺伝要因のわずかしか説明できないとされている．

遺伝子のバリアントは，その頻度と影響の程度により，①**頻度は非常に稀であるが単一遺伝子疾患の原因となるような強い影響を示すもの**（図12のA），②**頻度は中程度であるがその影響は比較的強いもの**（図12のB），③**頻度は比較的高いが疾患発症リスクを高める程度であるもの**（図12のC），④**頻度も影響も低いもの**（図12のD），といった分け方ができる．GWASで検出される遺伝子バリアントは，前述のcommon disease common variant仮説によって，存在が予測されるCのグループに属するものである．しかし，GWASでの探索では，遺伝要因の一部しか満たすことができないことから，現在ではこの仮説を少し修正した考え

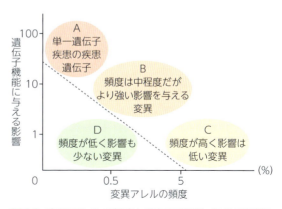

図12 変異アレルの頻度と遺伝子機能に与える影響による分類

「よくわかるゲノム医学 改訂第2版」（服部成介，水島-菅野純子／著，菅野純夫／監），羊土社，2015より引用

方として，集団のなかで一定頻度以上の変異アレルを対象としたGWASでは検出されないような，頻度は中程度であるがより機能に大きな影響を及ぼす変異（図12のBのグループ）が存在し，疾患の発症にかかわっている可能性があると考えられている．この可能性を検討するには，疾患群と対照群との間で，感受性遺伝子について，1塩基バリアントのレベルではなく塩基配列そのものを比較する必要があり，前述のエキソーム解析が有効である．

このような解析からわかってきた変異アレルの多くは，遺伝子のイントロンや遺伝子の外側に存在しており，その変異が近傍の遺伝子の発現に影響を与えるものなのか，あるいは別の機能をもっているのかなど不明な点が多い．また，遺伝子以外の領域やイントロンからも，マイクロRNA（miRNA）などのノンコーディングRNA（ncRNA）が転写され，mRNA発現を制御することが明らかとなり，こうした点からの解析も必要となっている．

5 エピジェネティクスと疾患

エピジェネティクスとは，DNAの塩基配列の変化を伴わずに遺伝情報が変化する現象であり，重要な遺伝子発現調節機構として注目を集めている（第3, 5, 7章参照）．エピジェネティクスは，細胞の発生・分化・老化，リプログラミングなど多彩な生物学的現象にかかわっていることから再生医療・生殖医療分野に欠かせない概念であり，またエピジェネティクスの異常は，統合失調症や生活習慣病，そして，とりわけ，がんの発症に深く関与すると考えられている．これまでにゲノムプロジェクトにより，疾患と遺伝子バリアントとの関係が明らかにされてきたが，一般によくみられる多因子疾患の発症には，遺伝要因と環境要因が互いに影響する可能性が高く，その解明にエピジェネティクスが重要な役割を担うと期待されている（図13）．

A. がんとエピジェネティクス

1）DNAメチル化

1990年代に入り，がん抑制遺伝子である*Rb*遺伝子のDNAメチル化異常による遺伝子発現抑制機構が明らかにされた．その後相次いで，DNAメチル化と遺伝

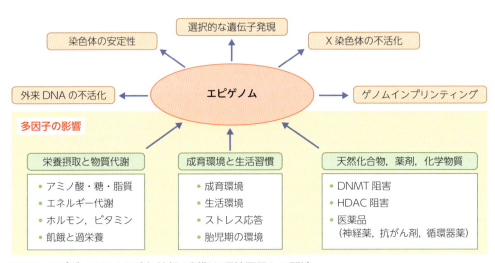

図13 エピゲノムによる遺伝情報の制御と環境因子との関連
DNMT：DNAメチル化酵素
HDAC：ヒストン脱アセチル化酵素
エピゲノムは，遺伝子情報発現を制御することで多様な生命現象にかかわっている．また，栄養摂取や環境などの多因子の影響を受けている
中尾光善：基礎の基礎．細胞工学，28：522-527，2009より引用

子発現抑制との相関が，がん抑制遺伝子である*p16*遺伝子や*VHL*遺伝子などで報告され，現在では，DNAメチル化は遺伝子の不活化機構のなかで，欠失・変異に次ぐ第3のメカニズムとして認識されつつある．

　がん細胞では，DNAメチル化によって複数の遺伝子が同時に抑制される場合がある．DNAメチル化の頻度は遺伝子ごとに異なり，加齢とともにDNAメチル化レベルが上昇する遺伝子や，がん特異的にDNAメチル化する遺伝子がある．DNAメチル化標的遺伝子のうち，*CDH1*（E-cadherin）や*TIMP3*（tissue inhibitor of metalloproteinase-3）遺伝子などのがんの浸潤・転移を抑制する遺伝子がメチル化によって抑制されると，転移や浸潤能の高いがんになる．また*MGMT*（O-6-methylguanine DNA methyltransferase）遺伝子がメチル化されると，遺伝子修復に異常が起こること，さらに一部のがんの症例でDNAメチル化が高頻度に蓄積し，特異な臨床像を示すことも報告されており，DNAメチル化異常は，がんの病態に影響していると考えられる．このことを利用し，DNAメチル化異常のがん診断への応用が進められている．

2）ヒストン修飾

　一方，がん形成に寄与するエピジェネティクスの異常には，DNAメチル化のみならず，ヒストン修飾による遺伝子の不活化も重要な役割を果たしている．抑制系のヒストン修飾としてヒストンH3の9番目のリシン（H3K9）のメチル化はDNAメチル化と共存することが多く，強固な遺伝子不活化機構として働く．別の抑制性ヒストン修飾であるH3K27トリメチル化（H3K27me3）はDNAメチル化に非依存的で，さらに一部の遺伝子ではDNAメチル化に先行する修飾でも

あることがわかってきた．がん細胞ではこうした複数のエピジェネティクス機構がネットワークを形成し，がんの発生・進展にかかわっていると推測されている．

　がん以外の疾患についても，生活習慣病や精神神経疾患など，多くの疾患に対してエピジェネティクスの関与が示唆されるようになりつつある．

B. DOHaD説

　DOHaD（developmental origins of health and disease）とは，胎児期〜乳幼児期の不適切な栄養およびその他の環境が，成人期の慢性疾患の発生リスクを高めるという概念である．この概念は1980年代に，Barkerらによって提唱されたfetal origins of health and disease（成人病胎児期発症）仮説が基盤になっている．彼らは，死亡率と出生体重の関連性を検討し，出生体重が小さくなるとともに心筋梗塞による死亡率は上昇することを示し，**虚血性心疾患リスクは，出生体重と密接な関連をもつ**ことをはじめて明らかにした．その後，胎児期だけでなく乳幼児期も含めた発達期に栄養不良，過栄養，ストレスなどに曝露されることでエピゲノム変化が起こり，それが疾患素因となり，成長後の環境要因（過栄養や運動不足など）との相互作用により疾患が発症するというDOHaD説へと発展した．

　日本では若年女性のやせの割合が20％程度と高い水準にあり，出生時平均体重の減少，2,500 g以下の低出生体重児の増加が問題となっている．低栄養による胎生期のエピゲノム変化が示唆され，次世代の健康を確保するためにも，エピジェネティクスの視点からの妊婦栄養の重要性を周知していく必要がある．

臨床のトピック ゲノム編集技術を用いた次世代遺伝子治療

遺伝子治療とは，遺伝子を外から補充・付加する治療法であり，遺伝子を組み込んだベクターを直接投与する in vivo 遺伝子治療と，体内から取り出した細胞に遺伝子を導入し，投与する ex vivo 遺伝子治療がある（第12章 図29）．単一遺伝子欠損症で多くの成功例が報告され，LPL欠損症やアデノシンデアミナーゼ欠損症等に対して欧米で承認された製品もある．がんの最新遺伝子治療法として，CAR-T細胞やTCR-T細胞とよばれる遺伝子改変T細胞を用いた治療法の開発が進められている（詳細は12章参照）．

さらに，ゲノム編集技術を用いた次世代遺伝子治療の開発も進んでいる．CRISPR/Cas9によるゲノム編集技術（第12章 図33）により，効率的に自在なゲノムの編集が行えるようになってきた．遺伝性疾患は1塩基変異で発症するものが多く，いまだ根本的な治療法がないものが大部分であるなかで，CRISPR/Cas9はこれらの疾患を治療できる技術として期待されている．

現在ゲノム編集治療の研究が最も進んでいるのは，鎌状赤血球症とβサラセミアに対する治療である．どちらの疾患も，酸素を運ぶ赤血球のヘモグロビンを構成するβグロビンの遺伝子に変異があり，正常なヘモグロビンがつくれず慢性の貧血が起きる．そこで，胎児期にのみ産生されている，酸素との結合能の高いヘモグロビン（ヘモグロビンF）を患者の体内で再び産生できるようにする治療法が開発された．患者の造血幹細胞を取り出し，ヘモグロビンFの産生を抑制するBCL11A遺伝子をCRISPR/Cas9を用いて欠失させ，その細胞を自家移植することで，患者に赤血球結合能の高いヘモグロビンFを産生させるというメカニズムである．2023年12月に，アメリカとイギリスで承認されている．その他，臨床試験が進んでいる疾患と標的遺伝子としては，家族性高コレステロール血症（ヘテロ）に対するPCSK9のノックアウト，HIV感染症に対するCCR5のノックアウト等がある．

わが国においても，ゲノム編集技術を利用した遺伝子治療のあり方に関する議論がなされ，「遺伝子治療等臨床研究に関する指針」（平成31年）が改正され，遺伝子治療の定義として，「①遺伝子又は遺伝子を導入した細胞を人の体内に投与すること」「②特定の塩基配列を標的として人の遺伝子を改変すること」「③遺伝子を改変した細胞を人の体内に投与すること」とされた．従来の遺伝子治療では実現できない治療が可能になると期待されており，多くの疾患を対象に開発が進められているが，さらなる安全性・有効性の検証が必要である．

文　献

- 「ゲノム医学 ゲノム情報を活かす医療のために」（菅野純夫，福嶋義光/監訳），メディカル・サイエンス・インターナショナル，2016
- 「診療・研究にダイレクトにつながる 遺伝医学」（渡邉淳/著），羊土社，2017
- 「新 遺伝医学やさしい系統講義19講」（福嶋義光/監，櫻井晃洋，古庄知己/編），メディカル・サイエンス・インターナショナル，2019
- 「よくわかるゲノム医学 改訂第2版」（服部成介，水島-菅野純子/著，菅野純夫/監），羊土社，2015

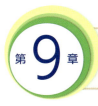

第9章 チェック問題

問題

- **Q1** 単一遺伝子疾患の遺伝子様式について,「常染色体顕性遺伝」「常染色体潜性遺伝」「伴性（X染色体連鎖性）遺伝」それぞれの特徴を説明せよ.
- **Q2** 糖原病ならびにガラクトース血症における食事療法について要点を述べよ.
- **Q3** 発がんと遺伝子のかかわりについて,がん原遺伝子とがん抑制遺伝子の制御機構をふまえて説明せよ.
- **Q4** 肥満の発症にかかわる遺伝子について,エネルギー摂取とエネルギー消費の両面から,重要な遺伝子をそれぞれ2つ以上あげて説明せよ.
- **Q5** 胎児期の栄養状態の重要性について,疾患とエピジェネティクスのかかわりをふまえて論ぜよ.

解答&解説

A1 常染色体顕性遺伝：両親のどちらかが罹患者であるときに,変異したアレルを受け継いだ子どもが発症し,その確率は性別に関係なく1/2である.
常染色体潜性遺伝：疾患の発症確率は子ども4人に1人で,罹患者の両親はともに保因者であり,性別に関係なく発症する.
X連鎖（伴性）遺伝：母親が保因者で父親が正常の場合は,その男児は1/2の確率で発症する.女児は1/2の確率で変異を受け継ぐがもう1本のX染色体上の遺伝子が機能を補うため,発症しない.

A2 糖原病：乳糖・ショ糖除去,果糖の制限,特殊ミルクの使用,コーンスターチの摂取（特に夜間頻回または持続補給）が行われる.
ガラクトース血症：食事からのガラクトースの除去,とりわけガラクトース源であるラクトースの除去が重要であり,ミルクベースの乳児用調整食や甘味料などに注意が必要となる.

A3 がん原遺伝子としては,増殖因子（*Sis*, *Wnt*, *EGF*など）,増殖因子の受容体（*ErbB*, *Fms*など）,細胞分裂のシグナル伝達因子（*Grb2*, *Sos*, *Ras*, *Raf*, *MAPK*など）,転写因子（*Fos*, *Jun*など）があり,これらに異常が生じることで,細胞増殖のシグナルが常に入った状態となり,がん細胞としての形質が獲得される.がん抑制遺伝子としては,細胞死や細胞増殖抑制を制御する*TP53*（p53）や*Rb*,DNA修復にかかわる*MLH1*などがあり,これらに異常が生じるとDNAの変異が娘細胞に受け継がれてしまい,がんの発症につながる.

A4 （図7参照）エネルギー摂取に関して,食欲調節には促進因子として,神経ペプチドY,アグーチ関連タンパク質（AgRP）,オレキシン,メラニン凝集ホルモン（MCH）,グレリン,抑制因子としては,プロオピオメラノコルチン（POMC）,メラノサイト刺激ホルモン（MSH）,レプチンなどがかかわっている.
エネルギー消費の面では,レプチン,アドレナリンβ3受容体,脱共役タンパク質（UCP）の変異と肥満の関連が明らかとなっている.

A5 エピジェネティクスとは,DNAの塩基配列の変化を伴わずに遺伝情報発現が変化する現象である.DOHaDとは,胎児期〜乳幼児期の不適切な栄養が,成人期の慢性疾患の発生リスクを高めるという概念であり,多くの生活習慣病のリスク要因となることが明らかにされている.日本では,出生時平均体重の減少,2,500 g以下の低出生体重児の増加が問題となっている.

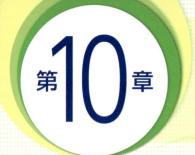

第10章 食品成分と遺伝子

Point

1. 糖の摂取が，ChREBPの活性化を介して，脂肪酸合成などの遺伝子発現を制御することを理解する
2. アミノ酸摂取の不足が，ATF4の活性化を介して，アミノ酸合成などの遺伝子発現を制御することを理解する
3. コレステロールの低下が，SREBP-2の活性化を介して，体内コレステロールの恒常性維持にかかわる遺伝子発現を制御することを理解する
4. 脂溶性ビタミンや非栄養成分が，核内受容体や転写因子との相互作用，細胞内シグナルの変化を介して，遺伝子発現を制御する場合があることを理解する

概略図　食品成分による遺伝子発現制御の全体像

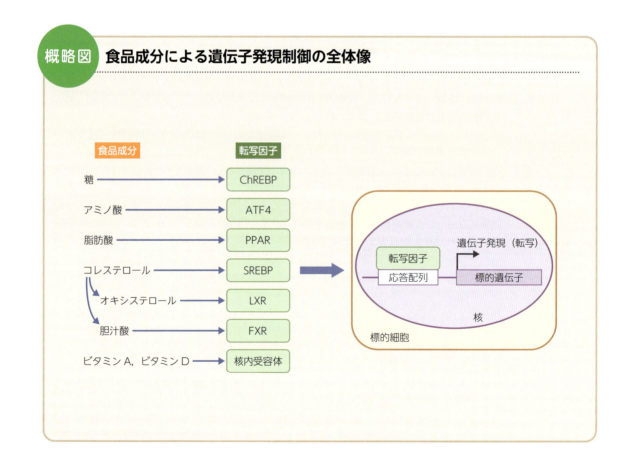

食品成分の摂取あるいは摂取量の不足は，それぞれに特徴的な遺伝子発現の変化を引き起こす．糖の摂取は転写因子ChREBPの活性化を介して脂肪酸合成を増加させ，タンパク質・アミノ酸摂取の不足は転写因子ATF4の合成増加を介してアミノ酸合成を活発化させ，コレステロール摂取の不足はSREBP活性化を介して体内コレステロール量の増加を促す．ビタミンAとビタミンDは特異的核内受容体をもち，ステロイドホルモンと同様の機構で遺伝子発現を制御する．主要な栄養素によるこうした遺伝子発現制御機構に加え，非栄養素の食品成分も，細胞内の転写因子やシグナル伝達因子の変化を介して遺伝子の発現に影響を及ぼしている．

1 絶食/摂食に応答した遺伝子発現の変化

A. 摂食に応答した遺伝子発現

食品を摂取すると，含まれる成分によってさまざまな変化が体に生じるが，食事を摂取するという刺激自体も特徴的な変化を引き起こす．特に，絶食している動物に食餌を与えるときに生じる変化は古くから研究されてきた．食餌を与えると，肝臓における脂肪酸合成が活発になる．これは，摂取したエネルギーの一部を脂質として体内に蓄積する働きであるが，このとき脂肪酸合成系酵素の遺伝子の転写が誘導されてmRNA量が増加し，酵素の合成増加を介して酵素活性が誘導される（図1）．このことから，食餌摂取刺激が遺伝子発現の変化を引き起こし，脂質の蓄積という代謝制御を行っているといえる．

食餌摂取に応答した遺伝子発現制御の多くにおいては，摂食時に膵臓β細胞から分泌される**インスリン**（insulin）が重要な役割をはたしている．インスリンは，一群の標的遺伝子の発現を制御することによって脂肪酸だけでなくグリコーゲンやタンパク質の合成も促し，摂取した栄養素を体成分として蓄積する作用を有している．インスリンはチロシンキナーゼドメインを有する受容体と結合し，チロシンキナーゼカスケードを介したシグナル伝達を活性化する．栄養素の代謝にかかわる遺伝子発現は主にPI3キナーゼ下流で制御

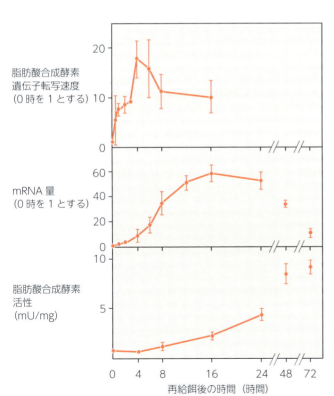

図1 再給餌によるアセチルCoAカルボキシラーゼ活性の誘導

脂肪酸合成系の酵素であるアセチルCoAカルボキシラーゼは，絶食後，再給餌の刺激によりまず遺伝子の転写速度が上昇し，次いでmRNA量が増加，結果として酵素活性が上昇する．Katsurada A, et al：Effects of nutrients and hormones on transcriptional and posttranscriptional regulation of fatty acid synthase in rat liver. Eur J Biochem, 190：427-433, 1990より引用

されており，さらにRas，MAPキナーゼ下流の細胞増殖シグナルもインスリンによって活性化される（第5章 図7，第6章 図17参照）．

B. 絶食に応答した遺伝子発現

一方，絶食状態では膵臓ランゲルハンス島α細胞から分泌されるグルカゴンの作用が強くあらわれる．**グルカゴン**（glucagon）はGタンパク質共役型受容体を介して細胞内cAMP濃度を上昇させ，cAMP依存性プロテインキナーゼ（PKA）をアロステリックに活性化する．PKAはcAMP応答配列結合タンパク質（cAMP responsive element binding protein：CREB）のリン酸化，活性化を介して，cAMP応答領域（CRE）をもつ一群の標的遺伝子発現を制御する．糖新生系酵素の遺伝子はCREBの制御下にあり，絶食時の糖新生亢進を引き起こしている（第5章 図7，第6章 図11参照）．

絶食や摂食に応答した遺伝子発現の制御には，これらのホルモンの作用が重要な役割を果たしている．

2 食品成分による遺伝子発現の制御

摂食刺激とは別に，食事から体内に取り込まれた糖（グルコース），脂質（脂肪酸，コレステロール），タンパク質（アミノ酸），ビタミン，ミネラルなどの栄養素はそれぞれに特徴的な遺伝子発現の変化を引き起こし，栄養素の代謝を変化させている．また，非栄養素でも遺伝子発現を変化させる食品成分があることも広く知られるようになってきた．食事から摂取する成分の違いが，異なる代謝応答を引き起こす現象は古くから知られていたが，栄養素が代謝基質や体構成成分としてだけでなく，遺伝子発現を制御するシグナル分子としても機能するという考え方はすっかり定着したといえる．分子栄養学の手法を駆使することで現在も新たな知見が次々と見出されている研究分野である．

A. エネルギー産生栄養素（三大栄養素）による遺伝子発現制御

1）糖

炭水化物（carbohydrate）〔**糖質**（sugar, glucose）〕は動物の主要なエネルギー源であり，消化されて体内

に吸収されたグルコースが遺伝子発現を制御することが明らかにされている．食事による血糖上昇はすみやかに膵臓からのインスリン分泌を引き起こし，前述のインスリンによる遺伝子の発現応答を引き起こす．したがって，糖による遺伝子発現制御は動物の体内ではインスリンによる制御と同時に生じており，両者を分けて解析することが難しかった．一方，肝臓培養細胞ではグルコース単独の影響を解析することができる．糖による遺伝子発現制御メカニズムは，細胞培養実験や遺伝子改変動物等の研究手法を用いて明らかにされてきたものである．

肝臓や脂肪組織において，グルコースは解糖や脂肪酸合成にかかわる遺伝子の発現をインスリンとは独立して促進する．これらの遺伝子の転写制御領域には**炭水化物応答エレメント**（carbohydrate responsive element：ChoRE）が存在し，グルコースに応答した遺伝子発現に必要であることが明らかにされた．ChoREと結合する転写因子は**ChREBP**（carbohydrate responsive element binding protein）とよばれ，転写を制御する**basic helix-loop-helix**（**bHLH**）**構造**をもつ．典型的なChoREは2つのE-boxとよばれるモチーフ配列をもち，それぞれにChREBPが1分子ずつ結合することで転写制御が行われる．

ChREBPは肝臓と脂肪組織に多く存在し，主にリン酸化による活性制御を受けることが明らかになっている．ChREBPには複数のリン酸化部位が存在し，リン酸化状態では核移行とDNAとの結合が抑制されて不活性である．絶食時にはグルカゴンの作用を受け，cAMP依存性PKA（プロテインキナーゼA）によってChREBPがリン酸化された状態になる．また，絶食時は細胞内のAMP/ATP比が高くなり，これにより活性化されるAMPKもChREBPをリン酸化する．したがって，絶食時にはPKAとAMPKによってChREBPがリン酸化されて不活性である（**図2**の上向き矢印）．

細胞がグルコース刺激を受けると，**ペントースリン酸回路**[※1]の代謝中間体であるキシルロース5-リン酸による脱リン酸化酵素（ホスホプロテインホスファターゼ2A：PP2A）の活性化を介して，まずChREBPの核

※1 **ペントースリン酸回路**：グルコール代謝経路の1つ．ATPを生産しないが，脂肪酸やステロイド合成に必要なNADPHの生産と，ヌクレオチド合成や核酸合成に必要なリボースの生産を行う．

152 ● 栄養科学イラストレイテッド

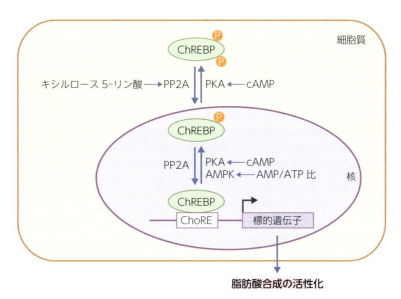

図2 ChREBPの作用機構

移行シグナル（nuclear localization signal：NLS）近くのリン酸化部位が脱リン酸化されて核に移行する．さらに核内のPP2AによってbHLH周辺のリン酸化部位が脱リン酸化される．するとChREBPが標的遺伝子のChoREと結合し，その遺伝子の転写活性化を引き起こす（図2の下向き矢印）．ChREBPの標的遺伝子には，アセチルCoAカルボキシラーゼや脂肪酸合成酵素などがあり，この機構を介して炭水化物摂取に応答した脂肪酸合成の活性化が生じる．

2）タンパク質，アミノ酸

体タンパク質（protein）は常に合成と分解をくり返しており，分解によって生じたアミノ酸（amino acid）が体タンパク質合成に再利用されている．食事から摂取したタンパク質（アミノ酸）も体内のアミノ酸プールに入り，体タンパク質合成に利用される．タンパク質を構成するアミノ酸は20種類存在するが，このうちヒトが体内で合成できないアミノ酸を**不可欠アミノ酸**（必須アミノ酸）（essential amino acid）（第2章4-D），合成可能なアミノ酸を**可欠アミノ酸**（非必須アミノ酸）（non-essential amino acid）という．摂取するタンパク質の総量が不足している場合や不可欠アミノ酸が1つでも必要量に達しない場合は，体タンパク質の合成活性が低下してしまい，成長期の動物の成長低下や，成熟動物の体重減少を招く．一方，こうしたアミノ酸飢餓状態は，アミノ酸合成酵素など一群の遺伝子の発現を引き起こす．食事から摂取したタンパク質（アミノ酸）の不足がシグナルとなって，特定の遺伝子発現を活性化する機構の存在が明らかにされている．

タンパク質合成の翻訳過程では，アミノ酸はtRNAと結合してアミノアシルtRNAとなり，これがリボソームと結合してタンパク質合成のためのアミノ酸を供給する（第4章 図12参照）．アミノ酸飢餓状態では細胞内のアミノ酸が減少しており，アミノ酸が結合していない非アミノアシルtRNAが増加する．非アミノアシルtRNAはGCN2というキナーゼを活性化し，翻訳開始因子**eIF2**のリン酸化（不活性化）を引き起こす．eIF2の不活性化は，全体としてはmRNAの翻訳低下を引き起こすが，**ATF4**（activating transcription factor 4）という転写因子のmRNAの翻訳は逆に促進される．ATF4のmRNAには，本来の開始コドンよりも上流に第1読みとり枠（upstream open reading frame：uORF）が存在し，さらに本来の開始コドンと読み枠のずれた第2のuORFも存在する．翻訳過程では，リボソームがmRNAの5′から3′へと配列をスキャンし，ORFの開始コドンでeIF2-GTP-メチオニルtRNAの複合体がリボソームに結合することによって翻訳が開始される．通常状態では，第1uORF（uORF1）の終止コドンでいったん解離した複合体が第2uORF

（uORF2）の開始コドンですみやかに再集合し，ATF4は正常な開始コドンから翻訳されにくい．一方，アミノ酸飢餓状態では活性型のeIF2量が低下するため，第1uORFの終止コドンでいったん解離した複合体が第2uORFの開始コドンでリボソームに再結合するのが間に合わず，さらに下流に存在するATFの開始コドンでリボソームに結合するため，この開始コドンからの翻訳が起こりやすくなる（図3）．この機構により，細胞内アミノ酸低下時にATF4タンパク質は合成が増加し，アミノ酸合成酵素など一群の標的遺伝子の発現を増加させ，アミノ酸飢餓に適応することができる．このモデルは細胞内のアミノ酸量が十分であるかどうかをtRNAとの結合状態でモニターするものであり，酵母から哺乳類まで保存された経路であることが明らかにされている．

3）脂肪酸
①必須脂肪酸と多価不飽和脂肪酸

われわれは脂肪酸（fatty acid）を主にトリグリセリドの形で食品から摂取している．脂肪酸は体内でも合成可能であるが，メチル基側から最も近い二重結合が3あるいは6つ目の炭素に位置する脂肪酸（それぞれn-3系，n-6系）は体内で合成することができない．したがって，n-3系，n-6系脂肪酸の前駆体として**必須脂肪酸**（essential fatty acid）であるリノール酸（C18:2）※2やリノレン酸（C18:3）を食品から摂取することが必要である．これらの必須脂肪酸から生成する**多価不飽和脂肪酸**（poly-unsaturated fatty acid：PUFA）であるアラキドン酸や**エイコサペンタエン酸**（EPA）の体内合成活性はそれほど高くないため，体内のn-3系，n-6系PUFAの存在割合は食品から摂取する脂肪酸の組成に依存している．

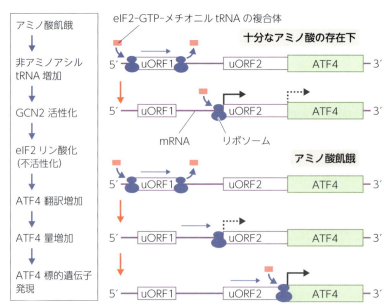

図3 アミノ酸飢餓による遺伝子発現促進機構
▶：翻訳されやすい，┈▶：翻訳されにくい
Vattem KM & Wek RC : Reinitiation involving upstream ORFs regulates ATF4 mRNA translation in mammalian cells. Proc Natl Acad Sci U S A, 101 : 11269-11274, 2004 を参考に作成

※2　**C18:2**：脂肪酸の炭素数と二重結合数をあらわす．炭素数がx個で炭素-炭素間の二重結合の数がy個である脂肪酸をCx:yと略記することが多い（2章 表2参照）．

※3　**エイコサノイド**：炭素数20の不飽和脂肪酸であるアラキドン酸やエイコサペンタエン酸から生成される生理活性物質であるプロスタグランジン，トロンボキサン，ロイコトリエンの総称．

②核内受容体PPARによる遺伝子発現の制御

n-3系，n-6系PUFAやその誘導体である**エイコサノイド**（eicosanoids）[※3]は，核内受容体である**PPAR**（peroxisome proliferator-activated receptor）と結合し，ビタミンAの核内受容体の1つであるRXR（**レチノイドX受容体**）と共に標的遺伝子の**PPRE**（peroxisome proliferator response element）と結合して発現を制御する（図4A）（第6章 表1，2参照）．

PPARにはα，δ，γの3つのサブタイプが存在し，発現する組織やリガンド，標的遺伝子がそれぞれに異なっている．PPARαは肝臓，心筋，腎臓，腸で発現が高く，内因性の多価不飽和脂肪酸などをリガンドとして，脂肪酸結合タンパク質，脂肪酸β酸化酵素などの遺伝子の発現を制御する．特に肝臓では，絶食時に脂肪組織から動員される遊離脂肪酸に応答してPPARαが活性化し，脂肪酸酸化やケトン体合成の増加が生じる．これにより，絶食時に脂肪からのエネルギー供給を促進することができると考えられる．PPARγは白色脂肪組織で多く発現し，前駆脂肪細胞から成熟脂肪細胞への分化を促す転写因子である（第9章3-B-1）④）．不飽和脂肪酸やプロスタグランジンJ2などが内因性のリガンドとして知られているが，結合活性の低さもあり，生体内でどの程度リガンドとして機能しているかは不明な点もある．

③PPAR活性化薬剤

PPARは脂肪酸や脂肪酸誘導体をリガンドとする一方，薬物をリガンドとした脂質代謝改善作用や糖尿病改善作用が知られている．PPARαの合成リガンドであるフィブラート系薬剤は，一連の脂肪酸β酸化酵素遺伝子の発現を促進してペルオキシソームでのβ酸化活性を高め，高脂血症を改善することから，フィブラート系高脂血症改善薬として利用されている．一方，インスリン抵抗性改善薬として開発された**チアゾリジン誘導体**は，その後PPARγのリガンドであることが明らかになった（図4B）．PPARγは脂肪細胞の分化を促進して正常な成熟脂肪細胞を増やし，肥大化した脂肪細胞を減少させることにより，脂肪細胞の肥大化に起因するインスリン感受性低下を改善させる．したがって，チアゾリジン誘導体はPPARγ活性を介して糖尿病の症状を軽減する．

4）コレステロール

コレステロール（cholesterol）は細胞膜を構成するとともに，ステロイドホルモンやビタミンD，胆汁酸の前駆体となる成分である．ヒトでは食事からの摂取に匹敵する量のコレステロールを体内合成しており，食事からの摂取と体内合成のバランスをとることによって体内量を一定に保っている．コレステロール体内量の恒常性維持には，コレステロールによる遺伝子の転写制御が大きな役割をはたしている．

①SREBPを介した遺伝子発現制御

肝臓はコレステロール代謝の中心臓器であり，細胞内コレステロール量の低下に応答して一群のコレステロール合成酵素の遺伝子発現を増加させるとともに，細胞にコレステロールを取り込む**LDL受容体**の遺伝子発現を増加させる．この機構により，細胞内コレステロール量の恒常性が維持されている．こうしたコレス

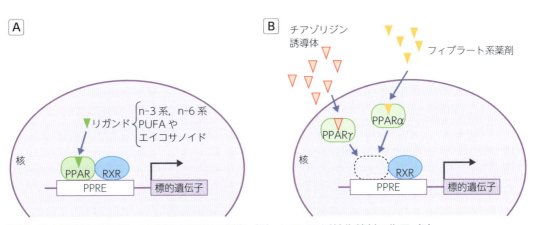

図4 核内受容体PPARによる遺伝子発現の制御（A）とPPAR活性化薬剤の作用（B）

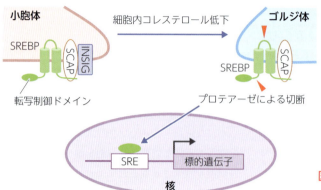

図5 コレステロールによるSREBPを介した遺伝子発現制御機構

テロールによる転写制御を行う転写因子が，**SREBP**（sterol regulatory element-binding protein）である．

SREBPは小胞体膜に存在するタンパク質であり，コレステロールセンサーである**SCAP**（SREBP cleavage-activating protein）と結合して存在している．コレステロール存在下ではSCAPはコレステロールと結合した構造をとり，**INSIG**という小胞体タンパク質との結合により小胞体膜にアンカーされている．一方，細胞内コレステロール量が低下（膜中コレステロール量が低下）するとコレステロールと結合しなくなったSCAPはINSIGと解離し，SCAPとSREBPはゴルジ膜へ移行する．ここでプロテアーゼによってSREBPの転写制御ドメインが切り出されて遊離し，遊離した活性型SREBPは標的遺伝子の転写制御領域に存在するステロール調節エレメント（sterol regulatory element：**SRE**）と結合して転写を活性化する（図5）．

②SREBP-1，2の働き

SREBPにはわずかに構造が異なるSREBP-1と2が存在するが，コレステロール量の恒常性維持に機能しているのはSREBP-2の方である．コレステロール合成を行うHMG-CoA還元酵素や，細胞内にコレステロールを取り込むLDL受容体の遺伝子の転写制御領域にはSREが存在し，細胞内コレステロールの低下によるSREBP-2活性化によって発現が増加し，コレステロールの増加を引き起こす．結果として，細胞内コレステロール量が一定に保たれるような調節が働いている．一方，SREBP-1は脂肪酸代謝を制御する転写因子である．SREBP-1には2つのアイソフォーム（SREBP-1a，1c）があり，このうちSREBP-1cが主に脂肪酸合成経路の酵素遺伝子の発現を制御する（図6）．SREBP-1cの遺伝子発現はインスリンやグルコース摂取刺激に応答して増加する（第5章 図7）．これにより，食事から獲得したエネルギーを脂質に変換して貯蔵することができる．

③LXR，FXRと胆汁酸代謝

細胞内のコレステロールが過剰になると，一部がオキシステロールへと異化される．オキシステロールは，核内受容体である**LXR**（liver X receptor）と結合して，コレステロールから**胆汁酸**を合成する**コレステロール7α水酸化酵素**（cholesterol 7α-hydroxylase：**CYP7A1**）の遺伝子発現を誘導する．これにより，コレステロールの上昇に応答して，コレステロールを胆汁酸に変換して十二指腸に排泄する経路が活性化される（図7，第6章 図6参照）．またLXRはSREBP-1cの発現も制御する．肝細胞内のコレステロール濃度が過剰になるとLXRの活性化，SREBP-1cの合成増加を介して脂肪酸合成が増加し，過剰のコレステロールを脂肪酸とのエステル型にして貯蔵するしくみであると考えられる．

一方，コレステロールから合成される胆汁酸の細胞内濃度が高くなると，胆汁酸は核内受容体**FXR**（farnesoid X receptor）と結合してコレステロール合成を行うCYP7A1の転写を抑制するとともに（図7，第6章 図6参照），肝臓から胆管への胆汁酸の排泄を促進するトランスポーターの遺伝子発現を誘導し，細胞内胆汁酸濃度の低下に働く．この機構により，FXRは細胞内胆汁酸濃度の恒常性を維持している．

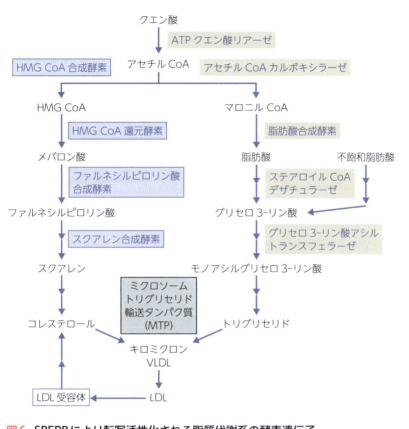

図6 SREBPにより転写活性化される脂質代謝系の酵素遺伝子

SREBP-1に調節される遺伝子は▢, SREBP-2に調節される遺伝子は▢で示した.
MTPはSREBP-1,2により負に調節される (▢)
「生活習慣病の分子生物学」(佐藤隆一郎, 今川正良/共著), 三共出版, 2007より引用

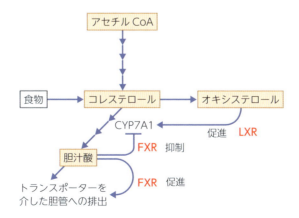

図7 コレステロール代謝物による代謝制御

B. ビタミン，ミネラルによる遺伝子発現制御

1）ビタミンAとビタミンD

脂溶性ビタミンであるビタミンAとビタミンDは，ステロイドホルモンと同様の機構で遺伝子発現を制御する．この分子機構は1980年代後半に明らかにされ，栄養素による遺伝子発現制御機構という新たな概念を生み出す重要な研究例となった．

①ビタミンAによる遺伝子発現制御

ビタミンAはアルコール型の**レチノール**（retinol），アルデヒド型の**レチナール**（retinal），カルボン酸型の**レチノイン酸**（retinoic acid）の総称である（第6章 図5参照）．ビタミンAの欠乏症として古くから**夜盲症**が知られているが，これは**11-*cis*レチナール**が網膜の桿体細胞内でロドプシンを形成し，光受容に必要な成分として働くため，ビタミンAの不足によって光受容が十分にできなくなることによる．一方，ビタミンAは細胞増殖や分化などの多彩な作用も有する．こうした作用の発現機構は長らく不明であったが，カルボン酸型のビタミンAであるレチノイン酸が核内受容体と結合し，転写因子として遺伝子の発現制御を行うことが明らかにされた．レチノイン酸は全*trans*型と9-*cis*型に異性化された形をとり（第6章 図5参照），それぞれが核内受容体**RAR**（retinoic acid receptor）と**RXR**（retinoid X receptor）に結合する．ビタミンAの標的遺伝子にはRARとRXRの二量体が結合する**レチノイン酸応答配列**（retinoic acid response element：**RARE**）が存在し，レチノイン酸と受容体の複合体が結合することで発現が制御される（第6章 図4参照）．

ビタミンAの標的遺伝子には，レチノール結合タンパク質やRARなど，ビタミンAの代謝や機能に関するものがある．これ以外にも発生や分化に重要な遺伝子，転写因子の遺伝子，細胞内シグナル伝達に関与する遺伝子など，多様な遺伝子の発現がビタミンAによって制御されている．

②ビタミンDによる遺伝子制御

ビタミンDは体内でコレステロールを前駆体として合成されるが，大部分は食物から摂取される．小腸からのカルシウム吸収促進作用など，カルシウム代謝に重要な働きをもつビタミンである．ビタミンDが欠乏するとくる病になる．側鎖の構造が異なる**ビタミンD$_2$**（エルゴカルシフェロール）と**D$_3$**（コレカルシフェロール）が存在するが，いずれも前駆体であるプロビタミンDより紫外線と熱異性化によって変換される．さらに，ビタミンDは肝臓での25位のヒドロキシル化，腎臓での1α位のヒドロキシル化によって，活性型である**1α，25-ジヒドロキシビタミンD**となる．**活性型ビタミンD**は核内受容体であるビタミンD受容体（**VDR**）と結合して複合体を形成し，RXRとのヘテロ二量体として標的遺伝子の応答配列（ビタミンD応答配列：**VDRE**）と結合して発現を制御する（第6章 図4参照）．

ビタミンDの標的遺伝子には小腸からのカルシウム吸収，細胞内カルシウム輸送にかかわるタンパク質や細胞膜上のカルシウムポンプがあり，カルシウムの吸収や体内輸送を制御する作用を発揮する．

2）鉄

鉄は，赤血球中のヘモグロビンや筋肉のミオグロビンの成分として，またシトクロムなどに含まれる形で，酸素運搬，電子伝達，酸化，解毒などに機能するミネラルである．鉄欠乏による貧血が重要な栄養問題である一方，体内に過剰に存在すると有害であることから，

Column

ビタミンD受容体ノックアウトマウス

ビタミンD受容体を体内で合成できない*Vdr*ノックアウトマウスを作出することにより，VDRの個体での作用を調べることができる．*Vdr*ノックアウトマウスには，出生時には正常マウスとの違いはみられなかったが，離乳後にビタミンD欠乏症であるくる病を発症した．

こうした実験を行うことにより，ビタミンDが生体内でVDRを介して作用していることを確かめることができる．また，ビタミンDによる骨代謝作用が離乳後に重要になってくることは，この研究結果によりはじめて明らかになった．

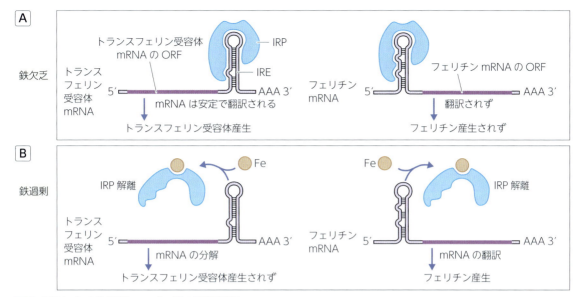

図8 IRPによる鉄関連タンパク質の翻訳制御
"Molecular Biology of the Cell 6th ed"（Alberts B, et al），Garland Science, 2014を参考に作成

細胞内の鉄の濃度や存在形態は厳密に調節されている．

鉄の細胞内への取り込みを行う**トランスフェリン**（transferrin）と細胞内の鉄貯蔵に働く**フェリチン**は，転写ではなくmRNA量のレベルで鉄による制御を受けている．これらの鉄の動態を調節するタンパク質のmRNAにはiron-responsive element（**IRE**）とよばれるステムループ構造が存在し，鉄応答性の**IRE結合タンパク質**（**IRP**）によって安定性や翻訳活性が制御されている（図8）．細胞内の鉄が不足するとIRPがmRNA上のIREと結合する．IRPのIREとの結合の増加は，トランスフェリン受容体のmRNAを安定化させて，鉄の細胞内への取り込みを促進する．同時に，IRPが鉄貯蔵に働くフェリチンmRNAと結合して翻訳を阻害することで，鉄の貯蔵を抑制する．その結果，鉄の細胞内濃度が上昇する（図8A）．一方で，細胞内の鉄が過剰になるとIRPはIREとの結合活性を失い，トランスフェリン受容体mRNAの安定性が低下し，フェリチンの翻訳は活性化され，細胞内の鉄濃度が低下することになる（図8B）．この機構により，細胞内の鉄濃度の恒常性が維持されている[1]．

C. 非栄養素による遺伝子発現制御

栄養素以外の食品成分にも，遺伝子の発現を制御するものがある．例えば，大豆に含まれるイソフラボンであるダイゼインやゲニステインは，エストロゲン受容体と結合してエストロゲン様作用を発揮する（「臨床のトピック」参照）．これ以外にも，食品成分が核内受容体や転写因子との相互作用あるいは細胞内シグナル伝達への影響を介して何らかの遺伝子発現の変化を生じる例は多く報告されている．

Nrf2

体内に取り込まれた薬物は，薬物代謝系の第1相酵素により水溶性を高められ，第2相酵素による抱合化を経て体外に排出される．発がん物質のなかには第1相酵素により発がん性が高まるものが多いため，発がん性を抑えるためには第1相酵素の発現を弱める，あるいは第2相酵素の活性を高めて体外排出を促進することが有効である．

食品中の発がん予防化合物のなかには，薬物代謝系の第2相酵素の誘導を行うものがある．ブロッコリーの芽などに含まれるイソチオシアネートの一種である**スルフォラファン**は，転写因子**Nrf2**の活性化を介して第2相酵素の遺伝子発現を誘導することが明らかにされている．Nrf2は通常はKeap1というタンパク質と

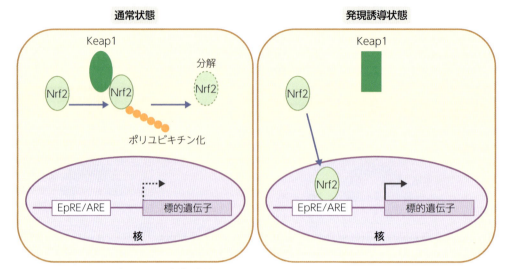

図9 Nrf2を介した遺伝子発現制御機構
┈▶：発現しない，▶：発現する

細胞質で結合してユビキチン化され，ユビキチン-プロテアソーム系による分解を受けている．親電子性物質が存在するとKeap1のシステイン残基のSH基が修飾をうけて立体構造が変化し，Nrf2をユビキチン化する活性を失い，Nrf2が蓄積する．核に移行したNrf2は，標的配列である**EpRE/ARE**（electrophile/antioxidant response element）と結合して遺伝子の転写を誘導する（**図9**)[2]．第2相酵素の多くがEpRE/AREをもっており，スルフォラファンなどのSH基修飾活性のある化合物によって発現が制御される．この機構は，親電子性物質（発がん物質に多い）や活性酸素種に応答して代謝排泄活性を高める防御応答であると考えられるが，Nrf2を活性化するスルフォラファンなどの食品成分を発がん予防に利用できる可能性がある．

臨床のトピック　大豆イソフラボンのエストロゲン様作用

　植物のなかには女性ホルモンであるエストロゲンの受容体と結合してエストロゲン様作用を発揮する化合物が存在し、「植物エストロゲン（ファイトエストロゲン）」とよばれている。クローバーにはクメストロールというファイトエストロゲンが含まれており、クローバーを食べた放牧羊に流産や不妊症を大量に起こした「クローバー病」（1946年、オーストラリア）が知られている。また、大豆に含まれるゲニステインやダイゼインなどの大豆イソフラボンにもエストロゲン様作用があり、大豆を摂取する機会が多い日本人には重要である。

　大豆イソフラボンが有するエストロゲン様作用は、更年期障害の緩和に有効であると注目されてきた。この目的でサプリメントとしてのイソフラボン摂取も日常的に行われている。一方、エストロゲン様作用をもつ大豆イソフラボンの摂取は子宮内膜症の発症リスクを高めるなどの懸念もあり、食品安全委員会は「特定保健用食品としての大豆イソフラボンの安全な1日上乗せ摂取量の上限値を30 mg」「日本人の食生活における日常的な大豆イソフラボンの安全と考えられる摂取目安量の上限を1日あたり70〜75 mg」と設定している。豆腐100 gにアグリコン換算で約20〜25 mgのイソフラボンが含まれていること、日本人のイソフラボンの平均摂取量が1日あたり約18 mgであることを考えると、イソフラボンの摂取量には注意が必要であるという印象を受ける。

　一方、食品安全委員会はＱ＆Ａの形で、「これまで日本人が長年にわたり摂取してきた大豆食品については、特に安全性の問題が提起されたことはありません。食品安全委員会では、大豆イソフラボンの安全な1日摂取目安量の上限値を1日あたり70〜75 mg/日としていますが、大豆食品からの摂取量がこの上限値を超えることは、あまり考えられませんが、万が一超えても、直ちに健康被害に結びつくというものではありません。大豆食品は健康的な食物です。上手に食事に取り入れて、バランスのよい食生活を心がけましょう。」と述べている[3]。リスクの可能性はあるものの、栄養価の高い植物性タンパク質を含み、日本人の食生活に深く根ざしている大豆の摂取を過度に制限してほしくないという意図が感じられる。

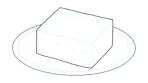

文　献

1) 坂田 真一，岩井 一宏：鉄の多様な作用と毒性 見落とされてきた生体に必須な微量金属．蛋白質核酸酵素，52：982-987，2007
2) 伊東 健，蝦名真行：細胞の酸化ストレス耐性に関わるシグナル伝達系 Nrf2/Keap1 シグナリングと自己防衛機能．化学と生物，50：423-429，2012
3) 「食べ物に関するミニ知識、その他」大豆イソフラボン（2014年3月20日／3月27日配信）
　https://www.fsc.go.jp/e-mailmagazine/sousyuhen.data/09.pdf

- 「新版 現代の栄養化学 第3版」（柳田晃良，他／編著），三共出版，2010
- 「新ガイドライン準拠 エキスパート管理栄養士養成シリーズ 分子栄養学」（金本龍平／編），化学同人，2005
- 「わかりやすい食品化学 第2版」（吉田 勉／監，早瀬文孝，佐藤隆一郎／編著），三共出版，2019

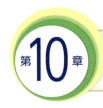

チェック問題

問題

- **Q1** 糖摂取刺激に応答したChREBPの活性化機構を説明せよ．
- **Q2** アミノ酸飢餓に応答したATF4の翻訳増大機構を説明せよ．
- **Q3** 細胞内コレステロール低下に応答したSREBPの活性化機構を説明せよ．
- **Q4** ビタミンAのアルデヒド型とカルボン酸型はそれぞれどのような機能をもつか説明せよ．
- **Q5** 体内の鉄濃度の恒常性維持機構を説明せよ．

解答&解説

A1 ChREBPは，空腹時はリン酸化されて不活性型になっている．グルコース刺激を受けると，ペントースリン酸回路の代謝中間体（キシルロース 5-リン酸）が脱リン酸化酵素PP2Aを活性化し，脱リン酸化されたChREBPが核に移行する．さらに核内のPP2Aによって脱リン酸化され，標的遺伝子との結合による転写活性化が生じる（図2も参照）．

A2 アミノ酸飢餓状態により非アミノアシルtRNAが増加すると，GCN2が活性化し，翻訳制御因子eIF2がリン酸化（不活性化）される．eIF2の不活性化は，全体としてはmRNAの翻訳低下を引き起こすが，ATF4はmRNA上の2つのuORFによる翻訳制御を受けて翻訳が増大する（図3も参照）．

A3 SREBPは小胞体膜上でSCAPと結合して存在している．コレステロール存在下ではSCAPはINSIGとの結合によって小胞体膜にアンカーされているが，コレステロール量が低下するとSCAPがINSIGと解離し，SCAPとSREBPはゴルジ体へ移行する．ゴルジ体でプロテアーゼによってSREBPの転写制御ドメインが切り出されて遊離し，SREBP活性型として核に移行して転写因子として働く（図5も参照）．

A4 アルデヒド型の11-cisレチナールが網膜の桿体細胞内でロドプシンを形成し，光受容に必要な成分として働く．カルボン酸型であるレチノイン酸は，核内受容体と結合し，転写因子として遺伝子の発現制御を行う．

A5 細胞内の鉄が不足すると，IRPが鉄の細胞内への取り込みを行うトランスフェリン受容体のmRNA上のIREと結合して安定化させ，合成が増加したトランスフェリン受容体が鉄の取り込みを促進する．また，IRPが細胞内の鉄貯蔵に働くフェリチンmRNAのIREと結合して翻訳を阻害することで，鉄の貯蔵を抑制し，細胞内鉄濃度が上昇する．一方で細胞内の鉄が過剰になるとIRPのIREへの結合が低下し，トランスフェリン受容体mRNAの安定性低下とフェリチンの翻訳活性化が生じ，細胞内鉄濃度が低下する（図8も参照）．

第11章 時間栄養学

Point

1. 時計遺伝子が24時間を刻むしくみを理解する
2. 食物および栄養と体内時計や睡眠との関係を理解する
3. 時間栄養学の応用方法を理解する

概略図 時間栄養学の概要

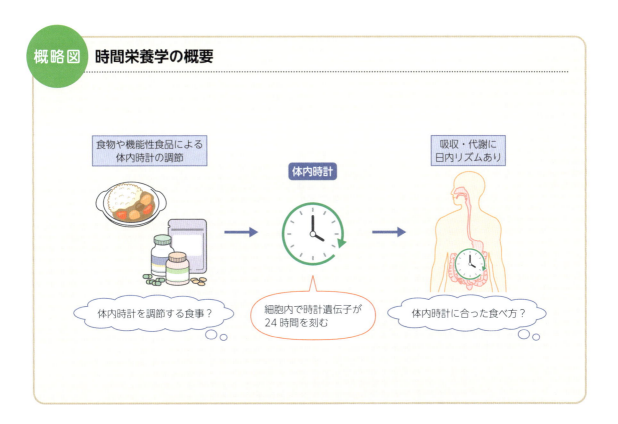

1 食事と体内時計

地球上に生きる多くの生物は，地球の自転に合わせた約24時間周期の生体リズムを示す．このリズムを制御しているのが，**概日時計**（circadian clock）である．「概日」，つまり「約1日」の生体内の時計であり，一般的に**体内時計**とよばれる（以降，本書では体内時計とよぶ）．哺乳類の体内時計は，数十種類の時計遺伝子により制御され，1細胞レベルで約24時間のリズムを作っている．

時計遺伝子は1970～80年代にショウジョウバエで最初に発見され，バクテリア，植物からヒトまで保存された遺伝子であることがわかっている．一方で，夜間交代勤務者の疫学調査などから，規則正しい生活の重要性が明らかにされてきたことはいうまでもない．また，2000年代に次々に行われた時計遺伝子ノックアウトマウスの解析からも，体内時計の乱れがさまざまな疾患と関連することが明らかになった．このような背景から2017年には，24時間を刻む分子時計のメカニズムを発見した一連の研究に対して，ノーベル生理学・医学賞が授与されている[1]．

体内時計を健康に維持するためには，毎日の時刻合わせが必要であり，その方法として**光**と**食事**があげられる．特に朝食は体内時計の調節に重要である．一方で，「朝食に何を食べればいいのか」「栄養の吸収などに効果的な摂取タイミングはいつなのか」「機能性食品の効果的な摂取タイミングはあるのか」といった，これまでの栄養学であまり語られてこなかった食物や栄養の時刻依存性を考える学問が「**時間栄養学**（chrono-nutrition）」である．体内時計は，栄養の吸収や代謝に日内リズムを作り出すことから，これらの時間栄養学の問いに答えることができる．本章では，体内時計の基礎から時間栄養学の応用までを学び，食のタイミングの重要性を論理的に理解することをめざす．

A. 時計遺伝子が刻む体内時計のしくみ[2]

そもそも時計遺伝子はどのように日内リズムを刻むのだろうか．図1に仕組みを示した．時計遺伝子ピリオド（*Period*：略して*Per*）やクリプトクロム（*Cryptochrome*：略して*Cry*）のDNAプロモーター領域には**E-box**とよばれる転写促進領域があり，ビーマルワン（**BMAL1**）とクロック（**CLOCK**）のタンパク質複合体が転写調節因子としてE-boxに結合することで*Per1/2/3*，*Cry1/2*の転写が活性化する．DNAから転写，翻訳されたPERとCRYタンパク質は，リン酸化などの修飾を受けながら細胞質で二量体となり，また核内に戻りBMAL1/CLOCKの転写活性を抑制する．この抑制により，しだいにPER/CRYの量が減ると，またBMAL1/CLOCKによる転写活性が起こる．この一連

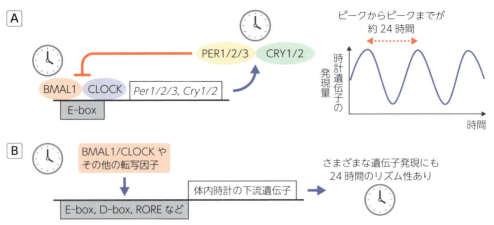

図1 時計遺伝子が作る24時間のリズム
A）時計遺伝子BMAL1，CLOCKの複合体は，E-boxに結合することで，*Per1/2/3*，*Cry1/2*の転写を促進する．PER1/2/3，CRY1/2はタンパク質に翻訳され，BMAL1/CLOCKの転写を抑制する．このネガティブ・フィードバックループにより，時計遺伝子の転写物やタンパク質は24時間周期で増減をくり返す．B）時計の下流遺伝子もBMAL1/CLOCKなどにより転写制御を受けることで，日内リズムを刻む

の流れを**ネガティブ・フィードバックループ**とよび，*Per1/2/3*，*Cry1/2*のmRNAやタンパク質量は約24時間のリズムを伴って増減をくり返すことができる．

日内リズムをもった転写の促進・抑制は，E-boxだけではなく，他の転写因子が結合するD-box，RORE，PPREなどでもみられる．E-boxも，時計遺伝子以外の遺伝子のプロモーター領域にも存在する．これらの遺伝子ネットワークにより，体内時計制御下の遺伝子にmRNAやタンパク質の日内リズムが作り出され，さらには各細胞，臓器に合わせた生理機能に日内リズムを作り出している．実際にマウス肝臓では，全遺伝子の約10〜16％の転写物で日内リズムがみられている．

B. 体内時計の時刻を調節するしくみ

前述の分子時計は約24時間の周期を示すが，ぴったり24時間を刻むわけではない．細胞一つひとつでもばらつきがあり，個々人によっても体内時計の長さは異なる．よって，体内時計の時刻を毎日調節する機構が備わっており，例えば海外旅行に行った際には，その調節機能を使って時差ぼけを解消することもできる．

脳の視床下部にある**視交叉上核**は，マスタークロックや**中枢時計**（central clock）とよばれ，各臓器の体内時計〔**末梢時計**（peripheral clock）〕の時刻調節を担っている（**図2**）．中枢時計からの時刻情報は，摂食行動や，交感神経活動，ホルモン分泌などの液性因子の日内リズムを通して伝達される．特に，交感神経の伝達物質であるアドレナリンやノルアドレナリンは，アドレナリン受容体を介して末梢臓器の時計遺伝子*Per*などの発現量を直接変えることで時刻調節を行う．同様に，ストレスや免疫機能にかかわる副腎皮質ホルモンのコルチゾールも，グルココルチコイド受容体を介して，末梢時計の時計遺伝子を直接制御する．一方で，中枢時計は，網膜からの光情報を，視神経を介して直接受けとることで時刻調節を行う．また，末梢時計は，中枢時計からのシグナルだけでなく，食事・栄養や運動，薬剤などによる調節を直接受けることもある．よって，からだの中の体内時計は，日々互いに時刻調節を行っており，夜勤や海外旅行ではそれらの同調が乱れ，生理機能に混乱をもたらす．

C. 朝食と体内時計の関係

「早寝早起き朝ごはん運動（文部科学省）」や，「朝日を浴びて，朝ご飯を食べて，体内時計をリセットしよう」といった言葉からも，**朝食は体内時計にとって重要である**ことがわかる．一方で，昔から「夜食は太る」というように，夜遅い食事にはよいイメージがないだろう．実際に，体内時計は，朝食により時刻が早まり，夜食により遅れる性質をもっている．同様に，朝の光は体内時計を早め，夜遅い光は体内時計の遅れをもたらす．よって朝食欠食や夜食，夜遅くまでテレビやスマートフォンを見るような行為は，体内時計の夜型化につながる．ここで重要なことは，**同じ光や食事でも，そのタイミングによって体内時計の時刻変化が異なり，早まったり，遅れたりする**ことである．よって，体内時計を考える場合，これらの刺激〔**同調因子**（zeitgeber）とよぶ〕のタイミングを考慮することが最も重要となる．

図3に，肝臓などの末梢時計が，食事・栄養によって時刻調節するメカニズムを示した[3]．炭水化物の摂取は，血糖値の上昇とともに，膵臓のランゲルハンス島β細胞からインスリン分泌を促す．**インスリン**は肝臓などに働きかけ，糖の肝臓への取り込みを促す．一方で，インスリンは肝臓の時計遺伝子*Per2*の発現量やタンパク質量の急性変化を起こすことで，**末梢時計の調節（発現リズムのピーク時刻の変化）も行う**[4]．アミノ酸やタンパク質摂取は，肝臓からの**IGF-1**の分泌

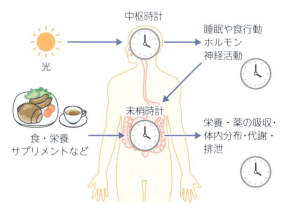

図2 中枢時計と末梢時計の関係
光は脳内の中枢時計を，食・栄養は末梢時計を直接調節する．中枢時計は，体内時計の司令塔として機能し，ホルモンや神経活動などを介して末梢時計の時刻を調節する．各臓器の末梢時計はさまざまな生理機能に対して日内リズムを作り出す

を介して末梢時計を調節する[5].その他,食後に胃から分泌されるオキシントモジュリンも末梢時計調節作用が報告されている.

動物実験では,食後のインスリン分泌が高いほど,時計遺伝子発現リズムの変化が大きい.例えば,消化の速い炭水化物が含まれる餌は,消化の遅い炭水化物が含まれる餌よりも,マウス末梢時計の調節作用が大きい.また,消化管から分泌される**GLP-1**などのインクレチン(第9章3-C)は,インスリンの分泌増加をもたらすことで,末梢時計の調節作用を増強する.魚油などに多く含まれるDHA/EPAなどのω3脂肪酸,しじみに含まれるL-オルニチン,カカオポリフェノールなどは,GLP-1-インスリン経路を介して,末梢時計の調節を強める.また,イヌリンなどの水溶性食物繊維は,腸内細菌による発酵を受け短鎖脂肪酸となり,末梢時計の調節作用を示す[6].その他,カフェイン,ポリメトキシフラボノイド類(ノビレチンなど)など,末梢時計に作用する機能性食品成分が見つかっている.これらの栄養成分を朝食に摂ると体内時計は朝型になるが,夜食で摂るとそれは夜型化のシグナルとなるので注意が必要である.

D. 朝型・夜型クロノタイプと食習慣

体内時計には個人差があり,これを**クロノタイプ**(chronotype)とよぶ.クロノタイプは,**朝型,中間型,夜型**に分けられる.

クロノタイプの厳密なグループ分けの決まりはなく,ミュンヘンタイプクロノタイプ質問紙(MCTQ)を用いた場合,仕事や学校のない休日の睡眠時刻の中間時刻などから判断することができる.一般的には,4人に1人が朝型,2人が中間型,1人が夜型にあたる.ヒトの体内時計は24時間よりも長く,遅れやすいことがわかっている[※1].特に,夜型は朝型に比べて,より遅れやすい体内時計をもっており,油断すると朝寝坊しがちである.また,GWAS解析から,クロノタイプと関連する時計遺伝子のSNPsが351個見つかっていることから,遺伝要因である程度決まっている可能性がある[7].

一方で,10〜20代の頃に比べて,30代以降はしだいに早寝・早起きになることから,生活リズムは年齢や社会環境の影響も大きく受けることがわかる.また,夜型の人に多くみられるのが,**社会的時差ぼけ**(social jet lag)とよばれる1週間単位の生活リズム変化である[8].図4に示すように,平日の睡眠不足(睡眠負債)を補填するために,休日に遅起きになりがちであり,さらに次の日が休みであることから,寝る時刻も遅れ,

---

※1 測定方法によって異なるが,24.1時間や24.5時間といわれている.

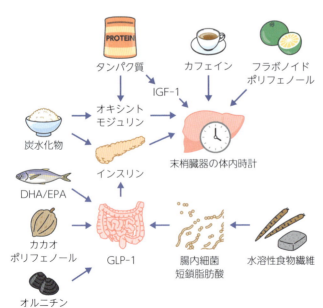

図3 食物・栄養による末梢時計の調節メカニズム

末梢時計は,炭水化物,タンパク質により主に時刻調節される.特にインスリンがキーであり,GLP-1を介した制御を考えると候補となる機能性食品成分が見えてくる.また,カフェインやポリフェノールも末梢時計の調節に有効である

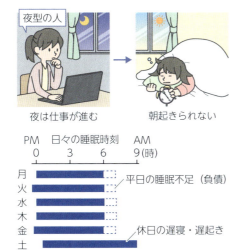

図4 「夜型」クロノタイプと社会的時差ぼけの関係
平日、夜型の人は、寝るのが遅く、朝起きるのが辛いため、睡眠不足になりやすい。休日は遅寝・遅起きになり、平日と比べ生活リズムが夜型化しやすい。平日と休日の睡眠リズムのずれを、社会的時差ぼけとよぶ

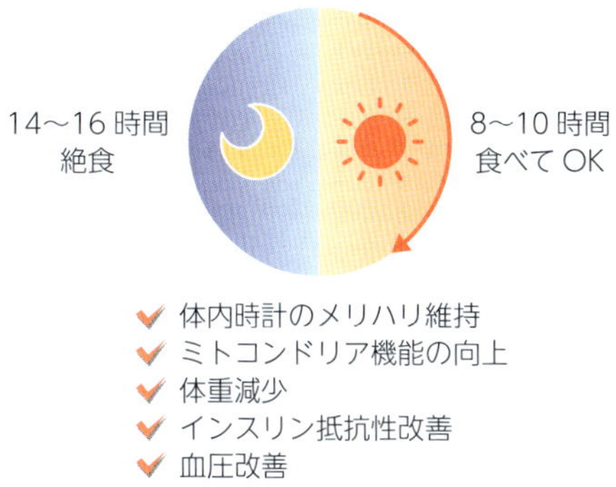

図5 8～10時間ダイエットの概略図
1日8～10時間以内に食事をすることで、14～16時間の絶食時間をキープすることができる。図に示すような健康効果が報告されている

休日に大きく夜型化する。月曜日は、仕事や学校で早起きを強いられ、ブルーマンデー（憂鬱な月曜日）とよばれ、事故やパフォーマンスの低下が起こりやすい。夜型や社会的時差ぼけが大きい人は、朝型や社会的時差ぼけの小さい人に比べて、BMI、絶食時血糖値、コレステロール値が有意に高い[9]。また、夜型な人は、朝食欠食頻度が高く、朝少なめ・夜多めな食べ方を好み、かつ食事時刻も遅い[10]。さらに、夜型な人はファストフードや、菓子類など加工食品を好む傾向にある。よって、夜型やそれに伴う社会的時差ぼけは、体内時計の乱れをもたらすとともに、食習慣の悪化をともなった負の連鎖から、生活習慣病の一因となりうる。

2 時間栄養学の応用

時間栄養学の応用として、朝食の重要性は先述の通りである。一方で、朝食欠食者の割合は、20代で高く、男性で29.2%、女性で35.7%となっており（「令和元年国民健康・栄養調査」より）、若者の朝食欠食が目立つのが現状である。その他、エビデンスレベルの高い時間栄養学の応用例として、体重調節、食後血糖値の調節、骨格筋の維持について、以下に解説する。

A. 摂食のタイミングと体重調節

時間栄養学の応用として**体重調節**があげられる（図5）。特に欧米では、1日8～10時間以内に食事を食べ終えるダイエット方法（time-restricted eating）が時間栄養学として評価されている。例えば朝食を8時に食べた場合、夕食を18時までに食べ終えることで、夜間に14時間の絶食時間を作ることができる。栄養指導の現場では「朝起きてから最初の食事の時刻」と「夜寝る前の最後の食事の時刻」を聞くことで計算でき簡便である[11]。この規則正しい食事方法により、体内時計のメリハリが改善されるだけでなく、夜間の絶食時間にミトコンドリア機能が高まり※2、アンチエイジング、抗酸化、抗炎症効果などが得られる。また、食事時間の短縮により食欲が減り、実際に食べる量も減ることで、体重減少、インスリン抵抗性の改善、高血圧の改善効果が得られる[12]。つまり、継続しやすいカロリー制限方法として、栄養指導の現場で受け入れられつつある。一方で、日本国内では8～10時間ダイエットの介入研究が少なく、まだ日本人での有効性は未知である。

※2 絶食は、オートファジーの促進、PGC-1αの活性化（第5章5-A）などを介して、ミトコンドリアの生成や機能向上をもたらす。

その他，朝食欠食，夜食摂取，朝少なめ・夜多めな食習慣は，**肥満**との関連を示すエビデンスがあり避けるべきである．また，最近では，毎日の不規則な食事時刻や，平日と休日における食事時刻のずれ（eating jetlagとよばれている）が，肥満と関連するとの報告がある．

B. 摂食のタイミングと血糖調節

細胞間質液中のグルコース濃度を経時的に計測するセンサーが開発されたことで，食後血糖値に関する研究が飛躍的に進んだ．特に，**朝食後よりも夕食後は，血糖値が上がりやすく，インスリンの分泌も遅いために一度上がった血糖値が下がりにくい**（図6）[13]．食後の血糖値の急激な上昇や，食後高血糖は，糖尿病や動脈硬化の原因となるため，1日のなかで特に夕食時は注意が必要である．

夕食後の血糖上昇を防ぐ方法として，**セカンドミール効果**（second meal effects）[※3] があげられる．昼食や夕食の前に間食を摂ることで，夕食時の血糖上昇を抑えることができる．間食での炭水化物摂取は遊離脂肪酸の分泌を抑え，水溶性食物繊維の摂取は短鎖脂肪酸の分泌を促す[14]．これらが，夕食時のインスリン機能を改善し，セカンドミール効果をもたらす．

また，糖の吸収を穏やかにする機能性食品成分（カテキンや1-デオキシノジリマイシンなど）は，朝食時よりも夕食時の方が食後血糖調節に効果的であった．さらに，食事時刻が普段よりも数時間遅れることは，食後高血糖を招く原因となる．例えば，夕食時刻が18時から21時になるだけで，同じ夕食内容にもかかわらず，食後血糖値が有意に高くなる[15]．よって，先述のセカンドミール効果と合わせて考えると，夕食が遅くなる場合は，間食を使って分食し，夕食時のエネルギーや炭水化物量を減らすことが効果的である．

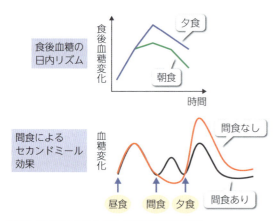

図6　摂食タイミングと血糖調節の関係
（上）夕食後は血糖値が上がりやすい．（下）間食を食べることで，夕食後の血糖上昇を緩和することができる

C. タンパク質摂取タイミングと筋合成[16]

日本人も欧米人も，1日のタンパク質の摂り方は，朝食＜昼食＜夕食の順に多い（図7）．実際に，日本人の平均的なタンパク質摂取量は，朝食15.6 g，昼食22.8 g，夕食33.0 gであった[17]．一方で，マウス実験の結果

[※3] 1食目の食事により2食目の食後血糖値の上昇が抑えられる現象．

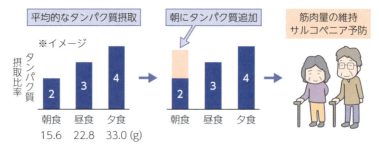

図7　タンパク質摂取タイミングとサルコペニア予防
日本人の平均的なタンパク質摂取パターンを少し変化させることで，サルコペニア予防につながる可能性がある
数値は，「Murakami K, et al：Characterisation of breakfast, lunch, dinner and snacks in the Japanese context：an exploratory cross-sectional analysis. Public Health Nutr, 25：689-701, 2022」より

から，活動期はじめ（朝）のタンパク質摂取は，活動期終わり（夕方）の摂取に比べ，筋肥大をより効果的に引き起こした．この差は，時計遺伝子変異マウスではみられなかったことから，体内時計が筋合成の日内リズムを制御していると考えられる．また，高齢者の疫学調査では，朝食にタンパク質を多く摂っている方ほど，握力や骨格筋指数が高い傾向にあった．さらに，朝食にタンパク質を増やすような介入試験は，夕食でのタンパク質追加に比べて，有意に筋肉合成を誘導し

た．1回の食事で，体重あたり，若年者で0.24 g/kg，高齢者で0.4 g/kgのタンパク質を摂取すると，筋肉でのアミノ酸の使用が最大限となり，逆にそれ以上の摂取では使い切ることができない．よって，**朝食でタンパク質をもう1品増やすことが，高齢化社会におけるサルコペニア**[※4]**予防に効果的かもしれない.**

※4 **サルコペニア**：高齢による骨格筋量や身体機能の低下.

臨床のトピック　AI食事管理アプリによる時間栄養学研究

　ヘルステック分野の進化により，携帯アプリで自分の食習慣を記録し表示できるようになった．例えば食事管理アプリ「あすけん」では，AIを用いた食事写真の画像解析や，食品名の検索による入力で，その食品に含まれる栄養成分を教えてくれる．さらに，日本人の食事摂取基準に合わせて過不足まで表示してくれる（図8）．ダイエットのために，食べる量を減らそうとする人が多いが，このようなアプリはバランスよく食べることを促す点が革新的である．栄養指導の現場でも使われており，有効性が認められつつある．研究利用も進んでいる．

　データの研究利用としてのメリットとして，ビッグデータであること（長期間の食事記録が得られる），朝・昼・夕・間食といった時間栄養学的な解析ができることがあげられる．デメリットとして，コホート（アプリ利用者）の偏り，データの入力忘れか欠食の違いかがわかりにくいなどがあげられる．利用者においては，自身の食習慣がわかることそのものが，食習慣の行動変容（意識・習慣の変化）につながっている．よって，ヘルステックの最大の利点は「データの見える化」である．今後は，そのデータをいかにストレスなく（いつの間にか）計測し，いかに継続させ，行動変容を維持させるかがサービス発展のポイントとなるだろう．

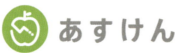

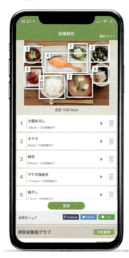 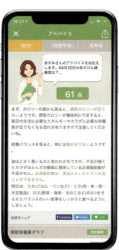 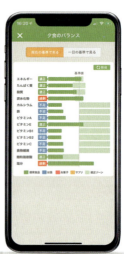

図8　AI食事管理アプリを用いた食の見える化
「あすけん」では，AIによる画像解析とともに，各栄養素の摂取量が見える化でき，AIによるアドバイスを受けることができる．画像提供：株式会社asken

文　献

1 ）Callaway E & Ledford H：Medicine Nobel awarded for work on circadian clocks. Nature, 550：18, 2017

2 ）Tahara Y & Shibata S：Circadian rhythms of liver physiology and disease：experimental and clinical evidence. Nat Rev Gastroenterol Hepatol, 13：217-226, 2016

3 ）Tahara Y & Shibata S：Entrainment of the mouse circadian clock：Effects of stress, exercise, and nutrition. Free Radic Biol Med, 119：129-138, 2018

4 ）Tahara Y, et al：Refeeding after fasting elicits insulin-dependent regulation of Per2 and Rev-erb α with shifts in the liver clock. J Biol Rhythms, 26：230-240, 2011

5 ）Ikeda Y, et al：Glucagon and/or IGF-1 Production Regulates Resetting of the Liver Circadian Clock in Response to a Protein or Amino Acid-only Diet. EBioMedicine, 28：210-224, 2018

6 ）Tahara Y, et al：Gut Microbiota-Derived Short Chain Fatty Acids Induce Circadian Clock Entrainment in Mouse Peripheral Tissue. Sci Rep, 8：1395, 2018

7 ）Jones SE, et al：Genome-wide association analyses of chronotype in 697,828 individuals provides insights into circadian rhythms. Nat Commun, 10：343, 2019

8 ）Wittmann M, et al：Social jetlag: misalignment of biological and social time. Chronobiol Int, 23：497-509, 2006

9 ）Zhang R, et al：The association between metabolic parameters and evening chronotype and social jetlag in non-shift workers：A meta-analysis. Front Endocrinol（Lausanne）, 13：1008820, 2022

10）Teixeira GP, et al：Role of chronotype in dietary intake, meal timing, and obesity: a systematic review. Nutr Rev, 81：75-90, 2022

11）Veronda AC, et al：Development, validation and reliability of the Chrononutrition Profile‐Questionnaire. Chronobiol Int, 37：375-394, 2020

12）Chang Y, et al：Time-restricted eating improves health because of energy deficit and circadian rhythm：A systematic review and meta-analysis. iScience, 27：109000, 2024

13）Leung GKW, et al：Time of day difference in postprandial glucose and insulin responses：Systematic review and meta-analysis of acute postprandial studies. Chronobiol Int, 37：311-326, 2020

14）Masutomi H, et al：Effects of intake of four types of snack with different timings on postprandial glucose levels after dinner. Eur J Nutr, 62：2217-2231, 2023

15）Nakamura K, et al：Eating Dinner Early Improves 24-h Blood Glucose Levels and Boosts Lipid Metabolism after Breakfast the Next Day: A Randomized Cross-Over Trial. Nutrients, 13：2424, 2021

16）Khaing IK, et al：Effect of breakfast protein intake on muscle mass and strength in adults：a scoping review. Nutr Rev：2024

17）Murakami K, et al：Characterisation of breakfast, lunch, dinner and snacks in the Japanese context：an exploratory cross-sectional analysis. Public Health Nutr, 25：689-701, 2022

- 田原優：時間栄養学の基礎と臨床. 実験医学41：1555-1560，2023

第11章 チェック問題

問 題

□ □ **Q1** 時計遺伝子が24時間を刻むしくみを答えよ.

□ □ **Q2** 夜型な人が陥りやすい睡眠習慣を答えよ.

□ □ **Q3** 体内時計調節において朝食と夜食の及ぼす影響を述べよ.

□ □ **Q4** 体重調節のための栄養指導において, 時間栄養学的なポイントをまとめよ.

解答&解説

A1 細胞内で, 時計遺伝子 (*Per*, *Cry*, *Clock*, *Bmal1*) が転写・翻訳のネガティブ・フィードバックループを作ることで, 各時計遺伝子のmRNAやタンパク質の増減に24時間のリズム性が生まれる (図1).

A2 平日は夜ふかししがちにもかかわらず, 翌日は仕事や学校があるため早起きする必要があり, 睡眠不足になりやすい. また, 休日も夜ふかしと, 睡眠不足の補填により朝寝坊しがちになり, 社会的時差ぼけが起こりやすい.

A3 ヒトの体内時計は24時間よりも長く遅れやすい. 朝食は末梢時計を前進させ24時間周期に体内時計を整える. 一方で, 夜食は体内時計をさらに遅らせ夜型化させてしまう.

A4 朝食欠食, 夜食摂取, 朝少なめ・夜多めな食習慣は, 肥満と関連するので避ける. 毎日の不規則な食事時刻や, 平日と休日における食事時刻のずれも, 肥満との関連が考えられるため, 規則正しい食事時刻を心がける. また, 間食は, セカンドミール効果として, または夕食の分食として, 積極的に勧める.

第12章 分子栄養学研究の基礎技術

Point

1. 核酸の抽出法と電気泳動法について理解する
2. 遺伝子組換えの原理を理解する
3. PCR法とRT-PCR法の原理を理解する
4. ハイブリダイゼーション法の原理を理解する
5. 塩基配列決定法の原理を理解する
6. さまざまな遺伝子導入技術（化学的，物理的，生物学的導入方法）と，トランスジェニック動物の作製方法やその利用目的について理解する
7. 遺伝子ノックアウトと遺伝子ノックダウンの違いを理解する
8. 遺伝子治療の種類（*in vivo/ex vivo* 遺伝子治療）や用いられるベクター（ウイルスベクター，非ウイルスベクター），ならびに対象疾患について理解する
9. ゲノム編集の原理を理解する
10. ヒト生物学の観点から，iPS細胞やオルガノイドの特徴，作製法を理解する

1 遺伝子を分離する

　細胞の中の核酸は，DNAとRNAがある．DNAは一個体のどこの組織から抽出しても同じであるが，RNAは組織によって異なるため，解析したい遺伝子によって組織を選ぶ必要がある．また，組織から抽出した核酸は電気泳動法によって分離する．

A. DNAの抽出

　DNAは一個体の体細胞ではすべて同じであるため，どの組織から抽出してもよい．ヒトの場合は血液中の有核細胞（白血球）から抽出されることが多く，抗凝固剤はエチレンジアミン四酢酸（ethylenediaminetetra-acetic acid：EDTA）を用いて採血を行う．血液は遠心後，赤血球層の上にある白血球層を回収し，ドデシル硫酸ナトリウム（sodium dodecyl sulfate：SDS）で

DNA分解酵素（DNase）の働きを阻害しながら，60℃でプロテイナーゼK処理を行い，細胞破壊，タンパク質の分解を行う．その後，フェノール・クロロホルム混液でタンパク質を変性，遠心後，水層にエタノールを加えDNAを沈殿させる．また，DNA結合能をもつシリカメンブレンを使い細胞溶解液中のDNAを結合させて回収するキットも販売されている．

B. RNAの抽出

　RNAは組織によって発現が異なるため，解析したい組織を用意する．また，DNAは比較的分解されにくいが，RNAは細胞中のRNA分解酵素（RNase）によって容易に分解されるため，抽出には細心の注意が必要である．RNAを抽出したい組織は液体窒素で凍結し，グアニジニウムチオシアネート溶液中で細胞粉砕する．RNA抽出には主に酸性フェノール法が用いられる．酸性条件下で核酸はリン酸基が電気的に中性にな

分子栄養学　改訂第2版　●　173

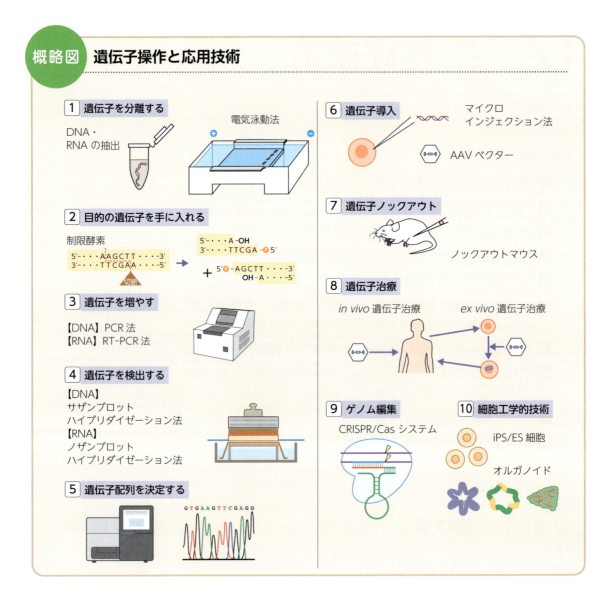

概略図　遺伝子操作と応用技術

るが，DNAに比べRNAはリボースにヒドロキシ基があるため（第2章 図13）親水性となり，極性溶媒（水）に溶けやすくなる．細胞破砕液を酸性にした後，フェノール・クロロホルム混液（無極性溶媒）で処理すると，DNAは無極性な有機層に移行するが，RNAは水層に留まるため分離が可能である．核酸結合能をもつシリカメンブレンを使い細胞溶解液中の核酸を結合させて回収し，DNaseを作用させRNAだけを回収するキットも販売されている．抽出したRNAも分解されやすいため−80℃で保存するか逆転写反応でcDNAとして保存する（後述）．

C. 電気泳動法

核酸は水溶液中ではヌクレオチドのリン酸基が負電荷をもつ．支持体に電圧をかけるとその中で電荷をもった分子が移動するが，このときの移動速度の差を利用し分子を分離するのが **電気泳動法**（electrophoresis）である．負電荷をもった核酸は陽極に向かって移動する．

核酸の電気泳動には支持体としてアガロースやアクリルアミドが用いられ，ゲル状の支持体の中を移動させることにより，網目構造が分子ふるい効果を示し核酸は分子量によって差が生じる．大きな分子（100塩基対から50キロ塩基対）の解析にはアガロースゲル電

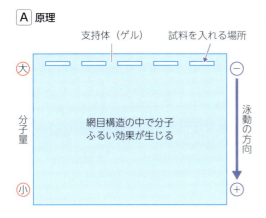
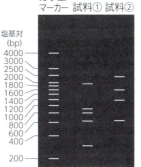

図1 電気泳動法

気泳動，小さな分子（十数塩基対から1,000塩基対）の解析にはポリアクリルアミドゲル電気泳動が用いられる．支持体の濃度を変えることにより分析可能なサイズ範囲を変えることが可能であり，濃度を上げることにより，より低分子の解析が可能になる．

電気泳動後の核酸は，臭化エチジウム（ethidium bromide：EtBr）溶液に浸し染色する．EtBrは二本鎖DNAの間に入り込み，紫外線を照射すると蛍光を発する色素でDNAが可視化される（図1）．EtBrは変異原物質であるため，現在はDNAに結合するが変異原性の低い青色や赤色の色素が染色に用いられることもある．

2 目的の遺伝子を手に入れる

目的の遺伝子（DNA）を分離したら，目的DNAを切ってベクター（後述）につなぎ細胞に導入し，ベクターを細胞内で維持・増幅させる．このような技術を遺伝子組換えという．また，組換えたDNAを細胞に導入したら必要に応じて発現させることもできる．

A. 遺伝子組換えに用いる酵素

1）制限酵素

大腸菌にバクテリオファージが感染するとファージのDNAが大腸菌内に入り，大腸菌内にファージのDNAやタンパク質がつくられ，細胞内で合成されたファージ粒子は大腸菌を殺して細胞外に放出される．しかし，大腸菌の株によってはファージの増殖を制限するものが存在する．この細菌株はファージのDNAを分解する酵素をもっており，この酵素を**制限酵素**（restriction enzyme）という[※1]．大腸菌自身のDNAはDNAメチラーゼによって修飾（メチル化）されており制限酵素によって切断されることはない．制限酵素は二本鎖DNA中の4～8塩基を認識しDNA内部のリン酸ジエステル結合を加水分解する．したがって，EC3[※2]に属しエンドヌクレアーゼの一種である．制限酵素の切断様式には，二本鎖DNAをまっすぐ切断して生じる**平滑末端**（blunt end）と一本鎖の突出した末端を生じる**突出末端**がある（図2）．また，突出末端はDNA同士を容易に付着することができるため**付着末端**（cohesive end）ともいう．

2）DNAリガーゼ

DNAの5′末端のリン酸基と3′末端のヒドロキシ基の間にリン酸ジエステル結合をつくる酵素で（図3），その反応にはATPなどが補因子として必要であり，EC6[※2]に分類される酵素である．T4ファージ由来の**T4 DNAリガーゼ**が用いられることが多い．DNAリガーゼを用いてDNA同士をつなぐ操作をライゲーション（ligation）という．

[※1] **制限酵素の命名法**：制限酵素の最初の1文字目は，細菌の属名の頭文字，次の2文字は種名の最初の2文字をあて，イタリック体で示す．4文字目以降は菌株や型に由来する．また，同じ細菌中に複数の制限酵素がある場合は，ローマ数字を付けて区別する．
　例）Serratia marcescens由来の制限酵素：SmaⅠ
　Haemophilus influenzae Rd由来の制限酵素：HindⅢ
　Bacillus amyloliquefaciens H由来の制限酵素：BamHⅠ
　Escherichia coli RY13由来の制限酵素：EcoRⅠ，EcoRⅤ

[※2] 国際生化学分子生物学連合は，酵素をEC1～7の7種に分類している（p34）．EC3は加水分解酵素（ヒドロラーゼ），EC6は合成酵素（リガーゼ）に区分される．

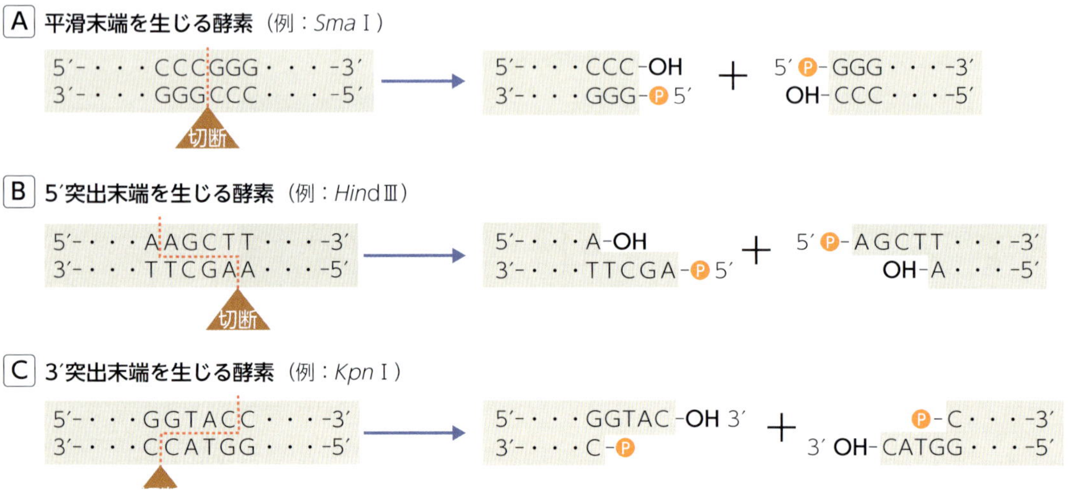

図2 制限酵素の切断例

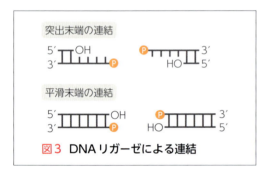

図3 DNAリガーゼによる連結

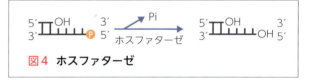

図4 ホスファターゼ

3) ホスファターゼ

5′末端のリン酸基を加水分解し，無機リン酸を生じる酵素で（図4），これもEC3に分類される．5′末端のリン酸基と3′末端のヒドロキシ基を結合させたくない場合には，あらかじめホスファターゼによって脱リン酸化しておくと結合を阻止することができる．ベクター自身の再環状化，セルフライゲーション防止のために用いる．ウシ小腸由来アルカリホスファターゼ（calf intestine alkaline phosphatase：CIAP）が用いられることが多い．

4) 逆転写酵素

mRNAは不安定なため**逆転写酵素**を用いて相補的DNA（complementary DNA：**cDNA**）にしてから解析することが多い．RNAウイルスであるAMV（avian myeloblastosis virus）やM-MLV（Moloney murine leukemia virus）に由来するものが用いられる．

B. 宿主とベクター

目的DNAをつないで細胞に導入するための「運び屋」のDNAを**ベクター**（vector）という．ベクターを導入する生物（細胞）を**宿主**という．ベクターには，プラスミド，バクテリオファージなどが用いられる．

1) ベクターとしての要件

ベクターは宿主の中で複製，発現するのに必要な制御配列（**ori**）と，組換え操作を容易にするために1カ所に人工的につくられた複数の制限酵素認識部位である**マルチクローニングサイト**（multiple cloning site：**MCS**）をもつ（図5）．また，ベクターの存在や組換えの成否が判断できる選択マーカー遺伝子を有する．ベクターの存在の成否を知る選択マーカーとしては，抗生物質（アンピシリン，テトラサイクリン，カナマイシン，ストレプトマイシンなど）に対する薬剤耐性遺伝子が用いられる．**アンピシリン耐性遺伝子**（Ampicillin resistance gene：*Amp^r*）が汎用され，遺伝子産

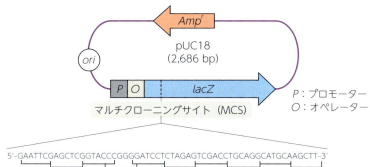

図5 pUC18とマルチクローニングサイトの塩基配列

物であるβ-ラクタマーゼはアンピシリンを加水分解する．組換えの成否の判断には*lacZ*遺伝子が用いられる（後述）．

2）ベクターの例

プラスミド（plasmid）は環状二本鎖DNAで宿主となる細菌の細胞内で宿主のDNAポリメラーゼによって複製するが，宿主DNAとは独立して自律的に複製を行う．1万塩基対程度のDNAを挿入可能である（図5）．

バクテリオファージ（bacteriophage）は，プラスミドより長い2万塩基対程度のDNAを挿入可能である．従来は，遺伝子ライブラリー※3の作成，cDNAライブラリー作成や一本鎖DNAを得るために汎用された．

3）宿主の例

プラスミドの宿主には，**大腸菌**〔*Escherichia coli*（*E. coli*）〕が用いられることが多い．大腸菌はグラム陰性の通性嫌気性菌で世代時間が約15分と短く非常に速い速度で増殖するため，宿主として適している．一晩の培養で培地上にコロニーを得ることができる．遺伝子組換えに用いられる大腸菌は病原性のないK12株とよばれる系統（株）である．K12株は制限性，*rec*遺伝子，タンパク質分解系を欠いており，外来DNAを分解したり，宿主DNAに外来DNAが組込まれたり，外来DNA由来のタンパク質を分解しないように操作されている．

※3 **ライブラリー**：ライブラリー（library）とは図書館の意味で，たくさんのDNAの集合体をいう．遺伝子（ゲノム）ライブラリーは単一生物よりDNAを抽出し，DNAは非常に長いので制限酵素で部分分解し，ベクターに入れたものをいう．ベクターにプラスミドを使うとプラスミドライブラリー，ファージを使えばファージライブラリーともいう．mRNAはcDNAに変換してからベクターに入れるのでcDNAライブラリーという．

C. クローニングの実際

従来，遺伝子やcDNAがほしい場合は，まず目的の遺伝子を含む遺伝子ライブラリーや目的のcDNAを含むcDNAライブラリーを作成し，そこから目的のクローンをスクリーニングするという手段がとられていた．しかし，現在では，ほとんどの生物の全ゲノム配列が解明，公開されているため，このような手段の必要はなく，PCR法（後述）により目的の遺伝子，cDNAを増幅し，ベクターに組込み，クローンを得る方法がとられている．

1）遺伝子DNAのクローニング

遺伝子DNAを得るためには，目的の生物よりDNAを調製し，そのDNAを鋳型としてPCR法（後述）にて目的断片を得る．PCR産物はプラスミドベクターにクローン化し，シークエンスによって塩基配列の確認を行う．

2）cDNAのクローニング

目的のmRNAを発現している組織よりmRNAを調製し，逆転写酵素を用いてcDNAとする．このDNAを鋳型としてPCR法にて目的断片を得る．PCR産物はプラスミドベクターにクローン化し，シークエンスによって塩基配列の確認を行う．

3）PCR産物のクローニング

PCR産物は3′末端にAが1つ付加されるため，そのまま制限酵素で平滑末端にしたベクターに挿入することはできない．T4 DNAポリメラーゼを用いて突出しているAを削って平滑化してからライゲーションするか，TAクローニングベクターを用いてクローニングする．3′が突出しているTAクローニングベクターは市販されているので購入可能である．

4) プラスミドベクターを用いたサブクローニング
（図6）

サブクローニングとは，すでにクローン化されベクターに挿入されているDNAより，必要な部分だけを取り出して，別のベクターに挿入し増やす作業のことである．

①プラスミドベクターの作製

プラスミドを突出末端を生じる制限酵素で処理し，完全切断後，ホスファターゼ処理を行い，5′末端のリン酸基を除去する．ホスファターゼ処理によりセルフライゲーションが防止される．

②導入するDNA断片（インサートDNA）の作製

インサートDNAが挿入されているプラスミドに，ベクターと同じ突出末端を生じる制限酵素を反応させ切断する．その後，電気泳動などの方法によりインサートDNAとそれ以外の部分を分け，インサートDNAを生成する．

③ライゲーション

ホスファターゼ処理をしたベクターとインサートDNAをDNAリガーゼによって結合させる．

④形質転換

ライゲーションしたベクターDNAを大腸菌に導入し形質転換（transformation）させた大腸菌を抗生物質を含む培地に塗布する．大腸菌はそのままではDNAを取り込まないので塩化カルシウム溶液で処理し，受容能（competence）を有したコンピテントセル（competent cells）とするか，電気パルスを用いて大腸菌にDNAを導入するエレクトロポレーション法（electroporation）を試みる．

⑤スクリーニング

抗生物質を含む培地に塗布するとプラスミドをもたない大腸菌はコロニーをつくることができないので死滅し，選択マーカー遺伝子（薬剤耐性遺伝子）をもつプラスミドが入った大腸菌はコロニーをつくれるので区別することができる．MCSにインサートDNAが結

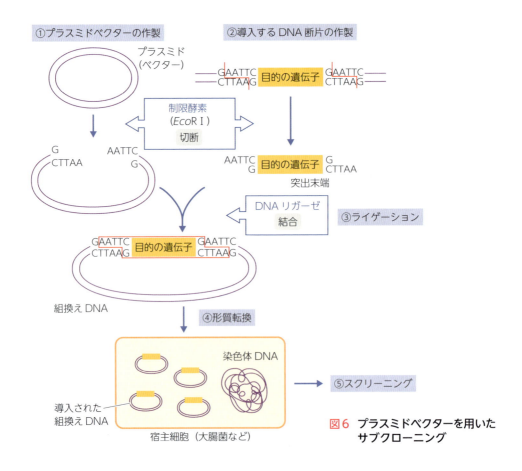

図6 プラスミドベクターを用いたサブクローニング

合されたか否かはブルーホワイトセレクション（次項）によって判定できる.

5）組換えの成否の判断
（ブルーホワイトセレクション）

①大腸菌のラクトースオペロン

大腸菌はラクトースを利用するための遺伝子をセットとしてもっており, このセットをラクトースオペロンという. ラクトースオペロンの構造遺伝子である *lacZ*（β-ガラクトシダーゼ）, *lacY*（β-ガラクトシドパーミアーゼ）, *lacA*（ガラクトシドアセチルトランスフェラーゼ）は1つのプロモーターによって制御されており, 1つのmRNAとして転写されるが, 別々に翻訳され, 3つのタンパク質になる. この転写を調節しているのが *lacI* 由来のリプレッサータンパク質である. 培地にラクトースがないときにはリプレッサータンパク質はオペレーター配列に結合するため, RNAポリメラーゼはプロモーター配列に結合できず, *lacZ-lacY-lacA* は転写されない. 培地中にラクトースがあるとラクトースはリプレッサータンパク質に結合し構造変化を起こさせ, リプレッサータンパク質はDNA（オペレーター配列）に結合できなくなり, RNAポリメラーゼはプロモーター配列に結合し, *lacZ-lacY-lacA* が転写される.

②変異体の大腸菌

lacZ⁻ の大腸菌は, β-ガラクトシダーゼのN末端を欠いたC末端側（ω断片）が発現しており, ω断片はβ-ガラクトシダーゼ活性をもたない.

③α相補 （図7A）

lacZ⁻ の大腸菌に対し, β-ガラクトシダーゼのN末端（α断片）の遺伝子をもつプラスミドを導入すると大腸菌の中でω断片とα断片が結合することによりβ-ガラクトシダーゼ活性が回復する. このプラスミドで補う現象をα相補という.

④IPTGとX-gal （図7A）

リプレッサータンパク質はラクトースと結合すると構造変化が起こり, DNAに結合できなくなるが, ラクトースオペロンの転写がはじまり, β-ガラクトシダーゼが発現するとラクトースはβ-ガラクトシダーゼによって分解されてしまう. ラクトースの代わりに誘導物質として使用されるのがIPTG（isopropyl-β-D-thiogalactopyranoside）である. IPTGはリプレッサー

タンパク質に結合できるが, β-ガラクトシダーゼによって分解されないため, ラクトースオペロンの転写が持続する.

また, β-ガラクトシダーゼ活性を視覚的に確認するための基質がX-gal（5-bromo-4-chloro-3-indolyl-β-D-galactoside）である. X-galは無色であるが, β-ガラクトシダーゼで分解されると青い色素である5,5′-ジブロモ-4,4′-ジクロロ-インディゴを産生する.

⑤ブルーホワイトセレクション

lacZ 領域の中にMCSをもち *Ampʳ* をもつプラスミドをベクターとし, MCSにインサートDNAを連結する反応を行い, *lacZ⁻* の大腸菌を形質転換後, アンピシリン, IPTG, X-galを含む培地に塗布すると, インサートDNAがベクターに入らなかった場合は, プラスミドはセルフライゲーションによって元の形に戻っているためα断片を発現する. この後前述のように大腸菌の中でα相補によりβ-ガラクトシダーゼ活性が復活し, X-galを分解するので青いコロニーになる（図7A）. 一方, ベクターのMCSにインサートDNAが入った場合は, フレームシフトによりα断片は発現せず, 大腸菌はβ-ガラクトシダーゼ活性をもたないので白いコロニーとなる（図7B）. コロニーの色によって組換えの成否がわかる方法である.

3 PCR法で遺伝子を増やす

PCR（polymerase chain reaction, ポリメラーゼ連鎖反応）法はDNAポリメラーゼを連鎖的に反応させDNAを指数関数的に増やす方法である. PCR法はDNAを無秩序に増やすのではなく, 塩基配列が明らかなDNAに対して行い, 解析したい部分を解析可能な量まで増やす方法である.

A. PCR法

DNAポリメラーゼによるDNAの合成にはプライマー（短鎖核酸）が必要である（第3章図10）. PCR法を行うときには増やしたい部分の両端と相補的な配列をもつ20〜25塩基程度の合成DNAをプライマーとして用意する. また, 基質はデオキシリボヌクレオシド三リン酸（dATP, dCTP, dGTP, dTTPの4種類,

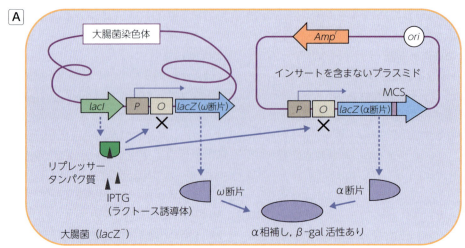
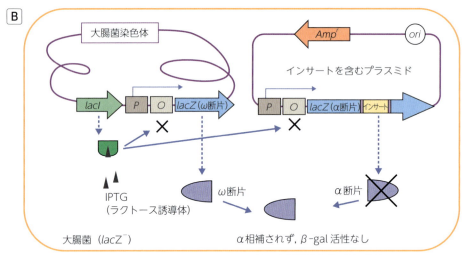

図7 ブルーホワイトセレクション
「メディカルサイエンス遺伝子検査学」(有波忠雄, 他/編), p55, 近代出版, 2012より引用

まとめてdNTPと記述)である. **①熱変性, ②アニーリング, ③伸長反応**の3つの反応を25〜40サイクルくり返す.

①熱変性は98℃で行い, 二本鎖DNAの塩基間の水素結合を切断し一本鎖とする[※4]. ②アニーリングは55〜65℃(プライマーの塩基配列によって異なる)で行い, 2つのプライマーがそれぞれ鋳型DNAの相補的な配列に結合し, 部分的な二本鎖部分ができる. ③伸長反応は72℃で行う. プライマーが結合し部分的に二本鎖になった部分にDNAポリメラーゼが結合し, dNTPを取り込みつつ, 5′から3′に向けてDNA合成反応が起こる. ①②③の反応を1回行うと鋳型DNAが2倍に増える. 30回くり返せば2^{30}倍となり, 約10億倍に増え解析可能量となる(**図8**). 3つの段階の時間やサイクル数にもよるが, 反応時間は1〜2時間程度であり, PCR反応終了後, 増幅産物は電気泳動によって検出する. PCR反応を行う機械をサーマルサイクラーという.

PCR法に用いる2つのプライマーのサイズは20〜25

※4 PCR法には好熱菌 *Thermus aquaticus* 由来の熱安定性のある Taq DNAポリメラーゼを使うことで, 熱変性(98℃)によっても酵素が失活せず, くり返し反応を行うことが可能である.

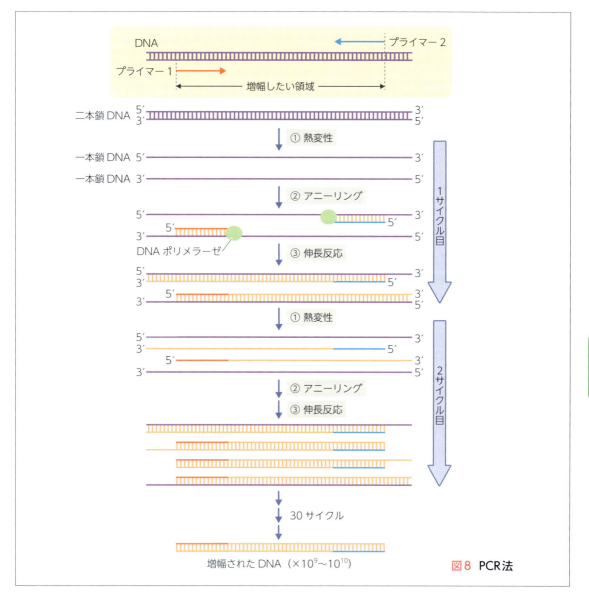

図8 PCR法

塩基対とし，2つのプライマーのTm（melting temperature，融解温度）値をそろえ，58〜68℃にする必要がある．核酸は塩基の性質で紫外部の260 nmに吸収極大をもつが，二本鎖DNAを加熱し一本鎖にすると260 nmの吸光度が上昇する．この曲線を融解曲線といい，二本鎖DNAの50％が一本鎖に解離する温度を**Tm値**という（図9）．

PCR反応条件に影響を及ぼす因子として，DNAポリメラーゼはMgイオンを補因子とする酵素であるため，**Mgイオン濃度**は重要である．また，プライマーの濃度やアニーリングの温度条件にも左右され，プラ

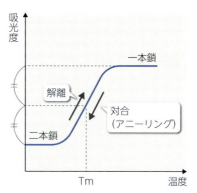

図9 二本鎖DNAの融解曲線

イマー濃度は高くすれば反応性は上がるが，プライマー同士が結合するプライマーダイマーのような非特異的バンドの出現につながる．アニーリング温度はTm値より低く設定するが，温度を下げると反応性はよくなるが非特異的増幅は増えるので調節する．

B. 定量PCR法

PCR法は定性的な方法であり，DNAポリメラーゼの失活，プライマー，dNTPの枯渇などによりプラトー現象が起き，決まったサイクル数終了後にPCR増幅産物量を比較しても元の鋳型量を反映できない．これに対し，リアルタイムにPCR増幅産物量を測定することにより鋳型DNA量を推定し，定量性をもたせることを可能としたのが**定量的PCR**（quantitative polymerase chain reaction：qPCR）**法**である．リアルタイムで増幅産物量を測定するため**リアルタイムPCR法**ともいう．リアルタイムに増幅産物量を測定する方法として以下がある．

1) DNA結合色素法（インターカレーション法）

二本鎖DNAに結合して蛍光を発する色素（**SYBR Green I**など）を反応溶液に添加し，各サイクルの伸長反応終了時に蛍光強度を測定することにより増幅産物量を知る（図10A）．この方法は容易に実施できるが，PCR反応溶液中の二本鎖DNAに非特異的に結合するため，PCR増幅産物量を過大評価するおそれがある．

2) TaqManプローブ法

PCR反応時に2つのプライマー以外に，PCR増幅産物と相補的な配列をもつTaqManプローブを反応溶液に添加する．プローブとはプライマー以外に加える短鎖DNAで，鋳型DNAと相補的な配列をもつ．TaqManプローブの両端にはレポーター色素とクエンチャー（消光物質）が結合しており，2つの色素が結合した状態では蛍光を発しない．PCR反応のアニーリング時には，2つのプライマーとTaqManプローブが同時に鋳型DNAに結合し，プライマーからDNAポリメラーゼによって伸長反応がはじまる．鋳型に結合したTaqManプローブはDNAポリメラーゼの3'エキソヌクレアーゼ活性によって分解され，そのときにレポーター色素が発する蛍光強度を測定することにより増幅産物量を知る（図10B）．DNA結合色素法より鋳型に特異的に結合するプローブを用いるため特異性が高い．

3) 定量的PCR法による定量解析

定量的PCR法では縦軸に増幅産物量（蛍光強度），横軸にサイクル数のグラフを書き，各検体の増幅曲線が閾値線サンプル（threshold line）をはじめて上回る閾値サイクル数（threshold cycle：Ct値）を求める（図11A）．次に，縦軸にCt値，横軸に濃度（コピー数/μL）の検量線を作成し検体の濃度を求める（図11B）．

C. RT-PCR法

PCR法はDNAを増やす方法であるが，逆転写酵素を使うことによりRNAの解析も可能になる．この方法を**RT-PCR**（reverse transcription PCR）**法**という．

mRNAのポリ（A）構造と相補的な**オリゴ（dT）プライマー**か**ランダムヘキサマー**（任意に6つのヌクレオチドが結合したプライマーの混合物）をプライマーとし逆転写酵素の反応を行う．この反応により生じた相補的DNAを**cDNA**（complementary DNA）という．mRNAとcDNAのハイブリッドに対し，DNA/RNAで二本鎖を形成している（DNA/RNAハイブリッド）うちのRNA鎖を分解する酵素である**リボヌクレアーゼH**（**RNase H**）を作用させ，RNA鎖を部分的に分解する．次に，mRNA分解物をプライマーにDNAポリメラーゼ反応を行うと，DNAポリメラーゼはDNA合成能とともに5'末端から核酸を分解する5'エキソヌクレアーゼ活性を併せもつため，mRNAの残りの部分

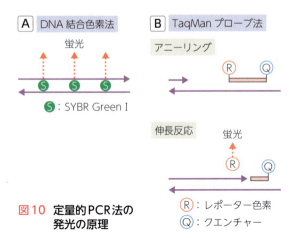

図10 定量的PCR法の発光の原理

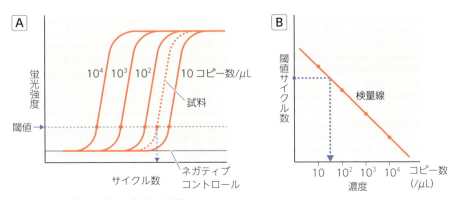

図11 定量的PCR法の定量の原理
「最新 臨床検査学講座 遺伝子・染色体検査学 第2版」（東田修二／編著），p86，医歯薬出版，2021より引用

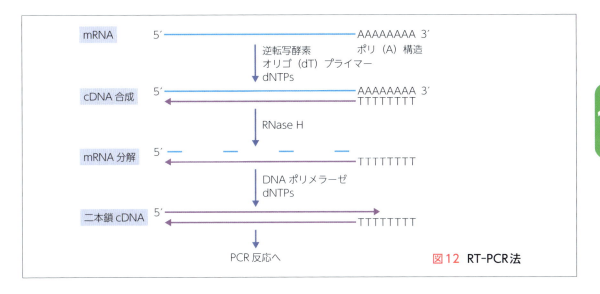

図12 RT-PCR法

を分解しつつ相補的なDNAを合成する．この二本鎖cDNAをPCR反応で増幅し解析する（図12）．mRNAは非常に分解されやすいがcDNAにすると安定性が増す．

RT-PCR法は，細胞内のmRNAの発現を調べたり，RNAウイルス（新型コロナウイルスなど）を検出したりするのに用いられる．定量的RT-PCR法を行うことも可能である．

4 遺伝子を検出する

遺伝子を検出する原理は塩基と塩基の相補性の性質を利用する．二本鎖核酸が高熱やアルカリ処理により一本鎖になることを**変性**（denaturation）という．この変性は可逆的であり，温度を下げたり，中和したりすることにより一本鎖核酸は相補的な配列をもつ核酸と結合し二本鎖になる．このことを**ハイブリダイゼーション**（hybridization）といい，DNAとDNAだけでなく，RNA同士，DNAとRNAでも二本鎖を形成する．細胞や組織から核酸を抽出し電気泳動法により分離後，メンブレンに転写する方法を**ブロット法**（ブロッティング）といい，DNA解析法をサザンブロットハイブリダイゼーション法，RNA解析法をノザンブロットハイブリダイゼーション法という．また，細胞や組織のまま解析を行う*in situ*ハイブリダイゼーション法（ISH法）もある．この原理を応用した技術としては，DNAマイクロアレイ法がある．

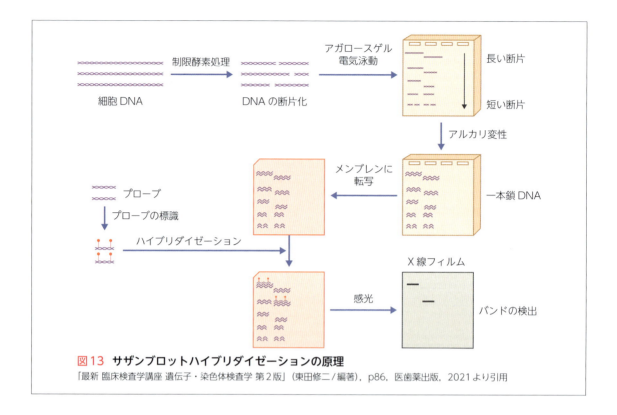

図13 サザンブロットハイブリダイゼーションの原理
「最新 臨床検査学講座 遺伝子・染色体検査学 第2版」（東田修二/編著），p86，医歯薬出版，2021より引用

A. ハイブリダイゼーション

1）サザンブロットハイブリダイゼーション法（Southern blot hybridization）（図13）

　1975年にSouthern氏が開発した．細胞や組織からDNAを抽出後，制限酵素で断片化しアガロースゲル電気泳動によって分離する．電気泳動終了後，アガロースゲルをアルカリ溶液に浸し，DNAをアルカリ変性させ一本鎖とする．酸性溶液で中和，洗浄後，毛細管現象によりメンブレンにDNAを転写する（図13, 14）．メンブレンと転写されたDNAは紫外線を照射することにより架橋反応で固定し，その後，一本鎖核酸を含む溶液中でプレハイブリダイゼーションを行い，非特異的結合を防止した後，標識プローブとハイブリダイゼーション反応を行う．その後，メンブレンは洗浄を行い，標識プローブの検出を行う（図13）．電気泳動から検出までにはおおよそ2日かかる方法である．

　後述のRNAを検出するノザンブロットハイブリダイゼーションはRT-PCR法に置き換わりほとんど行われないが，サザンブロットハイブリダイゼーションはすべてPCR法に置き換わることはなく，臨床でも応用

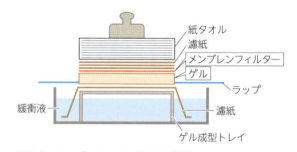

図14 メンブレンへのDNAの転写

されている．

臨床での応用

　B細胞性のがん細胞では遺伝子の再構成が起こっており，免疫グロブリン重鎖（IGH）遺伝子やT細胞受容体遺伝子の再構成を示すことが腫瘍性の証明となる．*IGH*遺伝子はB細胞以外の細胞，例えば血液中のT細胞では変化しないが，B細胞では多様な抗原に対して抗体をつくるため*IGH*遺伝子の再構成が起こる．すなわち*IGH*遺伝子のV_H, D_H, J_H領域から1つずつ選ばれて結合する（図15A）．正常のB細胞ではこの領域

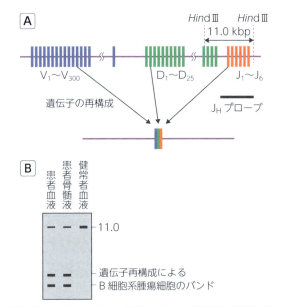

図15 免疫グロブリン重鎖（IGH）遺伝子の再構成

の遺伝子配列は細胞ごとに異なり，J_Hプローブに結合する長さも多様であるためバンドが検出できないが，がん細胞は1つの細胞が単クローン性に増殖するためバンドを生じ，健常者の血液由来のDNAとは異なるバンドを示し，B細胞系腫瘍細胞の存在の証明となる．患者の血液と骨髄液および健常者の血液からDNA抽出し制限酵素のHindⅢで処理後電気泳動を行い，サザンブロットハイブリダイゼーションした結果の模式図を図15Bに示す．J_H領域に結合するようなプローブを用いると健常者では11.0キロ塩基対のバンドが検出され，その他B細胞由来のバンドは大きさがさまざまなため検出されない．患者はがん細胞と同じ再構成を起こした遺伝子をもっているため，再構成によるバンドも検出される[2]．

2) ノザンブロットハイブリダイゼーション法 (northern blot hybridization)

サザンブロット法を少し改良するとRNAが検出できることがわかり報告されたのがノザンブロット法である．サザンは人名であるがノザン（northern：北の）は洒落でつけられた方法名である．

RNAは分子の中で部分的な二本鎖構造があるため，ホルムアルデヒドを用いて一本鎖にする必要がある．細胞や組織よりRNAを抽出後，ホルムアルデヒドを加え一本鎖とし，ホルムアルデヒドを含んだアガロースゲル電気泳動によって分離する．電気泳動終了後，アガロースゲルのRNAを毛細管現象によりメンブレンに転写する．メンブレンに転写後の操作は，サザンハイブリダイゼーション法と同様に行う．この方法は操作が煩雑であるため現在は定量的RT-PCR法が主に行われるが，mRNAの長さの情報も重要な場合には今でも用いられることもある．

3) in situハイブリダイゼーション法（ISH法）

*in situ*とは，ラテン語で「その位置において」という意味である．組織や細胞，細胞から抽出した染色体をスライドガラス上に固定し，そこに標識プローブを反応させることにより遺伝子の発現する場所を調べることができる．組織に対してmRNAと相補的なプローブを用いれば，組織のどこで遺伝子が発現しているか調べることができ，染色体標本に対して遺伝子特異的プローブを用いれば，どの染色体に座位（遺伝子座）があるかがわかる．各染色体に特異的な24種類のプローブを異なる色素で標識すれば，相同染色体以外の染色体間の転座（相互転座）の検出も容易である．

4) DNAマイクロアレイ法

塩基配列の明らかな一本鎖DNAを基盤の上に数万から数十万，高密度にアレイ（array）状に結合したものをDNAマイクロアレイという．細胞から抽出したmRNAを逆転写酵素によってcDNAにするときに蛍光標識し，DNAマイクロアレイとハイブリダイゼーションすることによって，ある細胞で発現しているmRNAを網羅的に解析することができる．例えばAとBの2つの組織から抽出したmRNAを2種類の蛍光色素で標識することにより，発現量が同じくらいなのか，Aの方が高いのかBの方が高いのか差を検出することができる（図16）．

定量的RT-PCR法より定量性は劣るが網羅的に多くの遺伝子発現量の差を調べたいときに有効な方法である．また，DNAマイクロアレイ解析には，マイクロアレイだけでなく，周辺機器や解析ソフトも必要になるため受託解析サービスが利用されている．

B. ハイブリダイゼーションに用いる標識

1) 放射性標識

従来は放射性同位元素の^{32}Pを取り込ませた放射性

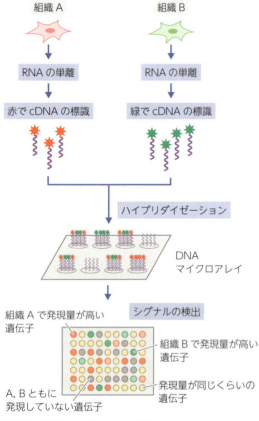

図16 DNAマイクロアレイ法

プローブが多く用いられていたが，扱うには特別な施設が必要なため，現在はあまり用いられない．放射性標識されたシグナルはX線フィルムと密着させて露光し検出する．この検出方法をオートラジオグラフィー（autoradiography）という．

2）非放射性標識

非放射性標識としては，植物ステロイドであるジゴキシゲニン（digoxigenin：**DIG**）やフルオレセインイソチオシアネート（fluorescein isothiocyanate：**FITC**）が用いられる．

標識プローブにしたいDNAを用意し，熱変性により一本鎖とし，一本鎖DNAとランダムヘキサマープライマー，DIGが結合したdUTP（DIG-dUTP），dATP，dCTP，dGTPとDNAポリメラーゼを反応させることにより，DIG-dUMPを取り込んだ標識プローブをつくることができる．DIGやFITCは，それらに対する抗体（抗DIG抗体，抗FITC抗体）に**アルカリホスファターゼ**（AP）が結合した抗体を反応させることにより検出する．AP活性は，脱リン酸化によって化学発光するような基質（CSPD，CDP-Star）を反応させ発光強度を検出する．この場合は化学発光を検出できる機械を用いる（図17）．

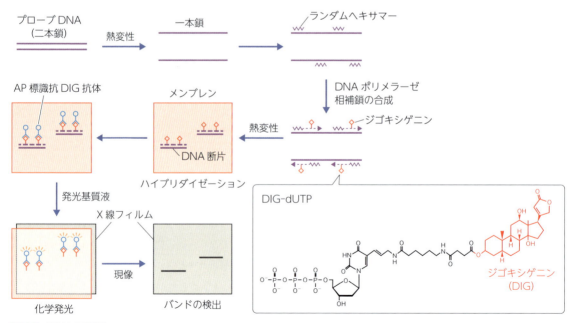

図17 DNA標識法
「最新 臨床検査学講座 遺伝子・染色体検査学 第2版」（東田修二／編著），p86，医歯薬出版，2021をもとに作成

5 遺伝子配列を決定する

塩基配列を決める方法には，化学薬品を用いてDNAを切断する化学法とDNAポリメラーゼを用いる酵素法がある．塩基配列を決めることを**シークエンス**（sequence），塩基配列を決める機械を**シークエンサー**（sequencer）という．

A. 従来の塩基配列決定法

1）化学法

1977年に報告された方法で，DNAの5′末端を放射性標識し，グアニン，プリン塩基，シトシン，ピリミジン塩基の前で切断するような試薬を用いてDNAを切断し，尿素を加えた変性ポリアクリルアミドゲル電気泳動によって長さを比べることによって塩基配列を決める方法で，報告者の名からマキサム・ギルバート法とよばれる．

2）酵素法

1975年に報告された方法で，2′,3′-ジデオキシリボヌクレオチド（**ddNTP**）（図18）を用いるので**ジデオキシ法**，または報告者のFrederick Sangerの名から**サンガー法**という．ヒトゲノムをはじめ多くの生物のゲノム塩基配列決定に用いられた方法である．この方法で用いるddNTPは2′の他に3′のヒドロキシ基も欠いているため，DNA伸長反応でddNTPを取り込むとその後の反応が止まることになる．実際は，塩基配列を決めたいDNAを用意し，プライマーとDNAポリメラーゼを加え，DNA合成反応を行う．この際に基質としてdNTPの他にddNTPを加えることにより，ddNTPが取り込まれた位置でDNA伸長反応が停止し，さまざまな長さの伸長産物が得られる（図19A）．従来は，この反応産物を尿素を含む変性ポリアクリルアミドゲル電気泳動で分離し，長さを比較することにより塩基配列を解析していた．その後，4種類のddNTPを異なる蛍光色素で標識し，**キャピラリー電気泳動**によって分離・検出する方法が開発され（図19B），数百の反応を同時に行うシークエンサーが主流となった．

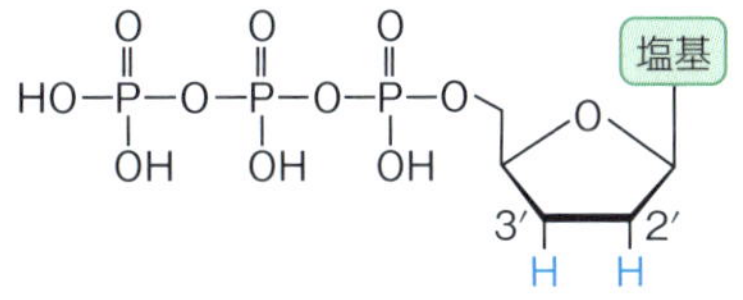

図18 2′,3′-ジデオキシリボヌクレオチド（ddNTP）

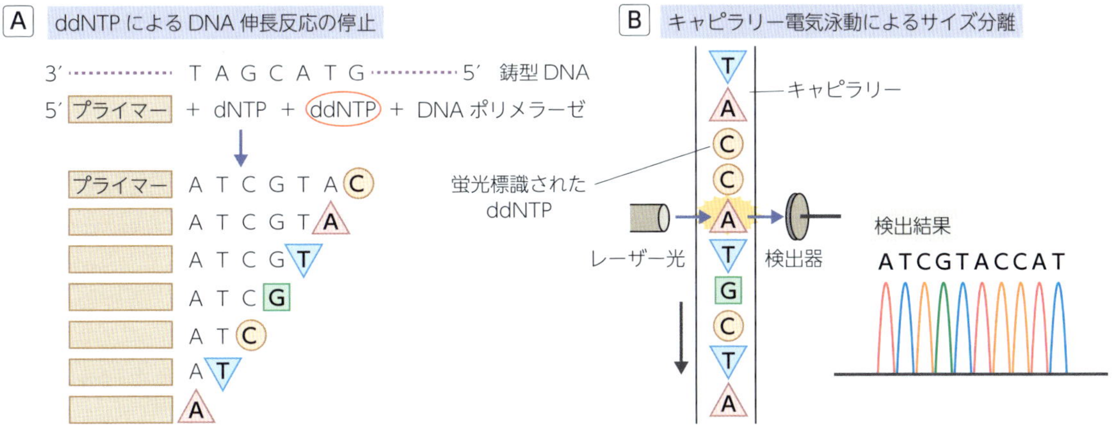

図19 ジデオキシ法の原理
「最新 臨床検査学講座 遺伝子・染色体検査学 第2版」（東田修二／編著），p86，医歯薬出版，2021をもとに作成

B. 次世代シークエンサーによる塩基配列決定法

　第一世代のシークエンサーとされるジデオキシ法とキャピラリー電気泳動による塩基配列決定法は，1回の反応で1,000塩基程度を決定することができ，数百の反応を同時に行うことができる．**次世代シークエンサー**（next-generation sequencer：**NGS**）は一度に数千万から数億のDNA断片を処理することが可能であり，1回の反応で決められる塩基数は約200塩基と少ないが一度の処理数が桁違いに多い．

　イルミナ社製の次世代シークエンサーでは，塩基配列を知りたいDNAを制限酵素によって約200塩基対とし，両端に基盤に結合させるためのアダプター配列を結合し（図20A），基盤に結合させた後，遺伝子断片を増幅させクラスター形成させる（図20B）．そこに4種類の蛍光標識した遮断基をそれぞれデオキシリボースの3'の炭素に結合させて，伸長反応が起きない可逆的ターミネーターdNTPを反応させ一塩基伸長させ，そのときの蛍光色素を検出する．その後，伸長反応をブロックしている遮断基を取り外す反応をし，再度，次の伸長反応を行い，蛍光色素の検出を行う（図20C）．このように次世代シークエンサーは一塩基ずつ読みとっていく反応を行う．大量に得られた短い塩基配列（リード）をコンピューター解析ですでにわかっている配列と比較しながらつなぎ合わせて塩基配列を決定する．この作業を**アライメント**（alignment）という．

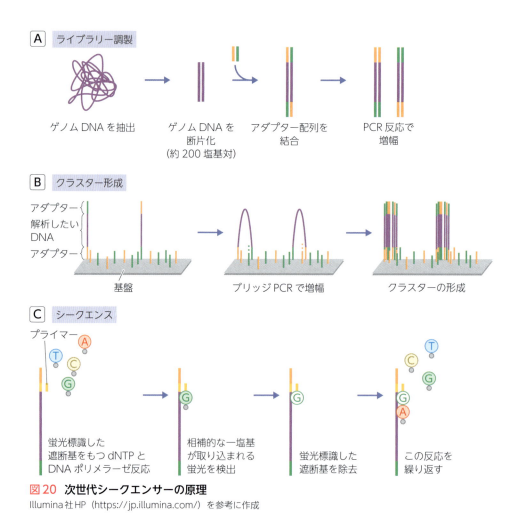

図20　次世代シークエンサーの原理
Illumina社HP（https://jp.illumina.com/）を参考に作成

6 遺伝子導入

培養細胞や動物個体への**遺伝子導入**は，遺伝子や遺伝子産物（タンパク質など）の機能について研究するために用いられる手法である．核酸（DNAまたはRNA）は負に帯電しており，細胞膜（リン脂質の二重層）も同じく負に帯電しているため，核酸分子がそのままで細胞内に浸透することはない．そのため，目的の核酸分子を細胞内に導入するには，①正に帯電した分子と結合させて目的の核酸の負電荷を中和する，または，②細胞膜に一時的な細孔を作り目的の核酸を通過させる，といった技術が求められる．

遺伝子導入の方法としては，1）非ウイルスベクター系（化学的，物理的な導入）と2）ウイルスベクター系（生物学的な導入）があるが，それぞれに長所や短所があるため，遺伝子を導入する細胞の種類や研究の目的に応じてそれぞれの導入方法を選択する必要がある．

A. 動物細胞における遺伝子導入技術

1）非ウイルスベクター系
①化学的な導入方法（図21）

負電荷の核酸を，正電荷の物質（リポソームやポリマーなど）と結合させて複合体を形成し，エンドサイトーシス（細胞による膜動輸送の1つで，細胞膜の形態変化により細胞外から細胞内へ物質を取り込む性質，第2章 図3）によって細胞質内に取り込む方法．

リポフェクション法

正電荷の脂質からなる脂質二重膜を有する小胞（リポソーム[※5]）と負電荷の核酸と混合することにより複合体が形成され，エンドサイトーシス現象により細胞表面から細胞内に核酸が取り込まれる．リポフェクション法は，遺伝子導入効率が比較的高く，さらに，核酸のみならずタンパク質も導入でき，実験目的などに応じた多種のリポソーム試薬が存在して実験操作も容易なため，広く利用されている導入方法である．

※5 **リポソーム**：リン脂質小胞ともいい，リン脂質で形成された人工膜に包まれた球状のカプセル（直径20〜50 nm）で，核酸やタンパク質などが内包できる．

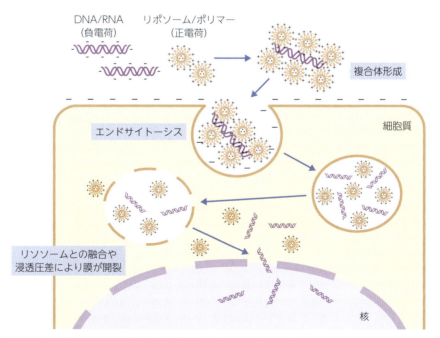

図21 化学的な遺伝子導入方法（トランスフェクション）
核酸（DNAまたはRNA）は負に帯電しているため，正に帯電している物質（リポソームやポリマーなど）に結合して複合体を形成する．その複合体が，負に帯電した細胞表面に引き付けられて，エンドサイトーシスにより細胞に取り込まれる

DEAE-デキストラン法

Diethylaminoethyl（DEAE）-デキストランは，糖質ポリマーであるデキストランの正電荷をもつ誘導体で，核酸の培養細胞への導入に用いられた最初の化学試薬の1つである．核酸と複合体を形成してエンドサイトーシスまたは浸透圧ショックによって細胞内に取り込まれる．DEAE-デキストラン法は，操作が容易で再現性が高く低コストであるものの，細胞毒性や遺伝子導入効率の低さが欠点としてあげられる．

リン酸カルシウム共沈殿法

リン酸緩衝液中でDNAを塩化カルシウム溶液と混合するとリン酸カルシウム-DNA共沈殿物が生じる．この共沈殿物を培養細胞へ添加することで，エンドサイトーシスによって細胞内へ取り込ませる．リン酸カルシウム共沈殿法は，導入に必要な試薬が入手しやすく低コストであるため，古くから用いられている導入方法である．一方でpH，温度，緩衝液の塩濃度等が遺伝子導入効率に大きく影響するため再現性や導入効率が低く，導入の対象が接着細胞のみ（浮遊細胞は対象外）である点は考慮しなければならない．

② 物理的な導入方法

細胞膜に一時的に部分損傷を与えることによる細孔の作製や，細胞質または核へ直接注入することによって遺伝子を細胞内へ導入する方法．

エレクトロポレーション（電気穿孔法）

高電圧の電気パルスにより細胞膜のリン脂質二重膜が破壊されて一時的に細孔が形成され，同時に細胞膜と細胞質の間の電位差が増大し，負電荷のDNAが細胞膜を通過することで細胞内にDNAを導入する．エレクトロポレーションは，操作が容易で遺伝子導入効率も比較的高いものの，導入装置が必要で高コストであり，細胞へのダメージが強いためパルスの最適条件等の検討と他の方法と比べて多量の細胞が必要となる．

遺伝子銃（パーティクルガン）法

顕微鏡下で核酸を重金属微粒子にコーティングし，これを，いわゆる"遺伝子銃"を用いて細胞内に直接打ち込み導入する．この方法は，迅速かつ信頼性が高いものの，特殊な設備が必要で高コストであり，細胞へのダメージが大きいため多量の細胞が必要となる．

マイクロインジェクション法

1つの細胞を微細なガラス管で固定して，この細胞内に顕微鏡下で別のマイクロピペットを用いて核酸などを挿入する．この方法は，核酸のみならずタンパク質の導入も可能である．また注入先として，細胞質（RNAやタンパク質など）や核（主にDNA），さらに胚などが可能であり，トランスジェニック動物の作製のための初期胚への注入の際に一般的に用いられる方法である．この方法は，遺伝子導入効率はきわめて高いものの，高度な技術が求められる．

2) ウイルスベクター系（生物学的な導入方法）

ウイルスの感染（細胞への侵入機構）を利用して細胞内に遺伝子を導入する方法．一般に用いられているウイルスベクターとして，アデノ随伴ウイルス（AAV），アデノウイルス，レトロウイルス，レンチウイルスがある．その他，タンパク質の過剰発現には，バキュロウイルスやワクシニアウイルスのベクターを用いた導入法もある．ウイルスベクターを用いた遺伝子導入法は，他の方法に比べて遺伝子導入効率が最も高く，多様な培養細胞や動物個体への導入が可能であり，近年，さかんに用いられている．一方，ウイルスを感染させるため，免疫原性反応や細胞毒性，挿入変異，細胞の悪性形質転換など，安全性の懸念は残っている．

一般的なウイルスベクターのそれぞれの特徴について以下に示す．これらは近年，さまざまな遺伝子治療製品に利用されている（本章8参照）．

① アデノ随伴ウイルス（AAV）ベクター

アデノ随伴ウイルス（adeno-associated virus：AAV）は，アデノウイルスやヘルペスウイルスなどのヘルパーウイルスとともに感染させる必要があるが，幅広い細胞に遺伝子導入が可能であり，さらに取り扱いも他のウイルスベクターに比べて容易である．また，アデノウイルスやレトロウイルスに比べて導入する細胞への免疫反応が低いため，動物個体への遺伝子導入にも適している．

② アデノウイルスベクター

アデノウイルスは，広範囲の哺乳類細胞への遺伝子導入が可能であり，動物個体への感染も可能である．また，感染後は染色体には組込まれずに，導入した遺伝子の産物を一過的に大量に発現させることができる．

③ レトロウイルスベクター

レトロウイルスは，導入する細胞の染色体に組込まれるため，遺伝子導入効率も高く，長期間，安定した

遺伝子の発現が可能である．遺伝子治療やiPS細胞の作製にも利用されている．一方で，潜在的な疾患の活性化の可能性や，バイオセーフティレベルP2の施設での取り扱いが必要である点も考慮しなければならない．

④ レンチウイルスベクター

レトロウイルスファミリーのサブグループであるため，導入する細胞の染色体に組込まれ，遺伝子導入効率も高く，長期間，安定した遺伝子の発現が可能である．ほぼすべての哺乳類細胞への遺伝子導入が可能であり，レトロウイルスベクターを用いることができなかった神経細胞やリンパ球など，さらに動物個体への遺伝子導入に利用できる．そして，レトロウイルスと同様にバイオセーフティレベルP2の施設での取り扱いが必要である．

B. トランスジェニック（遺伝子導入）動物

一般的には，特定の外来性遺伝子（トランス遺伝子）をゲノムに人為的に導入した動物のことを**トランスジェニック動物**という．通常はこのトランス遺伝子が生殖細胞系にも導入されて世代を超えて受け継がれる動物を指す．なお，このトランス遺伝子を特定の位置を狙って挿入するのではなく，ゲノム上のランダムな位置に挿入する場合のみをトランスジェニック動物という場合が多い．特定の場所に導入する場合をノックイン動物などという．

トランスジェニック動物（哺乳動物）として最初にトランスジェニックマウスが作製された．トランスジェニックマウスの作製方法としては，受精卵前核にDNAを直接マイクロインジェクションする方法が一般的である．具体的には，図22に示すように受精卵を採取してトランス遺伝子（目的遺伝子を含むDNA）を導入し，この遺伝子が導入された受精卵を仮親の卵管に移植して，その後誕生した仔マウスがトランスジェニックマウスである．

このマイクロインジェクション法以外にも，受精卵の遺伝子導入にレンチウイルスを用いる方法があり，レンチウイルスは分裂中ではない細胞にも感染しやすいことなどからトランスジェニック動物作製に非常に有用であり導入効率も高い．このため，マウス以外にも，ラットやブタ，ウシなどに加えて，マーモセットなどでもレンチウイルスを用いたさまざまなトランス

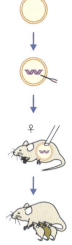

図22 トランスジェニックマウスの作製方法

ジェニック動物が作製されている．

近年では，遺伝子導入技術を含む**遺伝子改変動物**の研究開発が進み，さまざまなヒト疾患モデル動物やヒト化動物などが作製され，医薬品の開発や医学研究に利用されている．また，2022年にはじめてブタからヒトへの心臓移植（異種移植）が行われて話題になったが，ドナーであるブタは，ヒトへ移植ができるようにブタの10の遺伝子が改変された遺伝子改変ブタであり，6つはヒトの遺伝子が導入され，4つはブタの遺伝子が無効化されている．

C. レポーターアッセイ

レポーター遺伝子として，動物細胞では主に**ルシフェラーゼ遺伝子**（*Luc*）が使用される．*Luc*遺伝子はmRNA量に比例した翻訳量がみられ，mRNAや酵素が安定で酵素量が定量的に測定可能である．レポーターアッセイは，遺伝子のプロモーター配列やエンハンサー配列の検出，エンハンサー配列に応答する物質の検出，転写制御因子の検出，タンパク質間結合性の解析などに用いられる．

1）ルシフェラーゼ活性の測定（ルシフェラーゼアッセイ）

レポーター遺伝子としてはホタルルシフェラーゼ（*fLuc*）遺伝子が用いられる．細胞抽出液中のルシフェラーゼの酵素活性は，基質のルシフェリンを酸化して

出る化学発光量をルミノメーターで検出する．細胞への導入効率を補正する目的でウミシイタケルシフェラーゼ遺伝子（rLuc）が用いられる．rLuc遺伝子由来のルシフェラーゼの基質はセレンテラジンと異なるため，基質を変えることで，1つの細胞抽出液中の2つのルシフェラーゼ活性を測定できる．

2）プロモーター配列やエンハンサー配列の検出

動物細胞にその細胞で働くプロモーター配列の3'側にレポーター遺伝子をもつレポータープラスミドを用意し，プロモーター配列の5'側に調べたい遺伝子の調節領域を挿入するとどの配列が転写の活性化や抑制にかかわるかを検出できる．

3）エンハンサー配列に応答する物質の検出

例えば，PPAR（第6章1-B）が結合するPPAR応答配列，プロモーター配列，レポーター遺伝子をもつプラスミドを用意し，細胞に導入後，さまざまな薬剤，食品成分を添加することにより，PPARに結合するリガンドを検索することが可能である．

4）転写制御因子の検出

転写制御因子のcDNAを発現するプラスミド（エフェクタープラスミドという）と転写調節配列とレポーター遺伝子をもつプラスミド（レポータープラスミド）を1つの細胞に同時に導入すると転写制御因子と転写調節配列の相互作用が検出できる（図23）．

また，転写制御因子がDNA結合能をもたない場合は，DNAに結合する転写因子（例：Gal4）のDNA結合領域と調べたい転写因子との融合タンパク質を発現するエフェクタープラスミドを作製する．さらにレポータープラスミドのレポーター遺伝子の5'側にGal4結合配列を挿入することにより，ここに融合タンパク質が結合することとなり，転写活性化能の解析が可能となる．このような方法は融合タンパク質（ハイブリッドタンパク質）を用いているので**ワンハイブリッドアッセイ**（one-hybrid assay）という（図24）．

5）タンパク質間結合性の解析

2つの融合タンパク質を作製し，タンパク質間の結合性を解析する方法を**ツーハイブリッドアッセイ**（two-hybrid assay）という．一方のタンパク質はGal4 DNA結合領域と融合させ，もう一方のタンパク質は転写活性化能をもつVP16転写活性化領域との融合タンパク質とする．この2つの融合タンパク質とレポーター遺伝子の5'側にGal4結合配列を挿入したレポータープラスミドを同時に1つの細胞に導入することにより，2つの融合タンパク質が相互作用すれば，レポーター遺伝子の活性化として検出が可能となる（図25）．

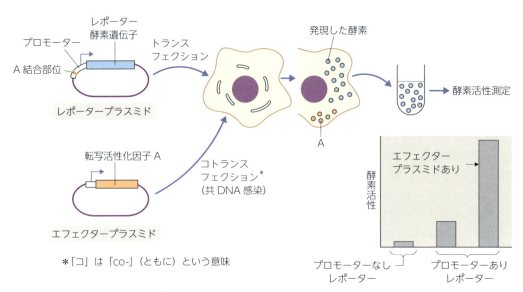

図23 レポーターアッセイの概略
「基礎から学ぶ遺伝子工学 第3版」（田村隆明/著），p212，羊土社，2022より引用

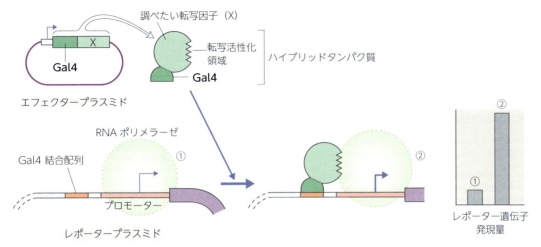

図24 ワンハイブリッドアッセイの原理
「基礎から学ぶ遺伝子工学 第3版」(田村隆明/著), p213, 羊土社, 2022を参考に作成

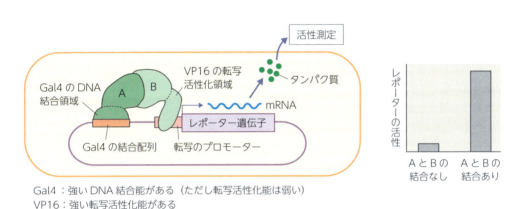

Gal4：強いDNA結合能がある（ただし転写活性化能は弱い）
VP16：強い転写活性化能がある

図25 ツーハイブリッドアッセイによるタンパク質同士の結合の検出
「基礎から学ぶ遺伝子工学 第3版」(田村隆明/著), p218, 羊土社, 2022より引用

D. 植物への遺伝子導入技術

植物の場合，動物の場合とは異なり，分化した体細胞から個体を作ることが可能である．したがって，植物の体細胞に外来遺伝子を導入することができれば，遺伝子を組換えた植物個体とその子孫を得ることができる．他方，植物細胞は細胞壁に覆われているため，動物細胞で用いられるトランスフェクション技術で遺伝子を導入することは困難である．

植物の細胞に遺伝子を導入する方法としては，生物学的手法と物理学的手法がある．近年，植物でもCRISPR/Cas9システム（本章9-B）を利用したゲノム編集による遺伝子改変が行われるようになってきたが，sgRNA (single guide RNA) やCas9ヌクレアーゼの導入も，生物学的手法と物理学的手法の両方が利用される．

1) 生物学的手法（アグロバクテリウム法）

アグロバクテリウムは病原性を有する土壌細菌の一種である．植物に感染すると，感染した植物の根元にクラウンゴールとよばれる腫瘍を形成する．感染の際に，アグロバクテリウムは，自身のゲノムDNAとは別に存在する**Tiプラスミド**とよばれる環状DNAの一部（**T-DNA領域**）を植物のゲノムに組込む．アグロバクテリウム法は，この性質を利用した遺伝子導入法である．

T1プラスミドのT-DNA領域を導入したい遺伝子に置き換えたアグロバクテリウムを植物細胞に感染させることによって，植物のゲノムに目的遺伝子を組込むことが可能となる．自然界でのアグロバクテリウムの宿主は双子葉植物に限られていることから，この方法が開発された当初，イネやトウモロコシなどの単子葉植物にアグロバクテリウムを感染させることは困難であると考えられていた．しかし，現在では単子葉植物に対しても高頻度でアグロバクテリウムを感染させることが可能な条件が確立されている．

2）物理学的手法

エレクトロポレーション法とパーティクルガン法がよく用いられる．いずれも前述の動物細胞における手法と同じである．

エレクトロポレーション法は，電気パルスで細胞膜に孔をあけDNAを導入する手法で，この方法で遺伝子導入する場合には，植物の細胞壁を細胞壁分解酵素で処理して取り除いた**プロトプラスト**が用いられる．本法の問題点は，多くの植物種でプロトプラストを培養して植物個体へ再生させることが困難な点である．そこで，最近はパーティクルガン法がよく用いられる．

パーティクルガン法は，目的遺伝子をコーティングした金またはタングステンの微粒子を高圧ガスなどで植物細胞に打ち込むことによって遺伝子を導入する．この方法はプロトプラストを用いる必要がないため，植物種を選ばず遺伝子を導入することができる．

3）遺伝子組換え作物の今後

商業用栽培がはじまって以来，世界中で遺伝子組換え作物の栽培面積は増加している．現在栽培されている主な遺伝子組換え作物はダイズ，トウモロコシ，ワタ，ナタネであり，これらの作物には除草剤耐性や害虫抵抗性などが備わっている．遺伝子組換え作物の主要な栽培国であるアメリカやカナダなどでは，従来の作物を含めた総栽培面積の9割以上を遺伝子組換え作物が占めている（2019年時点）．日本において，これら4種の作物は輸入に依存しており，食用油や家畜の飼料などに利用されている．そして，その大部分は遺伝子組換え作物と推定されている．遺伝子組換え作物の食品や飼料としての安全性や生物多様性への影響については各種法律に基づいて科学的な評価が行われており，基準をクリアした作物のみが栽培，流通，輸入

されるしくみとなっている．しかし，世界における新たな遺伝子組換え作物の開発や開発途上国での栽培面積の増大により，日本で未承認の遺伝子組換え作物が知らぬ間に輸入されることが危惧されている．このため，検疫などの水際対策が一層重要となっている．

7 遺伝子ノックアウト

遺伝子ノックアウトとは，ある生物の特定の遺伝子（標的遺伝子）を欠損させて，その機能を完全に喪失させることである．遺伝子ノックアウトを行うためには，**ES細胞**（embryonic stem cell：胚性幹細胞）が必要となる．ES細胞は，生体内の生殖細胞を含むあらゆる細胞に分化させることが可能な「多能性」をもつ細胞である．この細胞は，発生段階で受精卵が分裂（卵割）して形成された胚盤胞のうち内部細胞塊という細胞集団に含まれる細胞から作製される．ES細胞が「**多能性**」であるのに対して，受精卵は1つの細胞からさまざまな細胞に分化して個体にまで発生させることが可能な「**全能性**」をもつ．

A. ノックアウトマウスの作製

マウスの全身で標的遺伝子を欠損させたい場合，まず欠損させる遺伝子領域をネオマイシンなどの薬剤に対する耐性遺伝子に置き換えた**ターゲティングベクター**の作製を行う．このベクターは，標的遺伝子のあるマウス染色体領域と相同する配列（相同組換え領域）で薬剤耐性遺伝子を挟むように設計する．作製したターゲティングベクターをエレクトロポレーション法によってマウスES細胞に遺伝子導入すると，**相同組換え**が起こる．しかし，組換えが起こる頻度は非常に低く，運を天に任せるところが大きい．相同組換えによって標的遺伝子が薬剤耐性遺伝子に置換されたES細胞は，耐性遺伝子に対する薬剤を含む培地で培養することで選抜（クローン化）される（**図26**①）．続いて，選抜されたES細胞を8細胞期から胚盤胞期のマウス胚に注入し，この胚を偽妊娠させた雌性マウスの子宮に移植する．移植した胚は子宮内で発生し，産仔として胚由来の宿主細胞（野生型）とES細胞（遺伝子欠損型）が混在した**キメラマウス**が得られる（**図26**②）．得られた

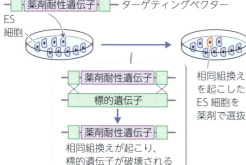
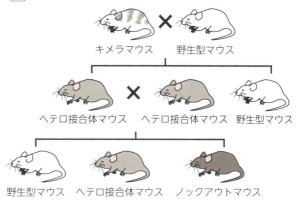
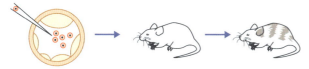

図26 ノックアウトマウスの作製

キメラマウスのうち，ES細胞が分化した生殖細胞をもつキメラマウスを野生型マウスと交配してヘテロ接合体マウスを作製する．さらにヘテロ接合体マウス同士を交配することで，標的遺伝子を完全に欠損したノックアウトマウスが得られる（図26 ③）．

B. コンディショナル（条件付き）ノックアウトマウス（図27）

ノックアウトした標的遺伝子が発生に必須である場合，胎仔期に死亡してしまって生まれてこないこと（胎生致死）や出生後すぐに死亡することがある．このような場合，ノックアウトマウスを用いて標的遺伝子の生理機能を明らかにすることは不可能である．そこで，任意の臓器や時期において標的遺伝子の機能を欠損させる技術が開発され，その技術を利用して作製されたマウスをコンディショナル（条件付き）ノックアウトマウスという．このマウスの作製には，**Cre/loxPシステム**という技術がよく使われる．Cre/loxPシステムとは，大腸菌P1ファージの酵素である**Creリコンビナーゼ**（DNA組換え酵素の一種）がloxP配列という34塩基から成るDNA配列を認識して，部位特異的な組換えを起こすことを利用して標的遺伝子を欠損させる技術である．

まず，標的遺伝子の機能発揮に必要なエキソンを挟むようにloxP配列を2カ所同じ方向に挿入したマウス（floxマウス）を相同組換え法により作製する（図27）．このfloxマウスではエキソンの欠失は起こらないので，標的遺伝子は正常に機能する．続いて，floxマウスとCreリコンビナーゼを発現するマウス（Creマウス）を交配させてflox/Creマウスを作出し，これをさらにfloxマウスと交配させる．そうすると，2つのloxP配列に挟まれた標的遺伝子のエキソンが，Creリコンビナーゼを発現する細胞においてのみ選択的に欠失したコンディショナルノックアウトマウスが得られる．

Creマウスは，Creリコンビナーゼの発現を調節する**プロモーター**の種類によってさまざまな種類が存在する．プロモーターとしては，細胞特異的に発現する遺伝子のプロモーターや薬剤によって誘導可能なプロモーターが利用される．例えば，肝細胞特異的に標的遺伝子を欠損させたい場合は，アルブミン遺伝子のプロモーターによってCreの発現が調節されるCreマウスなどが用いられる．

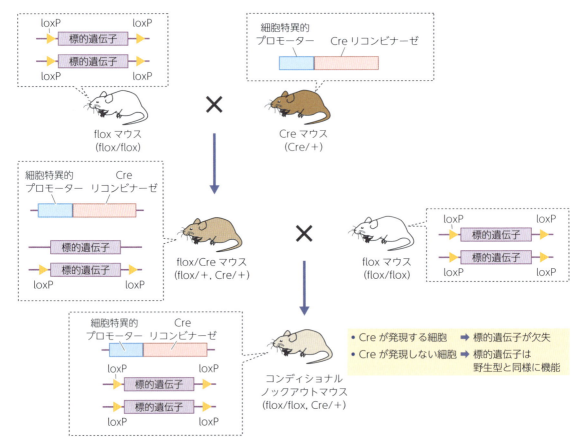

図27 Cre-loxPシステムを用いたコンディショナルノックアウトマウスの作製

C. RNAによる遺伝子ノックダウン

遺伝子ノックダウンとは，標的遺伝子を永久に欠失させてその機能を完全に喪失させる遺伝子ノックアウトとは異なり，標的遺伝子の発現を一過的に抑制してその機能を減弱させることである．遺伝子ノックダウンを行う方法としては，mRNAを標的とした方法が検討されてきた．従来はアンチセンス法やリボザイム法などが用いられていたが，現在では**RNAi**（RNA interference，RNA干渉）法が一般的に用いられている．

1) RNAiの原理

RNAiとは，**二本鎖RNA**（double strand RNA：dsRNA）が細胞内に存在すると，その配列に対応するmRNAが特異的に分解され，その結果遺伝子発現が抑制される現象のことである．この現象はさまざまな生物種で保存されており，ウイルス感染などに対する生体防御システムの1つと考えられている．

動物細胞で遺伝子ノックダウンを行う際は，細胞内に21～23塩基長のdsRNAである**siRNA**（small interference RNA）を直接導入したり，細胞内でsiRNAを産生させるためにヘアピン型RNA（short hairpin RNA：shRNA）を発現するベクターを導入したりする方法がとられる．

siRNAが細胞内に導入されると，RNA-induced silencing complex（**RISC**）とよばれるタンパク質複合体に取り込まれる．RISCに取り込まれたsiRNAは一本鎖に解離し，ガイド鎖である標的mRNAに対するアンチセンス鎖のみがRISCに残る．続いてRISCはガイド鎖と相補的に対合する標的mRNAを認識し，標的mRNAを切断する．切断されたmRNAは細胞内のRNA分解酵素によって分解される．その結果，標的遺伝子のノックダウンが起こる（図28）．

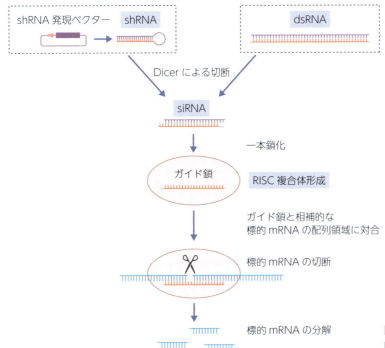

図28 siRNAによるRNAi経路
Dicer：RNA切断タンパク質

2）遺伝子ノックダウンの成否

RNAiによる遺伝子ノックダウンの成否は，siRNAの細胞内への導入効率だけでなく，siRNAの配列によっても左右される．また，siRNAは21～23塩基長と短いため，無関係な遺伝子の発現を意図せず抑制させてしまう**オフターゲット効果**が起こる可能性がある．このことは，siRNAを用いた遺伝子機能の解析やヒト疾患に対する核酸医薬品への応用を行ううえで重大な問題点である．適切なsiRNA配列の選択がオフターゲット効果を最小限に抑える重要なポイントとなる．

3）miRNAによる発現調節

また動物細胞には，**マイクロRNA**（micro RNA：**miRNA**）とよばれる内因性の21～25塩基長程度の一本鎖RNAによる遺伝子発現調節システムが備わっている．miRNAはゲノム上にコードされているが，タンパク質には翻訳されない**non-coding RNA**である（第8章3）．miRNAによるRNAiは，siRNAを用いたRNAiの場合とは異なり，標的mRNAの切断・分解は起こらず，標的mRNAの不安定化や翻訳の抑制によって引き起こされる．miRNAによる遺伝子発現調節は，分化，細胞増殖，細胞死などの生命現象にかかわっているだけでなく，ヒト疾患の発症や食品の機能性発揮などにもかかわっていることが知られている．

8 遺伝子治療

遺伝子治療（正確には「遺伝子治療等」）とは，疾病の治療または予防を目的として，①遺伝子または遺伝子を導入した細胞を人の体内に投与すること，②特定の塩基配列を標的として人の遺伝子を改変すること，③遺伝子を改変した細胞を人の体内に投与すること，と定義されている[7]．正常の遺伝子を導入して遺伝子異常を修復する治療だけでなく遺伝子を導入（改変）して行う治療も含まれる．遺伝子治療は，革新的な先端医療として大きな期待が寄せられている．

遺伝子治療は，体内に遺伝子を直接導入あるいは体内の遺伝子を直接改変する**体内**（*in vivo*）**遺伝子治療**と，体外に取り出した細胞に遺伝子を導入あるいは遺伝子を改変した後に患者に投与する**体外**（*ex vivo*）**遺伝子治療**に大別される（図29）．ちなみに遺伝子治療に用いられる（患者に投与または移植される）遺伝

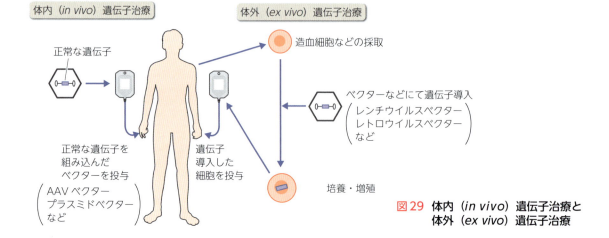

図29 体内（in vivo）遺伝子治療と体外（ex vivo）遺伝子治療

子ベクターや細胞は，「医薬品」ではなく「再生医療等製品」に分類される．近年，遺伝子治療に用いられる製品の開発が急速に進み，2024年7月現在，全世界では30品目ほどの製品が承認されており，国内でも2019年を皮切りに9品目（in vivo遺伝子治療用製品が4つ，ex vivo遺伝子治療用製品が5つ）が承認されている．

A. 遺伝子治療用ベクター

遺伝子治療用ベクターとしては，**ウイルスベクター**と**非ウイルスベクター**がある．ウイルスベクターには非増殖性ウイルスベクターであるアデノ随伴ウイルス（AAV），アデノウイルス，レトロウイルス，レンチウイルス，センダイウイルスなどと，増殖性ウイルスベクターである腫瘍溶解性ウイルスなどがある（本章6-A-2参照）．非ウイルスベクターには，プラスミドベクターやバクテリアベクター，そしてリポソームなどがある．

1) in vivo 遺伝子治療

in vivo 遺伝子治療で用いられているベクターとしては，現在**AAVベクター**が最も主流で開発中の製品を含めてもその半数を占めている．AAVベクターの特徴として，核内で遺伝子発現して非分裂細胞では長期発現が可能である点があげられる．AAVベクターは，他のウイルスベクターと比較して安全性が高いとして広く臨床開発が進んだが，近年重篤な有害事象も報告されており，AAVベクターを用いる際に導入する遺伝子のサイズや投与量の検討など，安全性の向上のための対策も進められている．

in vivo 遺伝子治療には，AAVベクター以外にもアデノウイルスベクターやレトロウイルスベクター，プラスミドベクターなどが用いられている．さらに，腫瘍溶解性ウイルスを用いてがん細胞に感染させて増殖させることによって広範囲のがん細胞を破壊させる治療も行われている．

2) ex vivo 遺伝子治療

ex vivo 遺伝子治療で用いられているベクターとしては，**レンチウイルスベクター**と**レトロウイルスベクター**が主流である．どちらも染色体への挿入による長期の発現が期待される．その反面，染色体挿入のため目的以外の変異の可能性がある点は安全性の課題である．

現在のex vivo 遺伝子治療の代表格といえば，**キメラ抗原受容体（CAR）-T細胞療法**である．CAR-T細胞療法は，白血病など血液のがんの治療に用いられ，その劇的な治療効果から急速に開発が進んだ．CAR-T細胞療法とは，患者自身の血液から免疫細胞（T細胞）を取り出して（アフェレーシス），がん細胞がもつ抗原を認識するようにCAR遺伝子を導入（レンチまたはレトロウイルスベクターを使用）してCAR-T細胞を作製し，培養して患者の体内に戻す（細胞投与）治療法である（図30）（「臨床のトピック」参照）．ターゲットとなるがん細胞によって，がん細胞がもつ抗原（CAR-T細胞が標的とするがん細胞の抗原）は異なるため，T細胞へ導入するCAR遺伝子もそれぞれ異なる．

CAR-T細胞療法以外にも，がん以外のさまざまな疾

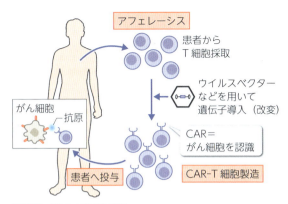

図30 CAR-T細胞療法

患を対象としたex vivo遺伝子治療が行われており，そのほとんどがレンチウイルスベクターやレトロウイルスベクターを用いて遺伝子を細胞に導入している．

B. 遺伝子治療の対象疾患

最初の遺伝子治療は，1990年に米国で行われたアデノシンデアミナーゼ（ADA）欠損症の患者への治療で，患者から取り出したTリンパ球にADA遺伝子を導入して体内に戻すという ex vivo 遺伝子治療であった．このように，遺伝子治療の臨床応用が開始されてからすでに30年以上経過しているが，その技術は格段に進歩して，特にここ十数年の遺伝子治療製品の開発の急速化には目を見張るものがある．もともと遺伝子治療は，単一の遺伝子疾患を対象として，欠損または変異した遺伝子をターゲットとして欠落した機能を代償するために正常な遺伝子を導入することを目的としてはじまったが，現在は，遺伝子治療の対象疾患の約3分の2は「**がん**」であり，単一遺伝病は約10分の1，その他感染症と心血管疾患を合わせて約10分の1といわれている．

現在，がん以外でin vivo遺伝子治療が行われている疾患の例としては，脊髄性筋萎縮症（SMA），遺伝性網膜ジストロフィー，血友病などの遺伝性疾患や，動脈硬化が原因の慢性動脈閉塞症に対して新しい血管を作るための遺伝子を導入して下肢潰瘍を改善する治療などがある．がん以外のex vivo遺伝子治療は国内ではまだ行われていないが，海外では鎌状赤血球症，早期大脳型副腎白質ジストロフィーなどの治療が行われている．さらに，パーキンソン病などを対象疾患とした遺伝子治療の開発も進んでいる．

がんを対象疾患としている治療としては，悪性神経膠腫や悪性黒色腫を対象とした腫瘍溶解性ウイルスを用いたin vivo遺伝子治療や，多発性骨髄腫や大細胞型B細胞リンパ腫を対象としたCAR-T細胞療法であるex vivo遺伝子治療が行われている．ちなみに，新型コロナワクチン開発も，ウイルスベクターやプラスミドベクターを用いた遺伝子治療の技術が応用されており，遺伝子やRNAを体内の細胞へ導入している．

9 ゲノム編集

ゲノム編集は，生物のゲノムを自由自在に書き換えることができる技術である．この技術が開発されたことで，ES細胞を得られない動物種でも，受精卵を得ることさえできれば，遺伝子ノックアウトや遺伝子ノックインといった遺伝子改変が可能となった．ゲノム編集ツールの1つである**CRISPR/Cas9**（クリスパー キャスナイン）（clustered regularly interspaced short palindromic repeat/CRISPR-associated protein 9）を開発したシャルパンティエ博士とダウドナ博士は2020年にノーベル化学賞を受賞した．

A. ゲノム編集の原理

生物には切断されたDNAを自然修復するしくみが備わっているが，稀に修復エラーを起こして突然変異が起こる．ゲノム編集は，この修復メカニズムを利用して，ゲノムの特定部位に変異を導入する．

1）DNA二本鎖切断修復機構の利用

DNA二本鎖切断は，主に**非相同末端結合**（non-homologous end-joining：**NHEJ**）と**相同組換え**（homology-directed repair：**HDR**）によって修復される（図31）．NHEJは切断されたDNAの末端同士をそのまま連結させて修復する機構で，比較的高い頻度で起こるが，DNAを連結させる際に偶発的な塩基の挿入や欠失による修復エラーが生じやすい．ゲノム編集ではこの修復エラーを利用して，フレームシフト変異を誘導して遺伝子をノックアウトさせることができる．HDRはDNA切断部位周辺のゲノム配列を鋳型と

して修復する機構で，比較的正確に修復できる．導入したいDNA配列を挿入部位のDNA配列と相同する配列で挟んだドナーDNAを導入することによって，特定のゲノム上に任意のDNAを導入することができる．

2）人工ヌクレアーゼの開発

このようなゲノム編集を行うためには，ゲノム上の特異的部位を切断することが可能なヌクレアーゼが必須である（図32）．最初に開発された**部位特異的ヌクレアーゼは，ZFN**（zinc-finger nuclease）である．これは，特定のDNA配列を認識するためにジンクフィンガー※6を利用したDNA結合ドメインと制限酵素FokⅠ由来のDNA切断ドメインから成る人工ヌクレアーゼである．FokⅠは二量体を形成しないとDNAを切断できないので，二本鎖DNAの互いに異なる鎖の配列を認識するZFNを作製する必要がある．ZFNは分子量が小さいなどの利点はあるが，特定のDNA配列を認識するジンクフィンガードメインの作製が難しいなどの問題点がある．

続いて開発されたのは，**TALEN**（transcription activator-like effector nuclease）である．その構造はZFNと似ており，DNA結合ドメインとFokⅠ由来のDNA切断ドメインから成るが，TALENではDNA結

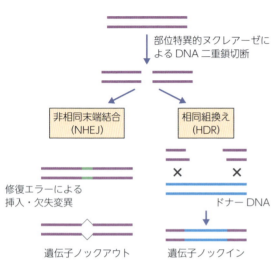

図31　ゲノム編集の原理
（DNA二重鎖切断後の修復機構）

※6　**ジンクフィンガー**：約30アミノ酸からなるタンパク質ドメインで，DNAと結合する特徴をもつ．多くの転写因子がジンクフィンガードメインを有している．

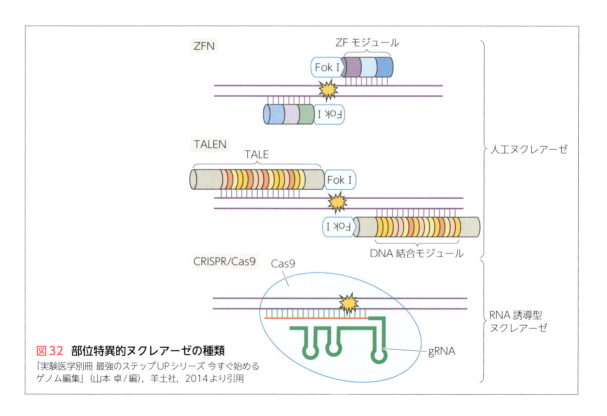

図32　部位特異的ヌクレアーゼの種類
「実験医学別冊 最強のステップUPシリーズ 今すぐ始めるゲノム編集」（山本 卓／編），羊土社，2014より引用

合ドメインに植物病原菌キサントモナス属がもつ転写因子TALE（transcription activator-like effector）を利用している．TALENの作製はZFNと比べると簡便になったが，ZFNと同様にDNA切断をするためにFok I を利用するので，2種類の配列を認識するTALENを用意しなければならない．

3) RNA誘導型ヌクレアーゼ

そして，TALENの開発から時をあまり経ずして開発されたのが，CRISPR/Cas9である．ZFNやTALENがタンパク質とDNAの相互作用を利用した人工ヌクレアーゼであるのに対して，CRISPR/Cas9はRNAとDNAの塩基対形成を利用したRNA誘導型ヌクレアーゼである．CRISPR/Cas9は，人工的にタンパク質であるヌクレアーゼを構築する必要のあるZFNやTALENと比べて，低コストで簡単にゲノムを書き換えることができることから，研究分野のみならず，作物の品種改良，ヒト疾患の新しい治療法の開発などに用いられている．

B. CRISPR/Cas9によるゲノム編集

CRISPRは細菌に存在する数十塩基対の短い反復配列のことで，細菌の獲得免疫システムに関与することが知られている（図33）．

細菌内にファージなどの外来DNAが侵入すると，**Casヌクレアーゼ**が外来DNAの**PAM**（proto-spacer adjacent motif）配列を認識して，外来DNAを断片化する．断片化されたDNAは細菌ゲノムのCRISPR領域（リピート配列とスペーサー配列の2種類のDNA配

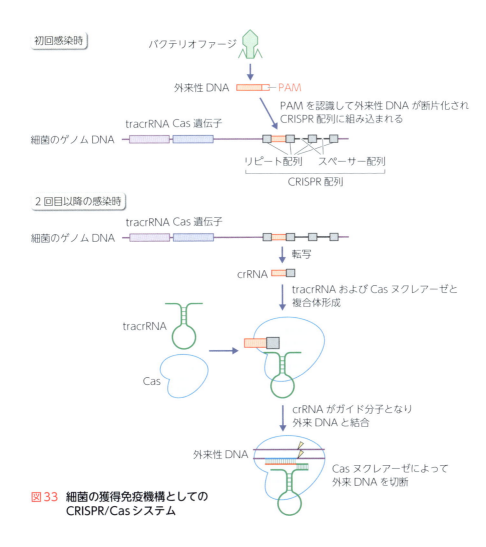

図33 細菌の獲得免疫機構としてのCRISPR/Casシステム

列がくり返している領域）に挿入され，これが免疫記憶となる．挿入された外来DNAの配列がCRISPR領域とともに転写された後，**crRNA**（CRISPR RNA）となる．これは，**tracrRNA**（trans-crRNA）とよばれる小分子RNAとCasヌクレアーゼとで複合体を形成する．同じ外来DNAが再び細菌内に侵入すると，外来DNAはcrRNAと相補的に結合しCasヌクレアーゼによって切断され除去される．このような細菌の獲得免疫システムをゲノム編集に応用したのがCRISPR/Cas9である．細菌の獲得免疫システムでは複数のCasヌクレアーゼが関与するが，ゲノム編集では主にCas9ヌクレアーゼが用いられる．

一般的にCRISPR/Cas9を利用してノックアウトマウスを作製する場合には，標的遺伝子に対する**sgRNA**（single guide RNA）とCas9 mRNAをマウス受精卵にマイクロインジェクションする方法がとられる．sgRNAは，PAM配列およびその上流20塩基の標的遺伝子配列と，crRNAおよびtracrRNAのキメラとを連結させたものである．標的遺伝子を認識する配列が20塩基と短いため，ZFNやTALENと比べるとオフターゲット効果が高いといわれていたが，sgRNAの設計法の改良や改変型Cas9ヌクレアーゼ（ニッカーゼ型）との併用などにより，当初危惧されていたほどオフターゲット効果を気にする必要はないと考えられている．

10 細胞工学的技術

これまでの基礎，応用研究により，多くの栄養学的知見が蓄積されてきた．しかしながら，これらの知見の多くは実験動物や株化された培養細胞の研究から得られたものであり，ヒトの体内現象を完全に反映しているわけではない．近年は培養細胞や実験動物から得られた知見が，ヒトで反映されるか，生理的なものかを問われる時代になりつつある．このような背景から，ヒトの生物学（ヒューマンバイオロジー）の理解が重要である．しかし，ヒューマンバイオロジーの致命的な点は，ヒトを用いて実験的に検証することができず，代替実験に頼らざるを得ないことである．初代培養細胞は比較的組織の性質を保持しているが，倫理面・金銭面問題で実施することは容易ではない．また，培養

細胞の多くは平面培養（二次元培養）であり，立体（三次元）で存在する組織とは形態的にも異なる．このような背景から，これまで技術的なハードルからヒトを模倣した実験手法は限定的であった．近年の研究により，iPS細胞やオルガノイドなど，生体機能を高度に保持する実験ツールの開発が進んでいる．以下，ヒューマンバイオロジーの観点から，これらの実験手法について解説する．

A. iPS細胞

生体模倣モデルとして，増殖可能で体内のさまざまな組織に分化できる多能性幹細胞は有力な実験ツールである．以前はES細胞（embryonic stem cell, 胚性幹細胞）が主に使用されてきたが，初期胚から将来胎児になる細胞集団を使用する必要があり，特にヒトES細胞は倫理面での問題が多かった．

iPS細胞（induced pluripotent stem cell, 人工多能性幹細胞）は，2006年に京都大学の山中教授らがはじめて作製に成功した多能性幹細胞である[4]．iPS細胞は，皮膚や血液などの体細胞に**山中因子**とよばれる4因子（Oct3/4, Sox2, Klf4, c-Myc）を導入することにより多能性幹細胞に変化する．2007年にはヒトiPS細胞が報告され[5][6]，初期胚を必要としない点で大きなブレイクスルーとなった．iPS細胞は神経，心筋，肝臓，骨格筋，血球などさまざまな細胞へ分化可能である．特に，ヒト組織が得られにくい脳神経組織などでも可能な点は意義が大きい．現在では後述するオルガノイドでもiPS細胞が活用されている（図34）．

B. オルガノイド

一般的に，細胞実験では簡便さやコスト面からシャーレ上での平面培養（二次元培養）で実施する．しかしながら，体内では細胞は三次元で存在し，さまざまな臓器と連携しながら機能を発揮する．**オルガノイド**とは，"ミニ臓器"と称される**組織の三次元培養系**である．オルガノイドという言葉自体は以前から存在するが，生命科学で一般的にオルガノイドと称されるものは，2009年に報告された消化管オルガノイドである[7]．その後，眼杯，肝臓，胃，腎臓，脳などさまざまな臓器のオルガノイドが次々と報告され，現在では約13種類の臓器オルガノイドが存在する（図35）．

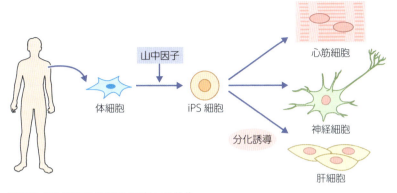

図34 iPS細胞の多様な細胞への分化

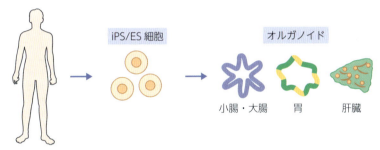

図35 iPS/ES細胞を用いたオルガノイド作製

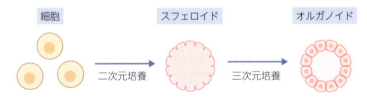

図36 スフェロイドとオルガノイド

　一般的に，オルガノイドは，細胞（初代細胞やiPS細胞など）の二次元培養，**スフェロイド**（細胞同士が集合・凝集した細胞の塊）の形成を経て作製される（図36）．各組織への分化誘導も含まれるため，オルガノイドの作製過程ではさまざまな分化誘導因子の添加が必要である．オルガノイドの特徴は，三次元培養の他に複数の細胞種で形成可能という点である．例えば，小腸においては腸管上皮細胞，ゴブレット細胞，パネート細胞，幹細胞など複数種の細胞が存在し，腸オルガノイドではこれらが共生可能である．このようにオルガノイドは機能的にも解剖的にも生体組織に近い特徴があり，創薬や臨床応用において期待されている．

臨床のトピック

がん治療の救世主となるか〜CAR-T細胞療法〜

CAR-T細胞療法の現状

　キメラ抗原受容体（CAR）-T細胞療法は，現在最も注目を集めている遺伝子治療の1つといっても過言ではないだろう．2017年に米国ではじめて承認されて2019年に日本でも承認された「キムリア®」という遺伝子治療製品は，白血病など血液のがんの治療に用いられ，他の抗がん剤と比べてきわめて高い奏効率（全奏効率が約8割を超えるといわれている）を示したことから大きな注目が集まった．これはB細胞がもつCD19を標的としている．その後CAR-T細胞製品の開発が急速に進み，わずか5年ですでに国内でも5種類のCAR-T細胞製品が承認されて治療に用いられている．

　CAR-T細胞療法は，患者の血液から取り出したT細胞に遺伝子を導入して，がん細胞を認識しやすく改変したT細胞を培養したうえで，再び患者の体内に戻す治療法である．つまり，このCAR-T細胞療法を受けるためには，アフェレーシスとよばれるT細胞を含むリンパ球を体内から取り出すステップと，遺伝子を導入してCAR-T細胞を作製するステップと，最後に体内へ投与するステップがある（p199，図30）．アフェレーシス後投与までの期間は1〜2カ月間を要し，その間も通常の化学治療が続けられる．

解決すべき課題

　現在，CAR-T細胞の製造は海外で行われているため，国内の治療施設と海外の製造工場を患者の細胞が行き来することになる．この治療法にかかる費用は，平均しておよそ4,000万円程度といわれており，患者の自己負担分が2〜3割だとしても非常に高額な治療である．このように，治療に時間がかかるためにCAR-T細胞製造中つまり投与前に患者が死に至る場合がある点や，治療費が高額である点，また，体外での細胞培養や輸送などの際の安全性の懸念などが現時点の課題といえよう．また，現在実用化されているCAR-T細胞は，血液のがんを対象としているため，固形がんの治療に有効なCAR-T細胞の開発が課題の1つとなっている．ただし，現在国内においても固形がん（肝臓がん，肺がん，胃がん）を標的とするCAR-T細胞の開発が精力的に進められていることも付け加えておく．

新たな試みと今後の期待

　これまでに治療が認められているCAR-T細胞製品は，すべて患者自身のT細胞から製造されているが，前述のような課題に対する方法の1つとして，現在，他人のT細胞を用いたCAR-T細胞製品の開発も進められている．成功すれば，あらかじめ製造されているCAR-T細胞を投与するのみの治療となるため治療期間の劇的な短縮化や治療費の低額化が期待され，細胞製造期間中の安全性の懸念もなくなる．また，CAR-T細胞治療に関する最も新しい方向性として，*in vivo*でのCAR-T細胞療法の開発も海外ではじまっている．今後，重大な副作用への対応も含めて現在の課題の克服に向けた研究開発が進むことによって，たった1回の投与によって完治が期待できるこの「CAR-T細胞療法」が，今はまだ限られた血液のがんが対象であるが，その他のさまざまな疾患に対する"夢の治療法"となる日が来ることを信じて待ちたい．

文　献

1）「ゲノム 第4版 生命情報システムとしての理解」（石川冬木，中山潤一/監訳），メディカル・サイエンス・インターナショナル，2018

2）Cleary ML, et al：Immunoglobulin gene rearrangement as a diagnostic criterion of B-cell lymphoma. Proc Natl Acad Sci U S A, 81：593-597, 1984

3）厚生労働省：遺伝子治療等臨床研究に関する指針．2019（2023年3月27日一部改正）https://www.mhlw.go.jp/content/001077219.pdf

4）Takahashi K & Yamanaka S：Induction of pluripotent stem cells from mouse embryonic and adult fibroblast cultures by defined factors. Cell, 126：663-676, 2006

5）Takahashi K, et al：Induction of pluripotent stem cells from adult human fibroblasts by defined factors. Cell, 131：861-872, 2007

6）Yu J, et al：Induced pluripotent stem cell lines derived from human somatic cells. Science, 318：1917-1920, 2007

7）Sato T, et al：Single Lgr5 stem cells build crypt-villus structures in vitro without a mesenchymal niche. Nature, 459：262-265, 2009

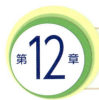

チェック問題

問題

- **Q1** DNAがなぜ電気泳動法によって分けられるか述べよ．
- **Q2** 遺伝子組換え技術とはどんな技術か説明せよ．
- **Q3** サザンブロットハイブリダイゼーション法とPCR法を比較し，すべてPCR法に置き換わらない理由を述べよ．
- **Q4** 従来型と次世代型の塩基配列決定法の違いを説明せよ．
- **Q5** トランスジェニック動物の作製方法としてよく用いられる，マイクロインジェクション法とレンチウイルスベクター法について，それぞれの特徴を説明せよ．
- **Q6** マイクロRNA（miRNA）とは何か説明せよ．
- **Q7** *in vivo* 遺伝子治療と *ex vivo* 遺伝子治療について，それぞれの特徴と違いについて説明せよ．
- **Q8** CRISPR/Cas9のCRISPRとCas9はそれぞれ何か説明せよ．
- **Q9** iPS細胞とES細胞の違いを説明せよ．

解答&解説

A1 DNAはヌクレオチドがつながったヌクレオチドのポリマーである．ヌクレオチドは塩基，五炭糖，リン酸からなり，このうちのリン酸基が負電荷をもつ．アガロースやアクリルアミドのポリマーの支持体は網目状構造をもち，この中を陽極に向かって泳動すると分子ふるい効果により分子量によって分けることができる．

A2 目的のDNA断片（インサートDNA）を制限酵素を用いて切断し，ベクターにつなぎ，適当な宿主に入れて増やし，その中の組換え体を同定する技術のこと．

A3 PCR法は反応時間も短く操作も容易であるが，必ず決まった配列に対するプライマーを用いて増幅反応をするため，遺伝子の再編成のように鋳型DNAの配列が複数ある場合はPCR法による検出は難しくなる．また，通常のPCR反応で増幅できるDNAのサイズは2,000塩基対程度であり，これ以上の長さの解析を行いたい場合は，サザンブロットハイブリダイゼーションが有効である．ただし，3万塩基対まで増幅可能な特殊なDNAポリメラーゼも販売されている．

A4 従来型のシークエンサーによる塩基配列決定法は一度の反応で1,000塩基対程度が読め，数百反応を同時に行うが，次世代型シークエンサーは一度に読めるサイズは200塩基対程度と短いが桁違いに多くの反応を同時に行うことが可能である．また，ヒトゲノム計画によりゲノム配列が明らかになっているのでコンピュータによって基本配列とシークエンスした配列をアライメントすることが可能になった．

A5 マイクロインジェクション法は，1つの細胞を微細なガラス管で固定して，顕微鏡下で遺伝子などを直接細胞内に挿入する方法で，遺伝子導入効率はきわめて高いものの，高度な技術が求められる．レンチウイルスベクター法は，ウイルスの感染を利用して細胞に遺伝子を導入する方法．導入する細胞の染色体に組込まれるため遺伝子導入効率も高く，長期間，安定した遺伝子の発現が可能である．

A6 miRNAは25塩基長以下のnon-coding RNAである．miRNAによって標的mRNAの不安定化や翻訳の抑制が起こり，遺伝子発現が抑制される．

A7 *in vivo*遺伝子治療とは，体内に遺伝子を直接導入あるいは体内の遺伝子を直接改変する方法である．一方，*ex vivo*遺伝子治療とは，体外に取り出した細胞に遺伝子を導入あるいは遺伝子を改変した後に患者に投与する方法である．患者に投与されるのが，*in vivo*遺伝子治療では「遺伝子ベクター」であるのに対して*ex vivo*遺伝子治療では「細胞」である点が大きく異なる．

A8 CRISPR/Cas9は細菌の獲得免疫システムを応用したゲノム編集技術の1つである．CRISPRは細菌に存在する数十塩基対の短い反復配列であり，Cas9は二本鎖DNA切断酵素（ヌクレアーゼ）の1種である．

A9 ES細胞は受精卵から，iPS細胞は体細胞への初期化因子（c-Myc，Oct3/4，Sox2，Klf4）の導入により調製できる．iPS細胞は受精卵を必要としない点で倫理的な問題を回避できるが，遺伝子導入を必要とするなど別の課題も存在する．

第13章 分子栄養学の今後の展望

Point

1. ヒトには多様性があるため，個人に対応した栄養学的アプローチが必要であることを理解する
2. 分析機器や情報処理技術の進歩により，網羅的なデータ収集や新規マーカーの探索が可能になったことを理解する
3. 腸内細菌叢には個人差があり，健康に対する影響が大きいことを理解する
4. プレシジョン（精密）栄養学とは何かを理解する

概略図　プレシジョン栄養学の概要

臨床医学情報
- 身体計測値
- 臨床情報
- 血液検査
- 生化学検査
- 画像解析

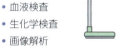

分析化学
- 腸内細菌叢解析
- メタボローム
- プロテオーム
- ゲノム解析

栄養学
- 必要栄養量
- 栄養バランス
- 調理法
- 時間栄養学

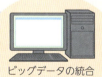

ビッグデータの統合
AIによる解析

リアルタイムモニタリング
- 食事調査（摂取栄養素・量・時刻）
- 心拍数
- 血圧
- 血糖値
- 体温　・身体活動
- 排泄　・睡眠

プレシジョン栄養学

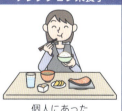

個人にあった食事の提案

重城喬行，國澤 純：「精密栄養学」概論：われわれは何を食べたらよいのか？. 実験医学, 41：1524, 2023を参考に作成

1 ヒトゲノム計画と栄養学

ゲノム科学の発展により，栄養学研究や栄養指導への応用に分子生物学的手法を使った情報が利用されるようになった．栄養素の遺伝子発現への影響を網羅的に解析する**トランスクリプトミクス**（transcriptomics），タンパク質の網羅的解析〔**プロテオミクス**（proteomics）〕や，生体での代謝物の網羅的解析〔**メタボロミクス**（metabolomics）〕の手法を使うことにより，栄養素や機能性食品の作用解析や，新たな生理指標の探索が可能となる．食や栄養における網羅的解析技術の利用は，**ニュートリゲノミクス**（nutrigenomics）といわれる．個人の遺伝子解析がより短時間で簡単に行われるようになったことで，医学・薬学分野では個人の体質を考慮して，適切な薬剤の選択や投与量を決める個別化医療が行われているが，栄養学分野においても個々の遺伝子バリアントをもとに，必須栄養素の体内利用や生活習慣病の罹患リスク予防に対して，個人に合わせた栄養指導が求められる．これらにビッグデータやAIによる予測を加えることで，さらに精密な個別化対応を行う時代が近づいている．

A. ヒトゲノム計画

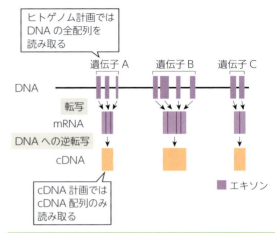

図1 ヒトゲノム計画とcDNA計画の違い

DNA二重らせん構造の発見以来，ヒトの遺伝情報の解読は生命科学の大きな目標であった．1970年代に遺伝子組換え技術とDNA配列決定技術という2つの革新的な技術が開発されたことによって，ヒト遺伝子研究の道ははじめて開かれ，インスリンや成長ホルモンなどの有用な遺伝子が単離され，配列が解析された．すなわちタンパク質をコードしているmRNAから相補的なcDNA（complementary DNA）を作製し，遺伝子の配列を決定していく方法である．しかしRNAポリメラーゼによって転写された一次転写産物はスプライシングによってイントロンが除かれるため，この方法ではエキソンに対応した部分しか解読することができず，複雑な生命現象を知るには十分ではなかった（**図1**）．そのため，1986年に**ヒトゲノム解読計画**の提言がなされ，1991年になってヒトゲノムの全解読をめざして国際協力プロジェクトが発足した．

その後，1996年にバミューダ島で開かれたヒトゲノムシークエンス事業に関する国際会議において，共同研究参加国の戦略とバミューダ原則という重要な方針が決められた．これは，「人類の設計図であるヒトゲノムは，人類共通の財産である」という考えに基づき，国際共同チームによって解読された配列は直ちに公共のデータベースに公表し，何の制限もつけずに一般利用に供するというものである．もし解読された遺伝子が特許として特定の法人や企業に帰属していたら，今日の生命科学の発展は望めなかったであろう．

国際チームは精度の高いデータでゲノムのすべての領域のシークエンスを決定していくことを目的に進めていたが，1998年に米国セレラ・ジェノミクス社が全ヒトゲノムをショットガン法で解析する計画を発表したことから，国際チームは，精度がやや落ちても全ゲノムを早くカバーすることを優先させることになった．2001年に両者はそれぞれヒトゲノム概略版を発表した．その後国際チームはさらに解析を続け，二重らせんの

発見から50年目の2003年に, ついにヒトゲノム解読完了を宣言した.

ヒトゲノム全配列から, ヒトゲノムサイズは31億塩基対で, そのうちユークロマチン領域 (解読された領域の総塩基対) が29億塩基対, ヘテロクロマチン領域が2億塩基対であることがわかった. またヒトゲノムのなかの遺伝子は23,000個程度であると結論付けられた.

ヒトゲノム中の遺伝子領域 (エキソンとイントロン) はゲノムの1/3で, そのなかでもエキソンが占める割合はわずか1.6％程度にすぎない. 半分以上は多数の散在反復配列で, これらに比べると, mRNAとして機能する領域がいかに少ないかがわかる (第8章1-A). また遺伝子領域以外の領域の機能はまだよくわかっていないが, この部分からの転写・翻訳調節についても研究が進められている.

B. ヒトの多様性を生み出すもの

前述のようにヒトゲノム解読は, 二重らせんの発見から50年目の2003年に完了した. 多くの研究者と時間と費用をかけて解読したゲノムデータであるが, 現在では次世代シークエンサーの進歩により, 迅速な解析が可能となった.

ヒトゲノムの解読を進めていく過程で, 個人個人のゲノムが異なることが明らかになり, 同じ染色体領域であっても, 一塩基が異なっていたり, 挿入や欠失のみられる箇所が多数見つかった. このような一塩基バリアント (SNV[※1]) は, 個人あたり300万～400万カ所と非常に多く生じていることがわかった (第8章2). その場所も個人個人によって異なっており, 遺伝子のコピー数も異なるものが多数存在する. このようなゲノムの多様性が, 疾病へのかかりやすさや個人の体質の違いにつながっている. また, ゲノムに存在する遺伝子の発現制御は, DNAやヒストンの修飾のような後天的な環境によるエピジェネティックな影響も受ける (第9章5).

次世代シークエンサーの技術革新により, 腸内細菌叢の菌叢組成や機能解析も可能になった (本章3). そ

※1 SNVの中で集団内で頻度が1％以上あるものをSNPと呼ぶ場合もあるが, 母集団により解釈の異なる定義のため, 使用を控える方向で議論が進んでいる.

の結果, 腸内細菌の構成は個人によって異なっており, 腸内細菌叢の乱れは腸管関連疾患だけでなく, 炎症性疾患, アレルギー疾患, 代謝・循環器疾患などにかかわっていることがわかってきた. 肥満やメタボリックシンドロームにおいては, 腸内細菌叢による寄与が大きいことも示唆されているが, 腸内細菌叢は食事や体質, 健康状態のような外的因子によっても変化する.

個人対象の栄養管理には, このようなさまざまな内的, 外的因子の影響を考える必要がある.

2 ニュートリゲノミクス

ゲノム科学の発展により, 栄養学研究や栄養指導への応用にも分子生物学的手法や情報が利用されるようになった. 高精度の微量分析機器の開発は目覚ましく, 膨大なデータの情報処理も短時間に行えるようになったことから, DNA配列の解析 (**ゲノミクス**) やmRNA発現プロファイル (**トランスクリプトミクス**), タンパク質発現 (**プロテオミクス**), さらに生体内における代謝産物 (**メタボロミクス**) の網羅的解析 (**オミクス解析**) が可能となった. 特に, **次世代シークエンサー** (next generation sequencer : **NGS**) の登場によりDNA配列や遺伝子発現の解析スピードが飛躍的に向上し, さまざまな分野で活用されている.

ニュートリゲノミクスとは, ゲノミクス (ゲノム解析学, genomics) と栄養学 (nutrition) との合成語である. 一方, ゲノミクスに限らずさまざまな網羅的解析を指すことが多いため注意が必要である. つまり, ニュートリゲノミクスは, ゲノミクス, トランスクリプトミクス, プロテオミクス, メタボロミクス, その他のオミクスの情報により, 栄養素や食品成分と遺伝子, 疾病や健康との相互作用を解明するシステムバイオロジーを基盤とした学際的研究分野とされている. 複数のオミクスデータを統合的に解析することを**マルチオミクス** (multi-omics) とよぶ. さらに, マルチオミクスにおいて多階層オミクス間のネットワークを体系的に組合わせる解析を**トランスオミクス解析** (trans-omic analysis) とよぶ. これらの手法により, これまで独立していた各オミクスデータが, ゲノム情報から表現型までつながり, 包括的に理解することが

分子栄養学　改訂第2版　● 209

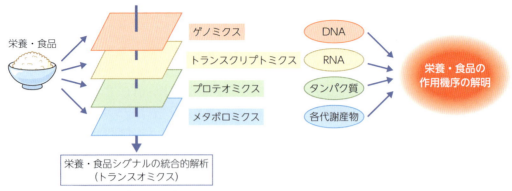

図2 マルチオミクスとトランスオミクス

可能となった（図2）．こうした包括的な理解がこれまで見逃されてきたバイオマーカーの発見につながることが期待される．

A. 栄養素や食品成分の作用メカニズムの解明

ニュートリゲノミクスによる主な研究は，栄養素や食品成分の作用メカニズムの解明である．例えば，脂溶性ビタミンの核内受容体の発見や転写因子との相互作用から，脂溶性ビタミンやコレステロール，多価不飽和脂肪酸やそれらの代謝物が，細胞内遺伝子発現を転写レベルで調節することが明らかになった（第6章）．単一の分子や特定のシグナル経路に焦点を当てて解析する従来の手法に比べ，網羅的かつ包括的な解析を行うことで，従来知られていたシグナル伝達経路の断片的な知識を統合することができる．

栄養素や食品成分によって変化するmRNA発現量を網羅的に解析するには，従来DNAマイクロアレイが使われてきた（第12章）．マイクロアレイ解析では，一度に数千種類の遺伝子の発現を解析することができ，その膨大な結果を，データベース化されている遺伝子やコードするタンパク質の相互関係に当てはめることで（パスウェイ解析），栄養素が細胞内のシグナル伝達経路にどのようにかかわるのかを検証することができる．近年の網羅的解析では，NGSが多用されている．

B. バイオマーカーの同定

バイオマーカーの同定も，ニュートリゲノミクスによる主たる研究の1つである．生活習慣病や疾病の初期の生体内変化を見逃さず，それをターゲットに疾病を未然に防ぐことは，疾病の一次予防において重要である．そのターゲットとなるバイオマーカーの探索には，遺伝子発現レベルだけでなく，プロテオームやメタボロームによる網羅的な研究手法が威力を発揮する．また，前述したマルチオミクス，トランスオミクスもバイオマーカーの同定への貢献が期待されている．

1）プロテオーム解析でのマーカー探索

プロテオーム解析で最初に登場したのが**二次元電気泳動**である．さらに質量分析装置の機能向上により，近年は二次元電気泳動に依らない**ショットガンプロテオミクス**による解析も進んでいる．二次元電気泳動の場合，細胞組織片から抽出したタンパク質を，電気泳動により二次元に分離する．例えば，健常な人と糖尿病患者の血清をそれぞれ分離し，2者の泳動パターンを比較する．糖尿病患者に多くみられるタンパク質のバンド（スポット）を切り出し，**質量分析法**[※2]によってタンパク質を同定すると，糖尿病に特徴的なタンパク質を見出すことができる（図3上）．ショットガンプロテオミクスの場合，細胞組織片から抽出した全タンパク質をペプチドに断片化し，LC-MS/MSなどタンデム質量分析装置でアミノ酸のペプチド配列を決定する．リファレンスデータベースと比較することにより，各サンプルに含まれるタンパク質を同定する．これらを定量的に解析することで，サンプル間で変動したタンパク質を探索することが可能である（図3）．

タンパク質はリン酸化など翻訳後修飾により多彩な

※2 **質量分析装置**：試料に含まれる原子や分子をイオン化し，その質量を解析する装置．観測された質量電荷比（m/z）から測定質量に換算する．

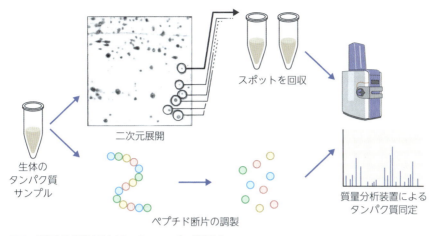

図3 質量分析装置を用いたタンパク質同定

機能を獲得するため，これをターゲットとしたオミクス解析も有用である．リン酸化プロテオミクスの場合は，リン酸化ペプチドを濃縮した後，同様の方法でタンパク質を同定する．

2) メタボローム解析でのマーカーの探索

メタボローム解析には，ガスクロマトグラフィー[※3]（GC），高速液体クロマトグラフィー（HPLC），キャピラリー電気泳動（CE）と質量分析装置（MS）を組合わせた，GC-MS，LC-MS，CE-MS，および核磁気共鳴分光法（NMR）などが使われる．まず，サンプルをこれらの高感度なクロマトグラフで分離し，そのデータを集約して，種々の多変量解析を行うことで，サンプル群間で代謝物プロファイルが異なっているのか〔主成分分析（PCA）〕や，どの成分がサンプル群間の違いに寄与しているのか〔判別分析（PLS）〕がわかり，予測モデルの構築（回帰分析）も行うことができる．

例えば，2型糖尿病の人と健康な人の血中脂肪酸をGC-MSで網羅的に解析し，GC-MSで検出した代謝物のピークリストを，主成分分析やPLS判別分析でプロットすると，2者を容易にグルーピングして識別，可視化することができる．両者間で異なるピークを選択したり，治療後に変動するピークなどを選択し，そのピークを同定すると，2型糖尿病患者に特徴的な脂肪酸や，治療のバイオマーカーとなる物質が同定できる．またその物質への代謝経路とその疾病との関連性の研究に展開することもできる．

C. オミクス解析技術の進展

遺伝子発現のオミクス解析には，これまでDNAマイクロアレイ法が多用されてきた．一方，NGSの登場により，これらの解析スピードが飛躍的に向上した．NGSは，Balasubramanian博士とKlenerman博士が開発した高速のDNA配列解析技術に由来し，数千万から数億のDNA断片を同時に解析できる方法である．古典的なサンガー法（1サンプルごとにDNA断片を解析）と比較すると，NGSによる解析スピードの飛躍的な向上が理解できる（第12章5）．

NGSでは，生体サンプルから調製したDNAライブラリーを適切に断片化しライブラリーを作製する．NGSには，合成によるシークエンシング，パイロシークエンシング，ライゲーションによるシークエンシングなどが用いられている．

NGSの登場により，SNP解析やトランスクリプトーム解析など網羅的解析のデータ量，コスト，時間が大きく改善された．後述する個別化栄養にも大きく貢献しており，質の高い個別化栄養学が達成されるのは，遠くないと期待される．

※3 **クロマトグラフィー**：気体や液体などを移動相とし，物質の相互作用の違いによって物質を分離する方法．クロマトグラフ（分析装置）で得られた結果がクロマトグラムである．

3 腸内細菌叢と生体への影響

ヒトの腸内には約1,000種類，約100兆個[※4]もの細菌が存在し，宿主とさまざまな面で相互作用することが知られている．ヒトの細胞が約30兆個ということを考慮すると，人体は数多くの真核生物と原核生物で構成されているといえる．このような状態はsuperorganism（超生命体もしくは超個体）と称されており，腸内細菌叢が宿主における重要な機能を有していることを示唆している．

A. 腸内細菌叢と代謝産物（図4）

腸内細菌叢の多くは大腸に存在することから，宿主の吸収を逃れた難消化性成分等を自身の生命活動に利用していることが理解できる．一方，これらは単なる代謝産物ではなく宿主の重要な機能性成分としてさまざまな役割を有することが知られている．

1）食事由来成分の代謝

難消化性炭水化物である食物繊維は，腸内細菌叢により酢酸やプロピオン酸などの短鎖脂肪酸に代謝される．短鎖脂肪酸は宿主のエネルギー源として利用されるほか，細胞膜上の短鎖脂肪酸受容体（GPR41，GPR43など）を介して宿主のエネルギー代謝を改善することが報告されている．また，DHAなどの多価不飽和脂肪酸は，近年の研究で腸内細菌叢によるさまざまな代謝を受けることが報告されている．例えばγリノレン酸の腸内細菌代謝産物（γHYD，γKetoD）は脂質代謝制御因子PPARδを強力に活性化し，小腸の脂質代謝を改善することが報告されている[1]．また，大豆の機能性成分イソフラボンは，エストロゲン活性を有することから植物性エストロゲンとも称され，大豆イソフラボンの1つダイゼインは，腸内細菌叢により強いエストロゲン活性を有するエクオールに変換される．女性ホルモン作用を有することから，エクオールは閉経後女性の骨代謝改善への貢献が期待されている．

2）食事由来以外の成分の代謝

食事由来以外の成分も，腸内細菌叢の代謝により新たな機能を有することが知られている．コレステロールの異化経路により肝臓で合成された胆汁酸（一次胆汁酸）は，大腸においてデオキシコール酸などの二次胆汁酸に変換される．二次胆汁酸は大腸がんや細胞老化との関連が報告されている一方，病原性細菌の感染に対し防御的に機能することも知られている．

以上の点から，腸内細菌叢は食事由来成分および食事由来以外の成分などの代謝により宿主の恒常性維持において重要な役割を担っていることが理解できる．

※4 約38兆個とする説もある．

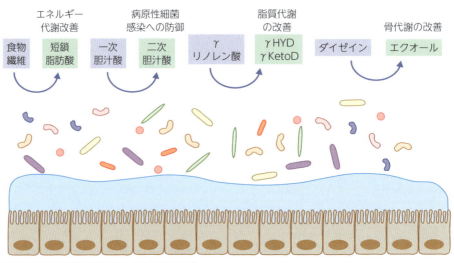

図4 腸内細菌代謝産物とその機能の例

B. 腸内細菌叢と健康

　腸内細菌叢研究における大きなインパクトの1つは，Gordonらのグループによる研究であろう．Gordonらは，肥満モデルマウスでは腸内細菌叢の構成（ファーミキューテス門とバクテロイデーテス門の比）が変化することを見出し，腸内環境とエネルギー代謝との強い関連が示唆された[2]．さらに，無菌マウスに肥満マウス由来の腸内細菌叢を移植すると，移植されたマウスは肥満を呈することが示された．一方，健常マウス由来の腸内細菌叢の移植では肥満は認められなかった[3]．このことから，腸内細菌叢は宿主のエネルギー恒常性や代謝疾患と密接に関連することが示された（図5）．

　このような背景から，腸内細菌叢を正確に把握するためヒト腸内細菌叢の大規模研究が国内外で実施されている．わが国では国立医薬基盤・健康・栄養研究所（NIBIOHN）が腸内細菌叢の大規模データベース構築に取り組んでいる．NIBIOHNなどの研究チームにより，ブラウティア菌とよばれる腸内細菌が多い人は肥満・糖尿病になりにくいことが発見された．マウスを用いた実験より，ブラウティア菌を与えると体重増加や糖尿病が抑制されることが示された[4]．腸内環境の重要性は以前から知られていたが，近年の腸内細菌叢研究の発展により社会的関心が高まっている．「腸活」という言葉の登場からも，腸内環境の認知度や期待が理解できる．

C. 腸内細菌叢の解析手法

　腸内細菌叢は個人差が大きく，多種多様な細菌種が存在することが知られている．以前は単離培養により細菌種の同定が行われていたが，培養可能な細菌種は限定されていたため，培養法による腸内細菌叢の理解は困難であった．**マイクロバイオーム**（microbiome）は微生物集団全体のことであり，微生物集団が有する遺伝情報全体を**メタゲノム**（metagenome）という．遺伝子に着目したメタゲノム解析法の登場により，マイクロバイオームや腸内細菌叢における細菌系統組成を理解することが可能となり，腸内細菌叢研究の発展につながった（図6）．また，前述のNGSにより，マイクロバイオーム解析は飛躍的に向上した．

　腸内細菌叢のメタゲノム解析は，腸内細菌叢からDNAを抽出し，①16S rRNA遺伝子領域のPCR産物，もしくは，②断片化したDNAをNGSにより解析する．得られたDNA配列から，データベースを用いて各細菌を系統づけし，統計解析を行う．解析①（16S rRNA

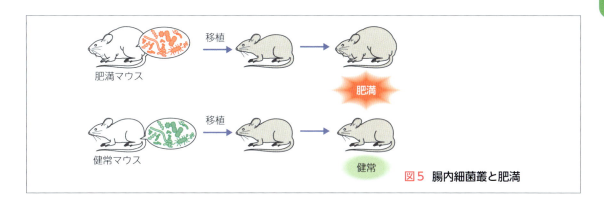

図5　腸内細菌叢と肥満

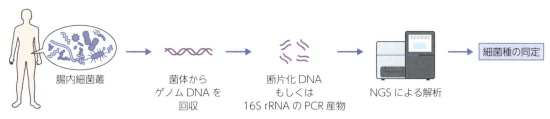

図6　腸内細菌叢のメタゲノム解析

遺伝子解析）の対象となる細菌ゲノムの16S rRNA遺伝子領域は，細菌ごとに特徴的な配列領域を含んでおり，各細菌の特徴づけが可能である．一方，解析②（ショットガンメタゲノム解析）は16S rRNA遺伝子領域に限定されないため，系統組成に加え，より詳細な遺伝子機能組成が可能である．腸内細菌叢のリファレンスゲノムはデータベース構築が進んでおり，腸内細菌叢におけるショットガンメタゲノム解析のさらなる進展が期待される．

4 個人の体質にあわせた栄養指導

A. 遺伝子バリアントとは

ヒトゲノムの解析から，疾病の原因となる疾患遺伝子の変異ではなく，一塩基バリアント（SNV）[※1]やコピー数バリアント（CNV）など，それらだけでは直接重篤な疾患に影響を及ぼさない変異が，私たちの遺伝子上には非常に多く存在することがわかった．このような変異が，健常で通常に生活しているヒトの集団における遺伝子の多様性を示しており，**遺伝子バリアント（genetic variant）**とよぶ（第8章2）．さまざまな疾病は，個人個人の多様性に，多くのほかの因子，例えば，ほかの遺伝子の変異や食事や喫煙，ストレスや運動などの生活習慣が加わることによって起きると考えられている（第9章3）．兄弟で遺伝子配列が全く等しい一卵性双生児と遺伝子配列が異なる二卵性双生児

の研究では，肥満，高血圧，高血糖，脂質代謝異常などが兄弟間で一致する割合は，二卵性双生児に比べて，一卵性双生児で有意に高い．しかし一卵性双生児でもこれらの一致率は50％しかなかった（表）[5]．すなわち，この結果は，生活習慣病にかかりやすい遺伝子は確かに存在するが，それをもっていたとしても，生活習慣によって防ぐことができることをあらわしている．生活習慣のなかでも，食事から何をどのように摂取しているかが重要であることは想像に難くない．

B. 遺伝子検査

遺伝子検査は，医療機関のほか，オンライン検査キットで簡単に実施できるようになってきた．爪や口腔内粘膜，唾液などの検体を採取し，同意書とアンケートを送れば数週間ほどで結果が届く．疾患のリスクや薬物反応，体質や特性など数百を超える項目についての結果がわかるキットもある．栄養素の代謝では遺伝子型を基に個人にあわせた摂取量やサプリメントの選択が可能となる．

C. 集団と個人

食事摂取基準では健常なある一定の集団を対象として，摂取すべきそれぞれの栄養素の量が定められている．**推定平均必要量（EAR）**はその集団の平均値であるため，真に必要とする栄養素の量を充足できない人が全体の半数いる．そこで，集団の97〜98％の人が満たせる量を**推奨量（RDA）**として，標準偏差の2倍（2SD）を平均値に加えた値をとっている．これは統計

表　メタボリックシンドロームに関連する一卵性双生児と二卵性双生児のリスク発症頻度

	双生児の両方の発症頻度一致率		
	同性一卵性双生児（男62組，女63組）	同性二卵性双生児（男86組，女92組）	*P*値
肥満度（BMI）	0.68	0.28	< 0.001
OGTT 120分後の血糖値	0.52	0.26	< 0.05
収縮期血圧	0.55	0.17	< 0.001
拡張期血圧	0.47	0.07	< 0.001
HDLコレステロール	0.61	0.26	< 0.001

OGTT：ブドウ糖負荷試験
Paulsen P, et al：Genetic versus environmental aetiology of the metabolic syndrome among male and female twins. Diabetologia, 44：537-543, 2001 より一部抜粋して引用

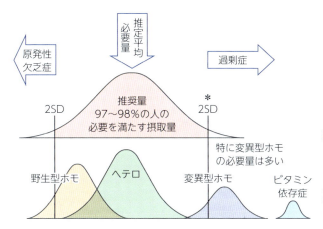

図7 ビタミンの推奨量と遺伝子バリアント別の必要量
＊この値が推奨量（値）を示す
「ゲノムビタミン学」（日本ビタミン学会/監修，香川靖雄，四童子好廣/編著），建帛社，2008より引用（ただし＊は著者により追加）

的に必要量が正規分布をするという仮説に基づいたものである．

しかし遺伝子バリアントによる代謝関連酵素の活性に大きな差がある人たちが，その集団の中にかなりの頻度で存在する場合には，図7のように，推奨量の範囲であってもその遺伝子バリアントによっては必要量を充足できない可能性が生じる[6]．ビタミンの場合，摂取量はサプリメントの摂取を含み，著しい個人差が生じる場合がある．単一遺伝子病では，通常の1,000倍もの多量を摂取することによって，機能を維持する必要のあるビタミン依存症もある．単一遺伝子病は個別に指導が必要であるが，栄養指導にかかわる者は，食事摂取基準の策定値のもつ意味やその活用において，遺伝子バリアントの存在も含め深く理解しておく必要があるだろう．遺伝的な個人差を考慮することによって，個人の多様性に対応した，より適切な摂取量を提案することができる．

D. 遺伝子バリアントに対応した栄養指導：日本での活用例

1）葉酸とホモシステイン代謝

遺伝子バリアントと栄養状態との相互作用が顕著にみられる例として，**葉酸**があげられる．葉酸はビタミンB群の1つであり，補酵素として，ヌクレオチドの生合成，アミノ酸のグリシン，セリン，メチオニンやヒスチジンの代謝，DNAのメチル化などに関与する．古典的な葉酸欠乏症は巨赤芽球性貧血であるが，長期的な葉酸摂取不足は血中ホモシステイン濃度の上昇をまねき，動脈硬化性疾患や認知症のリスクとなる．ま

た妊娠前から妊娠初期の葉酸不足は胎児の神経管閉鎖障害（無脳症，二分脊椎，髄膜瘤）の原因となる．

ホモシステインは葉酸代謝と密接な関係にあり，ビタミンB_{12}（メチルコバラミン）を補酵素とするメチオニン合成酵素の作用で，5-メチルテトラヒドロ葉酸からメチル基を転移して再メチル化されることでメチオニンとなる（図8）（7章 図5）．5-メチルテトラヒドロ葉酸は，5,10-メチレンテトラヒドロ葉酸から**メチレンテトラヒドロ葉酸還元酵素（MTHFR）**により，FAD（ビタミンB_2）を補酵素として生成されるが，この反応は再メチル化の律速段階である．また，ホモシステインはビタミンB_6を補酵素とするシスタチオニンβ-合成酵素によってシスタチオニンを経てシステインに代謝される経路もある．このように，葉酸，ビタミンB_2，B_6，B_{12}のいずれかが不足すると，ホモシステイン代謝が滞り血中濃度が高くなる．メチオニンから生成されるS-アデノシルメチオニンは，DNAのメチル化においてもメチル基供与体として働くため，葉酸はエピジェネティックな制御にも重要である．

2）*MTHFR* バリアント

この代謝経路に関連した酵素には多くの遺伝子バリアントがあるが，なかでも，*MTHFR*遺伝子の677番目の塩基がCからTへ変化するバリアント（C677T）は葉酸栄養状態に顕著な影響を及ぼす．MTHFR活性がCC型（野生型）に比べてCT型（ヘテロ変異）では35％，TT型（ホモ変異）では70％低下するため，5-メチルテトラヒドロ葉酸の生成量が減少することにより，ホモシステインからメチオニンの経路が阻害され血中ホモシステイン濃度が上昇する．TT型は，日本人

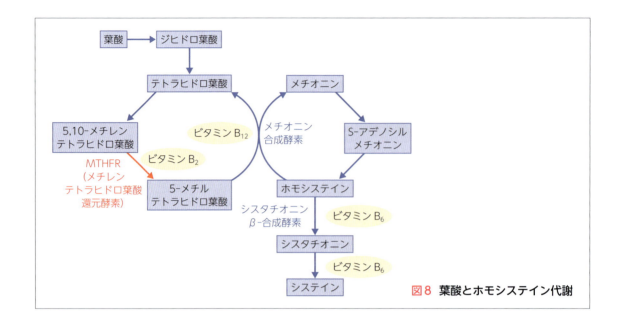

図8 葉酸とホモシステイン代謝

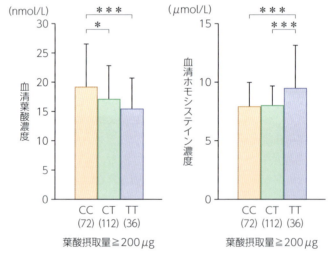

図9 MTHFRバリアントと血清葉酸およびホモシステイン濃度
女子大学生250名（平均年齢21歳）のうち，葉酸摂取量が推定平均必要量200 μg/日を超えて摂取している対象者について，*MTHFR*遺伝子バリアント別に血清葉酸濃度とホモシステイン濃度を示した．TT型ではCC型に比べて葉酸濃度は低く，ホモシステイン濃度は高かった．（　）内の数字は，*MTHFR*（C677T）バリアント別の人数．
平岡真実，香川靖雄：栄養素と遺伝子多型：テーラーメイド栄養学の実践．ビタミン，89：59-64，2015をもとに作成

では約15％程度存在するが，世界的にはおおむね10％程度の地域が多い．TT型ではCC型やCT型に比べて虚血性心疾患や脳梗塞の発症リスクが高くなる．日本人の若年女性を対象とした調査によると，葉酸摂取量が推定平均必要量200 μg/日を充たしていても，TT型ではCC型やCT型に比べて血清葉酸濃度は低く，血清ホモシステイン濃度は高値を示した（図9）．しかしこうしたバリアント間の差は，葉酸を通常の2倍量の1日400 μg摂取することで，解消することが可能である[7]．

3) バリアントに対応した個人栄養指導

このバリアントに基づき個人対応の栄養指導で実績をあげているのが、女子栄養大学が行っている **MTHFR C677T 変異型** に対する葉酸摂取の介入研究である[8]. 生活習慣病や認知症予防を目的として，葉酸摂取量の増加を推進する公衆栄養活動のなかで、MTHFR 遺伝子バリアントを告知して**バリアントに応じた個別栄養指導**を実施している。半年にわたるプログラムでは栄養介入の前後で葉酸やホモシステイン濃度の改善がみられ、特に TT 型の人において変化量が大きかった (図10).

遺伝子バリアントを認識することは、治療や指導方針が決まることだけでなく、食事を含めた生活習慣改善に対する本人のモチベーションを高く維持できるという効果もあることがわかる。一方、遺伝子バリアントの告知後不安を感じる対象者が TT 型の 30% 近くにみられたことより、栄養指導にかかわる専門職が遺伝子バリアントに対する科学的な認識をもち、遺伝子検査結果の意味を正しく理解させる方法や栄養指導法を確立するとともに、対象者に寄り添うことが重要であろう。

5 プレシジョン栄養学（今後の展望）

A. 栄養学の課題

栄養学は「人の健康を維持するために、どのようなものをどのように食べるべきか」を追求する研究分野である。最終的にはヒトを対象とし、ヒトが食べたものによる身体への作用を知り、それらをヒトの健康にフィードバックすることが求められる。

ヒトゲノム計画の終了から、ゲノム解析を通して個人の特性を明確にする研究が進み、SNV[※1] による栄養指導も有効となったが、人の個人差は SNV のみで説明できるものではない。オミクス技術の進歩と膨大なデー

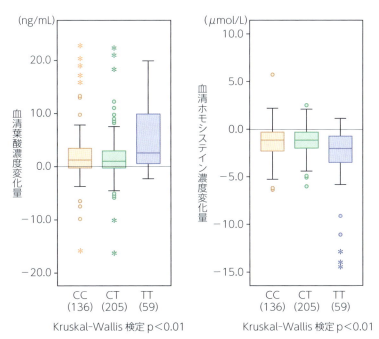

図10 MTHFR バリアント別栄養指導による血清葉酸およびホモシステイン濃度の改善効果

対象者 400 名．栄養指導後いずれのバリアントでも血清葉酸濃度が増加し、ホモシステイン濃度は減少したが、それらの変化量はともに TT 型で最も大きく、バリアント別の栄養指導の効果が示された．（　）内の数字は、MTHFR（C677T）バリアント別の人数．
平岡真実，香川靖雄：栄養素と遺伝子多型：テーラーメイド栄養学の実践．ビタミン，89：59-64，2015 より引用

タの蓄積から，このような多様な個人差は，遺伝子情報だけでなく，トランスクリプトーム，プロテオーム，メタボローム解析を加えることで，より特定化していくことが可能となった．また，体質の個人差には腸内細菌叢の多様性もかかわっていることが明らかとなってきた．

現在の栄養指導における基盤であり，広く活用されているのは「日本人の食事摂取基準」である．これはその策定方針や策定方法から明らかなように，ある特定の健康な集団（年齢別，性別など）において適切な栄養素の摂取基準を定めたものである．このようなガイドラインは，不足する栄養素の充足や給食管理，栄養政策には有益であるが，メタボリックシンドロームや生活習慣病のような，栄養過多や体質など個人差の大きな疾病予防に対してはそのまま適応しにくいこともあり，より個々人に最適な個別化した対応が必要である．すなわち，集団データから標準化された「このようなものを食べると健康になる」というものを個人にあてはめるのではなく，「健康になるというアウトカムのために，その個人はどのように食べればよいか」という，個人対応型，データ駆動型の栄養学（プレシジョン栄養学）が期待されている．

B. プレシジョン栄養学

1) プレシジョン医学からプレシジョン栄養学へ

プレシジョン医学（精密医学，先進医学）という言葉は，最新のゲノム情報を駆使して個人対応させた医療をさす．2015年にオバマ元米国大統領が行った一般教書演説において，将来の医療がめざすものとして知られるようになった．健診データやバイオマーカーの他，近年ではウェアラブルデバイスから，リアルタイムでの身体データの収集も可能である．従来の生物学的バイオマーカーだけではない網羅的な情報を患者から計算・収集し，健康というアウトカムを目指すことで，生活習慣病の発症前からの対応も可能となる．

米国国立衛生研究所（NIH）では，2020年から10年間の戦略プランとして，Precision Nutritionを提唱している．日本語では「個別化栄養」や「精密栄養」などと訳されるが，ここでは，preciseの意味を反映するため，「プレシジョン栄養」と示す．栄養は予防医療の一つとして重要ではあるが，何をいつどのように食

べるかは個人の自由であることが医療とは異なる．個人の選択肢が多岐多様であるため難しい面もあるが，次世代の栄養学として注目されている．

プレシジョン栄養では（**概念図**），健診などから得られた臨床医学情報，腸内細菌叢やゲノム，プロテオーム，メタボロームなどからなる膨大な分析化学情報，ウェアラブルデバイスからリアルタイムでモニタリングする身体計測などのデータ，スマートフォンアプリからは，何をいつどのように食べたかという食事記録（食嗜好や行動情報）などの情報，さらには栄養学的な情報（食品成分データベース，食事摂取基準，機能性食品，時間栄養学など，栄養科学で得られているさまざまな知見）を統合し，人工知能（AI）で健康をアウトカムとした予測を行い，各個人の体質や生活スタイルやライフステージに応じて適切な食事を提案する．さらに，これらをスマートフォンアプリを通してフィードバックすることで，自分の食を評価でき，行動変容につながることにもなる．

2) わが国のコホート研究による取り組み

このような試みはすでに日本でもはじめられており，NIBIOHNは全国各地に解析拠点をおき，腸内細菌叢のデータベース構築を進めている（NIBIOHN腸内環境研究）（**本章3-B**）．約7,000名以上の対象者の，腸内細菌調査と生活習慣項目（性，年齢，栄養素等摂取量，食品群別摂取量，身体活動飲酒歴，喫煙歴，など）や健診，人間ドックでの情報（身長，体重，腹囲，血圧，血液検査項目）が収集され，一部のデータは公開されている．また，弘前大学の「岩木健康増進プロジェクト」は一人当たり3,000項目に及ぶ大規模住民合同健康調査で，1,000人に18年間行った超多項目健康ビッグデータである．これをハブとして，全国で実施されているコホート研究のデータを連携・包含して解析を実施し，縦断的なデータ連携基盤が構築されており，これらの連携解析や比較分析など，今後さらなる研究の進展が期待される．その他にも京丹後コホート研究，江別モデルなど，日本人を対象とした優れた研究成果が上がっている．

3) AI食事管理アプリの利用

AI食事管理アプリは，食事の内容を詳細に記録することで，その量だけでなく，その食事に含まれる栄養成分を数値化できる（**第11章「臨床のトピック」参**

照）．利用者の年齢，性別，身長，体重，普段の活動レベルを入力することで，その人に合った食事摂取目安も示される．食事記録の精度は，AI画像解析の技術発展に伴い向上しており，画像記録したものに自分で修正を加えることにより，秤量記録法と高い相関性をもつ（ただし食塩を除く）ことも報告されている[9]．また，アプリを通した食事の自己評価が食事指導に有効であり，栄養士の指導とも遜色がないという報告もある[10]．

4）社会実装に向けて

プレシジョン栄養を社会実装していくためには，生体情報取得にかかわる産業，ビッグデータを解析する産業，食品を提供する産業，小売り・宅配産業，運動等の健康プロバイダー産業，食事モニタリング産業など，多くの産業分野との連携が必要となる．プレシジョン栄養はまだ発展途上ではあるが，健康の維持増進だけではなく，食糧資源の有効利用という観点からの意義もある．食糧保障や地球の環境問題にもつながる，持続可能な食の問題を解決するための重要なアプローチとなるであろう．

文　献

1) Noguchi M, et al：Lactic acid bacteria-derived γ-linolenic acid metabolites are PPARδ ligands that reduce lipid accumulation in human intestinal organoids. J Biol Chem, 298：102534, 2022

2) Ley RE, et al：Microbial ecology：human gut microbes associated with obesity. Nature, 444：1022-1023, 2006

3) Turnbaugh PJ, et al：An obesity-associated gut microbiome with increased capacity for energy harvest. Nature, 444：1027-1031, 2006

4) Hosomi K, et al：Oral administration of Blautia wexlerae ameliorates obesity and type 2 diabetes via metabolic remodeling of the gut microbiota. Nat Commun, 13：4477, 2022

5) Paulsen P, et al：Genetic versus environmental aetiology of the metabolic syndrome among male and female twins. Diabetologia, 44：537-543, 2001

6)「ゲノムビタミン学」（日本ビタミン学会/監修，香川靖雄，四童子好廣/編著），建帛社，2008

7) Hiraoka M. et al：Gene-nutrient and gene-gene interactions of controlled folate intake by Japanese women. Biochem Biophys Res Commun, 316：1210-1216, 2004

8) 平岡真実，香川靖雄：栄養素と遺伝子多型：テーラーメイド栄養学の実践．ビタミン，89：59-64，2015

9) Matsuzaki E, et al：Validity of Nutrient Intakes Derived from an Internet Website Dish-Based Dietary Record for Self-Management of Weight among Japanese Women. Nutrients, 9：1058, 2017

10) Zeevi D, et al：Personalized Nutrition by Prediction of Glycemic Responses. Cell, 163：1079-1094, 2015

- 「実験医学増刊Vol.41 No.10健康と疾患を制御する精密栄養学」（國澤 純/編），羊土社，2023
- 「プレシジョン栄養学—駆動型個別化栄養学の社会実装に向けて—」（日本栄養・食糧学会/監修，小田裕昭 他/責任編集），建帛社，2024

索　引

数　字

2型糖尿病	96
2ヒット説	135
5′キャップ付加	62
8-ヒドロキシ-デオキシグアノシン（8-OH-dG）	102

欧　文

A・B

AAVベクター	190, 198
ABCA1	141
ADA遺伝子	199
α相補	179
αヘリックス構造	28
AI食事管理アプリ	170
Apo A I	141
ApoB-48	140
ApoB-100	141
Apo C II	141
ATF4	153
ATP	30, 34
Bcl-2	108
β酸化	36
βシート構造	28
bHLH (basic helix-loop-helix) 構造	152
BMAL1	164
B細胞	26

C

CAR-T細胞療法	198, 204
CBP (CREB binding-protein)	73
cDNA (complementary DNA)	176, 182
cDNA計画	208
C/EBP (CCAAT/エンハンサー結合タンパク質)	25
CETP欠損症	142
ChoRE (carbohydrate responsive element)	152
ChREBP (carbohydrate responsive element binding protein)	152
CLOCK	164
CNV	121
CpGアイランド	76, 125
CREB	72
CREB結合タンパク質	73
Cre/loxPシステム	195
Creリコンビナーゼ	195
CRISPR/Cas9	201

Cry

Cry	164

D

ddNTP	187
DEAE-デキストラン法	190
DIG (digoxigenin)	186
DNA	15, 30, 41
DNA結合色素法	182
DNA結合ドメイン	72
DNAトランスポゾン	119
DNAの抽出	173
DNAのメチル化	76
DNA配列エレメント	60
DNA複製	43
DNAヘリカーゼ	45
DNAポリメラーゼ	46
DNAマイクロアレイ法	185
DNAリガーゼ	45, 47, 175
dsRNA (double strand RNA)	196

E・F

EAR	214
E-box	164
eIF2	153
endo-siRNA	123
EPA	154
EpRE/ARE	160
ES細胞	194
ex vivo遺伝子治療	198
FCHL	142
FH	141
FITC (fluorescein isothiocyanate)	186
FXR	156

G

G1期	48
G2期	48
Gal4	192
GIP (gastric inhibitory polypeptide)	139
GLP-1 (glucagon-like peptide-1)	139, 166
GLUT2	139
GLUT4	22
GPCR	87
GTP結合タンパク質	34
GWAS (genome wide association study)	145
Gタンパク質共役型受容体	87

H

HAT (histone acetyltransferase)	75
HDAC (histone deacetylase)	75
HDL	141
HDR (homology-directed repair)	199
hnRNA (heterogeneous nuclear RNA)	59, 62
HTGL	141

I・J

IDL	141
IGF-1	165
INSIG	156
in situ ハイブリダイゼーション法	185
in vivo 遺伝子治療	198
iPS細胞	202
IPTG (isopropyl-β-D-thiogalactopyranoside)	179
IRE結合タンパク質	159
IRP	159
IRS-1 (insulin receptor substrate-1)	139
ISH法	185
JAK-STAT系	94

K・L

Keap1	159
lacZ遺伝子	177
LCAT	141
LDL	141
LDL受容体	141, 155
LINE	119
lncRNA	123
LPL	141
LTR	119
LTRレトロトランスポゾン	119
Luc	191
LXR	156

M・N

MAPキナーゼ	93
MCS (multiple cloning site)	176
miRNA (micro RNA)	32, 59, 123, 197
MODY	139
mRNA (messenger RNA)	31, 59
mRNA前駆体	62
MTHFR	215
M期	48
ncRNA (non-coding RNA)	59, 122, 197
NF-κB	96

220 ● 栄養科学イラストレイテッド

index

NHEJ (non-nhomologous end-joining) 199
NLS (nuclear localization signal) 152
NOR (nucleolus organizer region) 118
Nrf2 159

P・Q

PAM (proto-spacer adjacent motif) 201
PAR (pseudoautosomal region) 124
PCM (primary chylomicronemia) 142
PCR法 179
Per 164
PGC-1α 74
PIP₂ 91
piRNA (PiWi-interacting RNA) 123
PKA (protein kinase A) 73
PPAR (peroxisome proliferator-activated receptor) 25, 155
PPARγ 138
PPAR活性化薬剤 155
PPRE (peroxisome proliferator response element) 155
pre-mRNA 62
PUFA (poly-unsaturated fatty acid) 154
qPCR法 182

R

RAA系 143
RAR 158
RARE 158
RDA 214
RISC (RNA-induced silencing complex) 196
RNA干渉 (RNAi) 32, 123, 196
RNAの合成 60
RNAの構造 58
RNAの種類 59
RNAの抽出 173
RNase H 182
RNAポリメラーゼ 60
rRNA (ribosomal RNA) 31, 59
rRNA遺伝子 117
RT-PCR法 182
RXR 158

S

SCAP (SREBP cleavage-activating protein) 156
scaRNA (small Cajal body-specific RNA) 123

sgRNA (single guide RNA) 202
short ncRNA 122
SINE 119
siRNA (small interference RNA) 123, 196
Sirtuin 104
snoRNA (small nucleolar RNA) 122
SNP 120
snRNA (small nuclear RNA) 59, 122
snRNP (small nuclear ribonucleoprotein) 59
SNV 120
SOD 102
SRE (sterol regulatory element) 156
SREBP (sterol regulatory element-binding protein) 74, 156
SRY 124
S-S結合 78
S期 48

T

T1プラスミド 193
TALEN (transcription activator-like effector nuclease) 200
TaqManプローブ法 182
TATAボックス 61
TBP 62
TCA回路 34
T-DNA領域 193
TFⅡA 62
TFⅡB 62
TFⅡD 61
TFⅡE 62
TFⅡF 62
TFⅡH 62
TIR 119
tRNA (transfer RNA) 31, 59, 64
T細胞 26

U～Z

UPD (uniparental disomy) 125
VDR 158
VDRE 158
VLDL 141
VNTR (variable number of tandem repeat) 144
X-gal 179
XIST (X-inactive specific transcript) 124
X染色体 123
X連鎖 (伴性) 遺伝病 131
ZFN (zinc-finger nuclease) 200
Znフィンガー 72

和　文

あ

アクチベーター 72
アクチン 25
アグロバクテリウム法 193
あすけん 170
アスコルビン酸 117
アディポサイトカイン 136
アデニン 30
アデノウイルスベクター 190
アデノ随伴ウイルス (AAV) ベクター 190, 198
アドレナリンβ3受容体遺伝子 137
アポトーシス 105
甘味の受容体 92
アミノ基 27
アミノ酸 27, 153
アミノ酸代謝 36
アミノ酸代謝異常 132
アルカリホスファターゼ 186
アレル 131
アロステリック酵素 34
アンジェルマン症候群 (AS) 125
アンチコドン 65
アンチコドンループ 65
アンピシリン耐性遺伝子 176

い

イオン結合 28
イオンチャネル 22
イオンチャネル型受容体 83
鋳型 43
鋳型鎖 60
イソフラボン 161
一塩基バリアント 120
一次構造 28
遺伝 51
遺伝暗号 64
遺伝子 15
遺伝子組換え 52
遺伝子銃 (パーティクルガン) 法 190
遺伝子治療 197
遺伝子導入 189
遺伝子発現 58
遺伝子発現制御 74
遺伝子バリアント 120, 214
遺伝性網膜ジストロフィー 199
遺伝要因 130
インクレチン 139
インスリン 36, 74, 165
インスリン受容体 93

分子栄養学　改訂第2版 ● 221

インスリン前駆体 ……………… 77
インターカレーション法 ……… 182
インテグリン …………………… 25
インデル ………………………… 121
イントロン ……………………… 63
インプリンティング …………… 125

う

ウイルスベクター ……………… 198
ウイルスベクター系 …………… 190
ウェルナー症候群 ……………… 104
うま味の受容体 ………………… 92
ウラシル ………………………… 30

え

エイコサノイド ……………… 32, 155
エイコサペンタエン酸 ………… 154
エキソーム解析 ………………… 145
エキソサイトーシス …………… 22
エキソヌクレアーゼ …………… 46
エキソン ………………………… 63
エピジェネティクス ………… 42, 146
エピジェネティック …………… 42
エピジェネティック修飾 ……… 75
エフェクター …………………… 90
エフェクタープラスミド ……… 192
エフェクター分子 ……………… 72
エラー蓄積説 …………………… 102
エレクトロポレーション（法）… 190, 194
塩基 ……………………………… 30
塩基配列決定法 ………………… 187
エンドサイトーシス …………… 22
エンドソーム …………………… 24
エンハンサー …………………… 71

お

岡崎フラグメント ……………… 45
オフターゲット効果 …………… 197
オミクス解析 …………………… 211
オリゴ（dT）プライマー ……… 182
折りたたみ ……………………… 77
オルガノイド …………………… 202

か

開始コドン ……………………… 64
概日時計 ………………………… 164
解糖系 …………………………… 35
外分泌 …………………………… 83
カイロミクロン ………………… 140
カイロミクロンレムナント …… 141
可逆的阻害 ……………………… 34
架橋結合 ………………………… 78

核 …………………………… 21, 24
核移行シグナル ………………… 152
核ゲノム ………………………… 115
核酸 ……………………………… 30
核質 ……………………………… 24
核小体 …………………………… 24
核小体形成域 …………………… 118
核小体低分子RNA ……………… 122
核内受容体 ……………………… 84
核内低分子RNA …………… 59, 122
核膜 ……………………………… 24
可欠アミノ酸 …………………… 153
カスパーゼ ……………………… 107
家族性Ⅲ型高脂血症 …………… 142
家族性高コレステロール血症 … 141
家族性若年糖尿病 ……………… 139
（家族性）腫瘍 ………………… 135
家族性複合型高脂血症 ………… 142
片親性ダイソミー ……………… 125
カタラーゼ ……………………… 103
褐色脂肪組織 …………………… 138
活性酸素 ………………………… 102
滑面小胞体 ……………………… 22
カハール小体低分子RNA ……… 123
ガラクトース血症 ……………… 133
顆粒球 …………………………… 26
カルパイン経路 ………………… 79
カルボキシ基 …………………… 27
がん ……………………………… 134
がん遺伝子パネル検査 ………… 136
環境要因 ………………………… 130
がん原遺伝子 …………………… 134
幹細胞 …………………………… 26
感受性遺伝子 …………………… 134
がん抑制遺伝子 ………………… 134

き

偽遺伝子 …………………… 116, 118
基質 ……………………………… 34
偽常染色体領域 ………………… 124
機能タンパク質 ………………… 58
基本転写因子 …………………… 60, 72
キメラマウス …………………… 194
逆位 ……………………………… 122
逆転写酵素 ……………………… 176
キャップ構造 …………………… 63
キャピラリー電気泳動 ………… 187
吸収細胞 ………………………… 26
競合阻害 ………………………… 34
筋細胞 …………………………… 25
筋上皮細胞 ……………………… 25

く

グアニン ………………………… 30
クエン酸回路 …………………… 34
クエンチャー …………………… 182
グリコーゲンの合成と分解 …… 88
グリコシル化 …………………… 78
グリセロ糖脂質 ………………… 33
グリセロリン脂質 ……………… 33
クリプト ………………………… 26
グルカゴン ………………… 74, 89, 152
グルコース取り込み …………… 95
グルタチオンペルオキシダーゼ … 103
クローニング …………………… 177
クロノタイプ …………………… 166
グロビン遺伝子 ………………… 118
クロマチン …………………… 31, 74
クロマチン再構成 ……………… 75
クロマチン線維 ………………… 41

け

血液細胞 ………………………… 26
結合遺伝子 ……………………… 116
欠失 ……………………………… 121
血糖調節 ………………………… 168
血友病 …………………………… 199
ケト原性アミノ酸 ……………… 37
ゲノミクス ……………………… 209
ゲノム …………………………… 15, 114
ゲノムインプリンティング …… 125
ゲノム解析 ……………………… 145
ゲノム編集 ……………………… 199
ゲノムワイド関連解析 ………… 145
原因遺伝子 ……………………… 134
減数分裂 ………………………… 51
原発性高HDLコレステロール血症 … 142
原発性高カイロミクロン血症 … 142

こ

コアクチベーター ……………… 73, 85
好塩基球 ………………………… 26
後期 ……………………………… 49
高血圧 …………………………… 143
抗原 ……………………………… 109
交差 ……………………………… 52
抗酸化物質 ……………………… 102
好酸球 …………………………… 26
校正機能 ………………………… 46
酵素 ……………………………… 34, 58
構造タンパク質 ………………… 58
構造バリアント ………………… 122
抗体 ……………………………… 109
好中球 …………………………… 26, 108

index

コーディング鎖	60
コケイン症候群	104
五炭糖	30
骨格筋細胞	25
骨芽細胞	25
骨細胞	25
骨マトリックス	25
コドン	64
コピー数バリアント	121
コリプレッサー	74, 85
ゴルジ体	22
ゴルジ嚢	22
コレステロールエステル	142
コレステロールの代謝	36
コンセンサス配列	72
コンディショナル（条件付き）ノック アウトマウス	195
コンパニオン診断	136

さ

サーチュイン	104
サイトカイン受容体	94
細胞外ドメイン	21
細胞外マトリックス	25
細胞間情報伝達	83
細胞質	21
細胞周期	48
細胞小器官	21
細胞内ドメイン	21
細胞分裂	47
サイレンサー	71
杯細胞	26
サザンブロットハイブリダイゼーション法	184
サテライトDNA	116
サブクローニング	178
サブユニット	29
サルコペニア	169
サンガー法	187
散在反復配列	115
三次構造	28

し

シークエンサー	187
シークエンス	187
時間栄養学	163, 164
色素細胞	25
ジゴキシゲニン	186
自己分泌	83
脂質	32
脂質異常症	140
脂質代謝	36
脂質二重層	21

ジスルフィド結合	28
質量分析装置	210
ジデオキシ法	187
至適pH	34
至適温度	34
シトクロムc	108
シトシン	30
シトステロール血症	142
脂肪細胞	25, 138
脂肪酸	32, 154
脂肪酸の代謝	36
脂肪組織	138
姉妹染色分体	42
社会的時差ぼけ	167
終期	49
終止コドン	64
修復ポリメラーゼ	47
絨毛	26
縦列反復配列	115
宿主	176
樹状細胞	108
受容体	83
常染色体	42
常染色体顕性遺伝病	131
常染色体潜性遺伝病	131
小胞体	21, 22
情報伝達	83
食事管理アプリ	170
ショットガンプロテオミクス	210
真核細胞	21
心筋細胞	25
神経伝達物質	83
新生児マススクリーニング検査	132

す

推奨量	214
推定平均必要量	214
睡眠不足	166
スーパーオキシドジスムターゼ	102
ステロール調節エレメント	156
スフィンゴ糖脂質	33
スフィンゴリン脂質	33
スフェロイド	203
スプライシング	63
スルフォラファン	159

せ

制限酵素	175
成熟mRNA	62
星状体	49
性染色体	42
セカンドミール効果	168

セカンドメッセンジャー	90
脊髄性筋萎縮症	199
責任遺伝子	134
赤血球	26
摂食に応答した遺伝子発現	151
絶食に応答した遺伝子発現	152
前期	49
染色体	41
染色体構造バリアント	122
前中期	49
先天性代謝異常症	132
セントロメア	42

そ

造血幹細胞	26
相同組換え	194, 199
相同染色体	42
挿入	121
相補鎖	30
早老症	104
側鎖	27
粗面小胞体	22

た

ターゲティングベクター	194
ダイエット	167
体細胞分裂	49
代謝	34
体重調節	167
大腸菌	177
体内時計	164
対立遺伝子	42
多因子疾患	133
多価不飽和脂肪酸	32, 154
多型	120
脱共役タンパク質	138
脱分化	26
単一遺伝子疾患	130
単球	26
短鎖散在反復配列	119
短鎖脂肪酸	92
短鎖非コードRNA	122
胆汁酸	92
単純脂質	33
炭水化物応答エレメント	152
タンパク質	27, 153
タンパク質合成	64
タンパク質摂取タイミング	168
タンパク質の構造	27
タンパク質の修飾	29
タンパク質の半減期	78
タンパク質の分解	29, 78

分子栄養学　改訂第2版　223

タンパク質のリン酸化	87
タンパク質分解酵素	79
タンパク質リン酸化酵素A	73

ち・つ

チアゾリジン誘導体	155
チトクロムc	108
チミン	30
中期	49
中心体	49
中枢時計	165
腸管細胞	38
腸管内分泌細胞	26
長鎖散在反復配列	119
長鎖非コードRNA	123
長寿遺伝子	104
朝食欠食	167
腸内細菌叢	212
チロシンキナーゼ型受容体	92
ツーハイブリッドアッセイ	192

て

低分子リボ核タンパク質	59
低分子量Gタンパク質	93
定量PCR法	182
デオキシリボース	30
デオキシリボヌクレオチド	30
鉄	158
テロメア	104, 116
電気泳動法	174
電気穿孔法	190
転座	122
電子伝達系	36
転写	15, 60
転写因子	71
転写開始複合体	60, 71
転写活性化ドメイン	73

と

糖原性アミノ酸	37
動原体	49
糖原病	133
糖鎖付加	78
糖脂質	33
糖新生	36
糖代謝	35
糖代謝異常	133
等電点	27
糖尿病	139
時計遺伝子	164
突出末端	175
トランスオミクス解析	209

トランスクリプトミクス	209
トランスジェニック（遺伝子導入）動物	191
トランスファーRNA	31, 59
トランスフェリン	159
トランスポーター	22
トランスポゾン	115, 119
トリアシルグリセロール	33
トリグリセリド	33
トリソミーレスキュー	125

な・に

内分泌	83
ナトリウムポンプ	22
苦味の受容体	92
二次元電気泳動	210
二次構造	28
二重らせん	30
二本鎖RNA	196
ニュートリゲノミクス	209
尿素回路	36

ぬ～の

ヌクレアーゼ	47, 200
ヌクレオシド	30
ヌクレオソーム	31, 41
ヌクレオチド	30
ネクローシス	106
ノザンブロットハイブリダイゼーション法	185
ノックアウトマウス	194

は

パーティクルガン法	194
配偶子	51
胚性幹細胞	194
ハイブリダイゼーション	184
白色脂肪組織	138
バクテリオファージ	177
破骨細胞	25
発がん予防	160
白血球	26
発現	15
発生	99
発達	99
ハッチンソン・ギルフォード症候群	104
パネート細胞	26
バリアント	120
反復配列	115
半保存的複製	43

ひ

非鋳型鎖	60
非ウイルスベクター	198
非ウイルスベクター系	189
非コードRNA	59, 122
微小管	49
ヒスタミン	108
ヒストン	31, 41
ヒストンアセチル化	75
ヒストンアセチル化酵素	75
ヒストン修飾	147
ヒストン脱アセチル化酵素	75
非相同末端結合	199
ビタミンA	101, 158
ビタミンB$_{12}$	100
ビタミンD	158
ビタミンの推奨量	215
ビッグデータ	170
必須アミノ酸	27, 36
必須脂肪酸	33, 154
ヒトゲノム	114
ヒトゲノム計画	208
ヒドロキシラジカル	102
皮膚線維芽細胞	25
非プロセス型偽遺伝子	116
非放射性標識	186
肥満	136
表皮角化細胞	25

ふ

ファンクショナルクローニング	145
ファンデルワールス力	28
フィードバック制御	34
部位特異的ヌクレアーゼ	200
フィブラート系薬剤	155
フェニルケトン尿症	132
フェリチン	159
フォールディング	77
不可逆的阻害	34
不可欠アミノ酸	27, 36, 153
不競合阻害	34
複合脂質	33
複製開始点	44
複製フォーク	44
不ケン化物	33
付着末端	175
不飽和脂肪酸	32
プライマーゼ	47
プラスミド	177
プラスミドベクター	178
プラダー・ウィリー症候群（PWS）	125
ブルーホワイトセレクション	179

index

フレームシフト	121
プレシジョン栄養学	217
プログラム説	104
プロスタグランジン	108
プロセシング	62, 77
プロセス型偽遺伝子	116
プロテアーゼによる切断	77
プロテアソーム	29, 79
プロテインキナーゼ	87
プロテオーム解析	210
プロテオミクス	209
プロトプラスト	194
プロモーター	60, 195
分化	26, 99
分子シャペロン	67
分子生物学	16
分子標的薬	136

へ

平滑筋細胞	25
平滑末端	175
ベーシックヘリックス・ループ・ヘリックス	73
ベーシックロイシンジッパー	72
ベージュ脂肪細胞	138
ベクター	176
ヘテロ核 RNA	59
ペプチジルトランスフェラーゼ	65
ペプチド結合	27
ヘモグロビン	118
ヘリックス・ターン・ヘリックス	73
ペルオキシソーム	21, 24
ペルオキシソーム増殖剤活性化受容体	25, 155
ペルオキシソーム増殖剤活性化受容体ガンマ	138
変性	183
ペントースリン酸回路	152

ほ

放射性標識	185
傍分泌	83
飽和脂肪酸	32
補酵素	34
ポジショナルキャンディデート法	145
ポジショナルクローニング	144
ホスファターゼ	176
ホスファチジルイノシトール 4, 5-ニリン酸	91
ホスファチジルコリン	33
ホスホジエステル結合	45
ホモシスチン尿症	133
ホモシステイン	215, 216

ポリアデニル化	63
ホルモン	83
翻訳	15, 64
翻訳後修飾	22, 77

ま

マイクロ RNA	32, 59, 123, 197
マイクロインジェクション法	190
マイクロサテライト	116
マイクロバイオーム	213
膜貫通型タンパク質	21
膜貫通ドメイン	21
膜輸送	22
マクロファージ	26, 108
末梢時計	165
マルチオミクス	209
マルチクローニングサイト	176
慢性動脈閉塞症	199
マンノース 6-リン酸	23

み・め

ミオシン	25
味細胞	38
ミトコンドリア	21, 24
ミトコンドリアゲノム	114
ミニサテライト	116
メープルシロップ尿症	133
メタゲノム	213
メタボリックシンドローム	136
メタボローム解析	211
メタボロミクス	209
メチオニン	100
メチル化	100
メチル化異常	146
メチレンテトラヒドロ葉酸還元酵素	215
メッセンジャー RNA	31, 59
免疫系	108
メンデルの法則	130
メンデルのランダム化解析	135

や〜よ

山中因子	202
夜盲症	158
融合タンパク質	192
有糸分裂	49
有糸分裂紡錘体	49
有性生殖	51
誘導脂質	33
ユニタリー型偽遺伝子	117
ユビキチン	29
ユビキチン-プロテアソーム系	79, 160
葉酸	101, 215

四次構造	29

ら・り

ライゲーション	175
ラギング鎖	45
ラクトースオペロン	179
ランダムヘキサマー	182
リアルタイム PCR 法	182
リーディング鎖	45
リガンド	83
リソソーム	24, 29
リソソーム経路	79
リゾチーム	108
リプレッサー	71
リボソーム	22, 65
リボソーム RNA	31, 59
リボヌクレアーゼ H	182
リポフェクション法	189
リン酸	30
リン酸化	78
リン酸化カスケード	92, 93
リン酸カルシウム共沈殿法	190
リン脂質	33
リンパ球	26

る・れ

ルシフェラーゼ遺伝子	191
レシチン	33
レセプター	83
レチナール	158
レチノイド X 受容体	155
レチノイン酸	158
レチノイン酸応答配列	158
レチノール	158
レトロウイルスベクター	190, 198
レトロトランスポゾン	119
レニン-アンジオテンシン-アルドステロン系	143
レプチン	137
レポーターアッセイ	191
レポーター色素	182
レポータープラスミド	192
連鎖解析	144
レンチウイルスベクター	191, 198

ろ・わ

老化	102
ワンハイブリッドアッセイ	192

分子栄養学　改訂第2版　225

略語一覧

8-OH-dG	: 8-hydroxy-2′-deoxyguanosine （8-ヒドロキシ-デオキシグアノシン）
AAV	: adeno-associated virus （アデノ随伴ウイルス）
ABCA1	: ATP binding cassette transporter A1
ALDH2	: aldehyde dehydrogenase 2 （アルデヒド脱水素酵素2）
AMP	: adenosine monophosphate （アデノシン一リン酸）
*Amp*r	: ampicillin resistance gene （アンピシリン耐性遺伝子）
AMV	: avian myeloblastosis virus （トリ骨髄芽球症ウイルス）
AR	: androgen receptor （アンドロゲン受容体）
ARH	: autosomal recessive hypercholesterolemia （常染色体潜性高コレステロール血症）
AS	: Angelman syndrome （アンジェルマン症候群）
ATF4	: activating transcription factor 4
ATP	: adenosine triphosphate （アデノシン三リン酸）
bHLH	: basic helix-loop-helix （塩基性ヘリックスループヘリックス）
cAMP	: cyclic AMP （サイクリック（環状）アデノシン 一リン酸）
CAR	: chimeric antigen receptor （キメラ抗原受容体）
Cdc	: cell division cycle （細胞分裂サイクル遺伝子）
CDK	: cyclin-dependent kinase （サイクリン依存性キナーゼ）
cDNA	: complementary DNA （相補的DNA）
CE	: capillary electrophoresis （キャピラリー電気泳動）
C/EBP	: CCAAT/enhancer binding protein （CCAAT/エンハンサー結合タンパク質）
CETP	: cholesteryl ester transfer protein （コレステロールエステル転送 タンパク質）
CGRP	: calcitonin gene-related peptide （カルシトニン遺伝子関連ペプチド）

ChoRE	: carbohydrate responsive element （炭水化物応答エレメント）
ChREBP	: carbohydrate responsive element binding protein （炭水化物応答エレメント結合 タンパク質）
CIAP	: calf intestine alkaline phosphatase （ウシ小腸由来アルカリホスファターゼ）
CNV	: copy number variant（variation） （コピー数バリアント）
CPT-1	: carnitine palmitoyltransferase （カルニチンパルミトイルトランス フェラーゼ1）
CRE	: cyclic AMP response element （サイクリックアデノシン一リン酸 応答配列）
CREB	: cyclic AMP response element binding protein （サイクリックアデノシン一リン酸 応答配列結合タンパク質）
CRISPR/ Cas9	: clustered regularly interspaced short palindromic repeat/ CRISPR-associated protein 9
CRSP	: cofactor required for Sp1 activation
CYP7A1	: cholesterol 7α-hydroxylase （コレステロール7α水酸化酵素）
DG	: diacylglycerol（ジアシルグリセロール）
DNA	: deoxyribonucleic acid （デオキシリボ核酸）
DOHaD	: developmental origins of health and disease
dsRNA	: double strand RNA（二本鎖RNA）
EAR	: estimated average requirement （推定平均必要量）
ECaC	: epithelial Ca^{2+} channel （上皮カルシウムチャネル）
EDTA	: ethylenediaminetetraacetic （エチレンジアミン四酢酸）
EGFR	: epidermal growth factor receptor （上皮成長因子受容体）
endo- siRNA	: endogenous small interfering RNA （内在性siRNA）
EPA	: eicosapentaenoic acid （エイコサペンタエン酸）

略語一覧

EpRE/ARE	: electrophile/antioxidant response element（親電子性物質応答配列 / 抗酸化剤応答配列）
ER	: estrogen receptor（エストロゲン受容体）
ES 細胞	: embryonic stem cell（胚性幹細胞）
EtBr 溶液	: ethidium bromide 溶液（臭化エチジウム溶液）
FADS1	: fatty acid desaturase1（不飽和化酵素遺伝子1）
FCHL	: familial combined hyperlipidemia（家族性複合型高脂血症）
FFA	: free fatty acids（遊離脂肪酸）
FH	: familial hypercholesterolemia（家族性高コレステロール血症）
FXR	: farnesoid X receptor（ファルネソイド X 受容体）
GC	: gas chromatography（ガスクロマトグラフィー）
GIP	: gastric inhibitory polypeptide（胃抑制ポリペプチド）
GLP-1	: glucagon-like peptide-1
GLUT	: glucose transporter（グルコース輸送体）
GPCR	: G protein-coupled receptor（G タンパク質共役型受容体）
GR	: glucocorticoid receptor（グルココルチコイド受容体）
GSD	: glycogen storage disease（糖原病）
GTP	: guanosine triphosphate（グアノシン三リン酸）
GWAS	: genome wide association study（ゲノムワイド関連解析）
HAT	: histone acetyltransferase（ヒストンアセチル化酵素）
HCU	: homocystinuria（ホモシスチン尿症）
HDAC	: histone deacetylase（ヒストン脱アセチル化酵素）
HDL	: high density lipoprotein（高密度リポタンパク質）
HDR	: homology-directed repair（相同組換え）
HERV	: human endogenous retrovirus（ヒト内在性レトロウイルス）
HGVS	: human genome variation society

HL	: hepatic lipase（肝性リパーゼ）
HMG-CoA 還元酵素	: 3-hydroxy-3-methylglutaryl-CoA reductase（3-ヒドロキシ-3-メチルグルタリル CoA 還元酵素）
hnRNA	: heterogeneous nuclear RNA（ヘテロ核 RNA）
HPLC	: high performance liquid chromatography（高速液体クロマトグラフィー）
HTGL	: hepatic triacylglycerol lipase / hepatic triglyceride lipase（肝性トリグリセリドリパーゼ）
HTH	: helix-turn-helix（ヘリックス・ターン・ヘリックス）
IDL	: intermediate-density lipoprotein（中間密度リポタンパク質）
IFN	: interferon（インターフェロン）
IgG	: immunoglobulin G（免疫グロブリン G）
IκB	: inhibitor of NF-κB（inhibitor κB）
IL	: interleukin（インターロイキン）
IMP	: inosine monophosphate（イノシン一リン酸）
IP3	: inositol trisphosphate（イノシトール三リン酸）
IPTG	: isopropyl-β-D thiogalactopyranoside
IRE	: iron-responsive element（鉄応答性エレメント）
IRP	: iron regulatory protein（鉄調節タンパク質）
IRS	: insulin receptor substrate（インスリン受容体基質）
ISH法	: *in situ* hybridization 法
JAK	: Janus kinase（ヤヌスキナーゼ）
JNK	: c-Jun N-terminal kinase
LCAT	: lecithin:cholesterol acyltransferase（レシチン：コレステロールアシルトランスフェラーゼ）
LDL	: low-density lipoprotein（低密度リポタンパク質）
LDLRAP1	: LDL receptor adaptor protein 1
LINE	: long interspersed nuclear element（長鎖散在（性）反復配列）

分子栄養学　改訂第2版　● 227

lncRNA	: long non-coding RNA （長鎖非コード RNA）	NMN	: nicotinamide mononucleotide （ニコチンアミドモノヌクレオチド）
LPL	: lipoprotein lipase （リポタンパク質リパーゼ）	NMR	: nuclear magnetic resonance （核磁気共鳴分光法）
LTR	: long terminal repeat （長鎖末端反復配列）	NOR	: nucleolus organizer region （核小体形成域）
LXR	: liver X receptor （肝臓X受容体）	OGTT	: oral glucose tolerance test （ブドウ糖負荷試験）
M6P	: mannose-6-phosphate （マンノース 6- リン酸）	ORF	: open reading frame （翻訳領域）
MAPK	: mitogen activated protein kinase （MAP キナーゼ）	PAM	: protospacer adjacent motif
MCS	: multiple cloning site （マルチクローニングサイト）	PAR	: pseudoautosomal region （偽常染色体領域）
miRNA	: micro RNA （マイクロ RNA）	PCA	: principal component analysis （主成分分析）
M-MLV	: Moloney murine leukemia virus （モロニーマウス白血病ウイルス）	PCM	: primary chylomicronemia （原発性高カイロミクロン血症）
MODY	: maturity onset diabetes of the young （家族性若年糖尿病）	PCR	: polymerase chain reaction （ポリメラーゼ連鎖反応）
mRNA	: messenger RNA （メッセンジャー RNA）	PCSK9	: proprotein convertase subtilisin/ kexin-type 9 （プロタンパク質転換酵素サブチリ シン／ケキシン 9 型）
MS	: mass spectrometry （質量分析装置）		
MSUD	: maple syrup urine disease （メープルシロップ尿症）	PEPCK	: phosphoenolpyruvate carboxykinase （ホスホエノールピルビン酸 カルボキシキナーゼ）
MTHFR	: methylenetetra hydrofolate reductase （メチレンテトラヒドロ葉酸還元酵素）		
		PG	: prostaglandin （プロスタグランジン）
NAD	: nicotinamide adenine dinucleotide （ニコチンアミドアデニンジヌクレ オチド）	PGC-1α	: peroxisome proliferator-activated receptor γ coactivator-1α （ペルオキシソーム増殖剤 （増殖因子）活性化受容体γ共役 因子-1α）
NADP	: nicotinamide adenine dinucleotide phosphate （ニコチンアミドアデニンジヌクレ オチドリン酸）		
		PI3K	: phosphatidylinositol 3-kinase （ホスファチジルイノシトール 3 キナーゼ）
NCoR	: nuclear receptor corepressor （核内受容体コリプレッサー）		
ncRNA	: non-coding RNA （非コード RNA）	piRNA	: PiWi-interacting RNA
NF-κB	: nuclear factor κB	PKA	: protein kinase A （タンパク質リン酸化酵素A）
NGS	: next generation sequencer （次世代シークエンサー）	PKU	: phenylketonuria （フェニルケトン尿症）
NHEJ	: nonhomologous end-joining （非相同末端結合）	PLC	: phospholipase C （ホスホリパーゼC）
NK 細胞	: natural killer call （ナチュラルキラー細胞）	PLS	: partial least squares （部分的最小二乗法）
NLS	: nuclear localization signal （核移行シグナル）	PMCA	: plasma membrane Ca^{2+}-ATPase （形質膜 Ca^{2+} -ATP アーゼ）
		PP2A	: protein phosphatase 2A （プロテインホスファターゼ 2A）

略語一覧

PPAR	:	peroxisome proliferator-activated receptor（ペルオキシソーム増殖剤（増殖因子）活性化受容体）
PPRE	:	peroxisome proliferator response element
PTH	:	parathyroid hormone（副甲状腺ホルモン）
PUFA	:	poly-unsaturated fatty acid（多価不飽和脂肪酸）
PWS	:	Prader-Willi syndrome（プラダー・ウィリー症候群）
RANK	:	receptor activator of NF-κB
RANKL	:	receptor activator of NF-κB ligand
RAR	:	retinoic acid receptor（レチノイン酸受容体）
RARE	:	retinoic acid response element（レチノイン酸応答配列）
RDA	:	recommended dietary allowance（推奨量）
RE	:	responsive element（応答配列）
RISC	:	RNA-induced silencing complex
RNA	:	ribonucleic acid（リボ核酸）
RNAi	:	RNA interference（RNA干渉）
rRNA	:	ribosomal RNA（リボソームRNA）
RXR	:	retinoid X receptor（レチノイドX受容体）
SCAP	:	SREBP cleavage-activating protein
scaRNA	:	small Cajal body-specific RNA（カハール小体低分子RNA）
SDS	:	sodium dodecyl sulfate（ドデシル硫酸ナトリウム）
sgRNA	:	single guide RNA
SINE	:	short interspersed nuclear element（短鎖散在（性）反復配列）
siRNA	:	small interference RNA（低分子干渉RNA）
SMRT	:	silencing mediator for retinoid and thyroid hormone receptor
snoRNA	:	small nucleolar RNA（核小体低分子RNA）
SNP	:	single nucleotide polymorphism（一塩基多型）
snRNA	:	small nuclear RNA（核内低分子RNA）

snRNP	:	small nuclear ribonucleoprotein（低分子リボ核タンパク質）
SNV	:	single nucleotide variant（一塩基バリアント）
SOD	:	superoxide dismutase（スーパーオキシドジスムターゼ）
SRC	:	steroid receptor coactivator（ステロイド受容体コアクチベーター）
SREBP	:	sterol regulatory element-binding protein（ステロール調節配列結合タンパク質）
SRY	:	sex-determining region of the Y chromosome（雄性決定遺伝子）
STAT	:	signal transducer and activator of transcription
SWI/SNF	:	switch/sucrose non-fermentable
TALEN	:	transcription activator-like effector nuclease
TBP	:	TATA box-binding protein（TATAボックス結合タンパク）
TG	:	triglyceride（トリグリセリド）
TIR	:	terminal inverted repeat（逆方向反復配列）
TNF	:	tumor necrosis factor（腫瘍壊死因子）
TR	:	thyroid hormone receptor（甲状腺ホルモン受容体）
tRNA	:	transfer RNA（トランスファーRNA）
UCP	:	uncoupling protein（脱共役タンパク質）
UPD	:	uniparental disomy（片親性ダイソミー）
UTR	:	untranslated region（非翻訳領域）
VDR	:	vitamin D receptor（ビタミンD受容体）
VLDL	:	very-low-density lipoprotein（超低密度リポタンパク質）
VNTR	:	variable number of tandem repeat
XIC	:	X-inactivation center（X染色体不活性化中心）
XIST	:	X-inactive specific transcript
ZFN	:	zinc-finger nuclease

栄養科学イラストレイテッドシリーズ

B5判

シリーズ特徴
- 国家試験ガイドラインに準拠した，基礎からよくわかるオールカラーのテキスト
- 章の冒頭にポイントと概略図を明示．最初に内容の概要が理解できる！
- 章末コラムでは，学んだ内容が実践でどう活きてくるのかイメージできる！

詳細はHPをご参照ください ⇒ https://www.yodosha.co.jp/textbook/

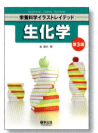
生化学 第3版
薗田 勝／編
- 定価3,080円（本体2,800円＋税10％）
- 256頁　ISBN978-4-7581-1354-0

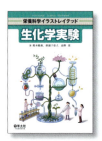
生化学実験
鈴木敏和，杉浦千佳子，高野 栞／著
- 定価2,970円（本体2,700円＋税10％）
- 192頁　ISBN978-4-7581-1368-7

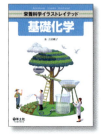
基礎化学
土居純子／著
- 定価2,640円（本体2,400円＋税10％）
- 176頁　ISBN978-4-7581-1353-3

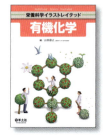
有機化学
山田恭正／編
- 定価3,080円（本体2,800円＋税10％）
- 240頁　ISBN978-4-7581-1357-1

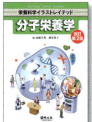
分子栄養学 改訂第2版
加藤久典，藤原葉子／編
- 定価3,520円（本体3,200円＋税10％）
- 232頁　ISBN978-4-7581-1375-5

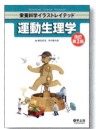
運動生理学 改訂第2版
麻見直美，川中健太郎／編
- 定価3,300円（本体3,000円＋税10％）
- 232頁　ISBN978-4-7581-1376-2

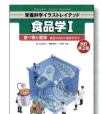
食品学Ⅰ 改訂第2版
食べ物と健康
食品の成分と機能を学ぶ
水品善之，菊﨑泰枝，小西洋太郎／編
- 定価2,860円（本体2,600円＋税10％）
- 216頁　ISBN978-4-7581-1365-6

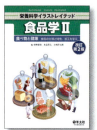
食品学Ⅱ 改訂第2版
食べ物と健康
食品の分類と特性、加工を学ぶ
栢野新市，水品善之，小西洋太郎／編
- 定価2,970円（本体2,700円＋税10％）
- 232頁　ISBN978-4-7581-1366-3

栄養科学イラストレイテッド［演習版］

生化学ノート 第3版
- 定価2,860円（本体2,600円＋税10％）
- 232頁　2色刷り
- ISBN978-4-7581-1355-7

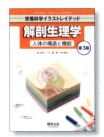
解剖生理学
人体の構造と機能
第3版
志村二三夫，岡 純，山田和彦／編
- 定価3,190円（本体2,900円＋税10％）
- 256頁　ISBN978-4-7581-1362-5

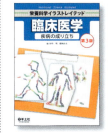
臨床医学
疾病の成り立ち
第3版
田中 明，藤岡由夫／編
- 定価3,190円（本体2,900円＋税10％）
- 320頁　ISBN978-4-7581-1367-0

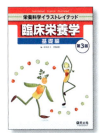
臨床栄養学
基礎編
第3版
本田佳子，曽根博仁／編
- 定価2,970円（本体2,700円＋税10％）
- 192頁　ISBN978-4-7581-1369-4

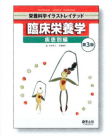
臨床栄養学
疾患別編
第3版
本田佳子，曽根博仁／編
- 定価3,080円（本体2,800円＋税10％）
- 328頁　ISBN978-4-7581-1370-0

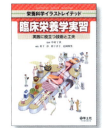
臨床栄養学実習
実践に役立つ技術と工夫
中村丁次／監，
栢下 淳，栢下淳子，北岡陸男／編
- 定価3,190円（本体2,900円＋税10％）
- 231頁　ISBN978-4-7581-1371-7

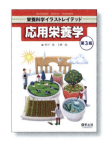
応用栄養学
第3版
栢下 淳，上西一弘／編
- 定価3,300円（本体3,000円＋税10％）
- 約260頁　ISBN978-4-7581-1379-3

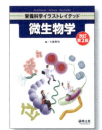
微生物学
改訂第2版
大橋典男／編
- 定価3,190円（本体2,900円＋税10％）
- 256頁　ISBN978-4-7581-1373-1

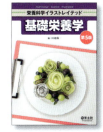
基礎栄養学
第5版
田地陽一／編
- 定価3,190円（本体2,900円＋税10％）
- 約230頁　ISBN978-4-7581-1377-9

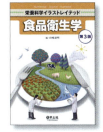
食品衛生学
第3版
田﨑達明／編
- 定価3,190円（本体2,900円＋税10％）
- 288頁　ISBN978-4-7581-1372-4

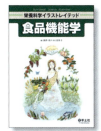
食品機能学
深津（佐々木）佳世子／編
- 定価3,300円（本体3,000円＋税10％）
- 約200頁　ISBN978-4-7581-1374-8

解剖生理学ノート
人体の構造と機能　第3版
- 定価2,860円（本体2,600円＋税10％）
- 231頁　2色刷り
- ISBN978-4-7581-1363-2

基礎栄養学ノート
第5版
- 定価2,970円（本体2,700円＋税10％）
- 約220頁　2色刷り
- ISBN978-4-7581-1378-6

■ 編者プロフィール

加藤 久典（かとう ひさのり）　　女子栄養大学 教授　農学博士

北海道函館市出身．東京大学農学部卒業．同大学大学院修士課程農学系研究科修了．同大学院博士課程中退．東京大学農学部農芸化学科助手，米国NIH客員研究員，宇都宮大学農学部動物生産科学科助教授，東京大学大学院農学生命科学研究科准教授，同特任教授などを経て2023年より現職．日本栄養・食糧学会会長，日本アミノ酸学会会長，第22回国際栄養学会議（2022）組織委員長などを歴任．1997年農芸化学奨励賞，2015年日本栄養・食糧学会学会賞，2024年日本アミノ酸学会学会賞等を受賞．2023年アジア栄養学会連合Fellow．専門分野は，「分子栄養学」，「プレシジョン栄養学」，「タンパク質・アミノ酸栄養学」など．主な著書（編著，監修）に，『健康栄養学－健康科学としての栄養生理化学－（第3版）』（共立出版），『核酸の分子栄養学』（エヌ・ティー・エス），『文系のための東大の先生が教える食と栄養』（ニュートンプレス）などがある．

藤原 葉子（ふじわら ようこ）　　東京海洋大学 監事／お茶の水女子大学 名誉教授　学術博士

福岡県出身．お茶の水女子大学家政学部食物学科卒業，同大学大学院家政学研究科食物学専攻修了．お茶の水女子大学大学院人間文化研究科より学位授与．お茶の水女子大学生活科学部専任講師，助教授を経て教授．2015年に基幹研究院自然科学系教授に配置換え，2018年より同学ヒューマンライフイノベーション研究所長を兼任し，2023年に定年退職，お茶の水女子大学名誉教授授与．2024年より現職．日本栄養・食糧学会奨励賞，日本栄養・食糧学会学会賞受賞．専門分野は「栄養化学」，「脂質栄養学」など．主な著書（編著）に，『食物学概論』（光生館），『新スタンダード栄養・食物シリーズ　生化学』『スタンダード栄養・食物シリーズ　基礎栄養学』『スタンダード栄養・食物シリーズ　応用栄養学』（東京化学同人），『食べ物と健康』（共著，学文社），『栄養生化学』（メジカルフレンド社）などがある．

栄養科学イラストレイテッド

分子栄養学 改訂第 2 版

2014 年 7 月 10 日　第 1 版 第 1 刷発行
2022 年 5 月 10 日　第 1 版 第 4 刷発行
2024 年 11 月 15 日　第 2 版 第 1 刷発行

© YODOSHA CO., LTD. 2024
　Printed in Japan

ISBN978-4-7581-1375-5

編　集　　加藤久典，藤原葉子
発行人　　一戸敦子
発行所　　株式会社 羊 土 社
　　　　　〒 101-0052
　　　　　東京都千代田区神田小川町 2-5-1
　　　　　TEL　　03（5282）1211
　　　　　FAX　　03（5282）1212
　　　　　E-mail　eigyo@yodosha.co.jp
　　　　　URL　　www.yodosha.co.jp/
表紙イラスト　エンド譲
印刷所　　三報社印刷株式会社

本書に掲載する著作物の複製権，上映権，譲渡権，公衆送信権（送信可能化権を含む）は（株）羊土社が保有します．
本書を無断で複製する行為（コピー，スキャン，デジタルデータ化など）は，著作権法上での限られた例外（「私的使用のための複製」など）を除き禁じられています．研究活動，診療を含み業務上使用する目的で上記の行為を行うことは大学，病院，企業などにおける内部的な利用であっても，私的使用には該当せず，違法です．また私的使用のためであっても，代行業者等の第三者に依頼して上記の行為を行うことは違法となります．

JCOPY ＜（社）出版者著作権管理機構 委託出版物＞
本書の無断複写は著作権法上での例外を除き禁じられています．複写される場合は，そのつど事前に，（社）出版者著作権管理機構（TEL 03-5244-5088，FAX 03-5244-5089，e-mail：info@jcopy.or.jp）の許諾を得てください．

乱丁，落丁，印刷の不具合はお取り替えいたします．小社までご連絡ください．